Practical Biologics for Rheumatoid Arthritis

● 手にとるようにわかる

関節リウマチにおける生物学的製剤の実際

5剤の臨床データによる
治療最前線

東京女子医科大学東医療センター
整形外科・リウマチ科 准教授　**神戸克明** 編著

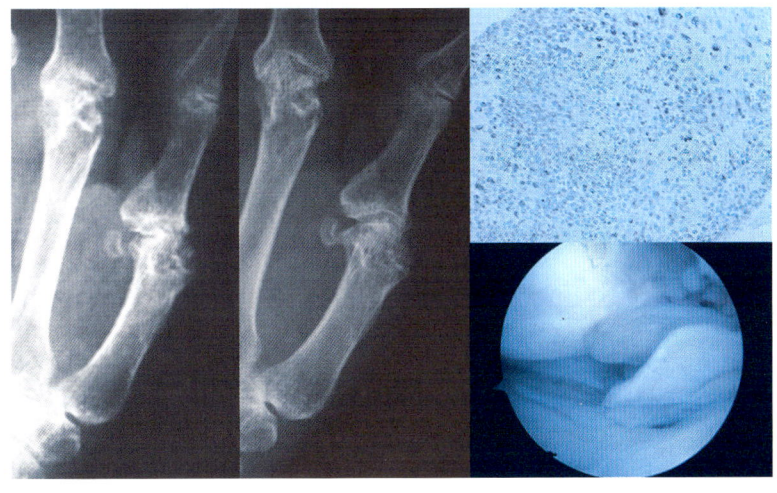

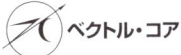
ベクトル・コア

JN238446

■編集

神戸　克明	東京女子医科大学東医療センター整形外科・リウマチ科 准教授

■著者（50音順）

荒井　勝光	新潟県立中央病院 整形外科 部長
金子　敦史	独立行政法人 国立病院機構 名古屋医療センター 整形外科・リウマチ科 医長
神戸　克明	東京女子医科大学東医療センター整形外科・リウマチ科 准教授
木村　友厚	富山大学医学部 整形外科 教授
田中　　栄	東京大学大学院医学系研究科 感覚・運動機能医学講座 整形外科学 准教授
中川　夏子	甲南加古川病院 診療部長（整形外科），同リウマチ膠原病センター 副センター長
中原　龍一	岡山大学 整形外科 医員
西田圭一郎	岡山大学大学院医歯薬総合研究科 機能制御学講座 人体構成学 准教授
橋詰　謙三	岡山大学 整形外科 助教
橋本　　淳	独立行政法人 国立病院機構 大阪南医療センター 免疫疾患センター 部長
松下　　功	富山大学医学部 整形外科・リハビリテーション部 講師

序

　関節リウマチ（RA）の治療は薬物治療，手術的治療，リハビリテーションなど多岐にわたるが，近年生物学的製剤により我が国において画期的進歩を遂げているといっても過言ではない．その理由の一つに積極的な寛解導入療法と安定した寛解持続療法にあると言える．これまで，多くの抗リウマチ薬により寛解を導けていたが再燃は避けがたく，関節破壊の進行を目の当たりにしていた．生物学的製剤によってもすべて関節破壊の進行を抑制できるわけではないが，臨床上明らかに進行抑制を認める症例を経験する．こうした中で生物学的製剤の実際の使い方，選択の仕方など具体的に解説した書籍は少ない．

　リウマチ治療の最も大事な点の一つに患者の仕事や家事を継続させてあげられるかという事がある．2003年インフリキシマブが登場以来，現在5剤の生物学的製剤が使用できるわけであるが，この仕事継続率という観点からどの薬剤がその患者に最も合っているかを考える必要がある．いま感じている痛みや腫れをとにかく取ってほしいという患者に対してやみくもに生物学的製剤を導入することで，効果減弱時の対処に難渋し，結局仕事を辞める患者もいる．我々はこうした治療の煩雑さのなかで系統立てて理論的，実践的に役に立つ生物学的製剤の使い方について常に議論している．これは日常臨床の中で得られた患者の生の声であり少しでも長く働きたい，家事を続けたいというリウマチ患者を救う我々の使命であるといえる．こうした観点からこの本は治療の面からみた基礎的研究データと実際の臨床現場で起こっている各生物学的製剤の効果，副作用，注意すべき点，治療の改良点について日本の最前線で戦っている若手臨床医の経験に基づく内容となっている．一人でも多くの患者がよりよい生物学的製剤の効果を引き出せて，安定した寛解の持続が家族の幸せや，仕事継続率の向上につながるよう本書が役に立てれば幸いである．

　　2011年7月

　　　　　　　　　　　　　　　　　　　　　　　　　　　神戸克明

目次

第1章 予備知識 関節リウマチの発症機序と画像診断

1 関節リウマチの病態と骨代謝・関節破壊の基礎知識　2

1. 関節リウマチ発症の分子メカニズム　2
1) 関節リウマチの歴史的背景および遺伝的要因　2
2) 関節リウマチの病態と動物モデル　4
3) 臨床からのフィードバック（生物学的製剤の臨床応用）　6

2. 関節リウマチの骨病変を理解するための骨代謝の基礎知識　8
1) 膜性骨化と骨形成の細胞内シグナル　8
2) 内軟骨性骨化のバイオロジー　11
3) 骨吸収のバイオロジー　14
4) 関節形成のバイオロジー　17

3. 関節破壊のメカニズム　19
1) 関節リウマチ骨病変の特徴　19
2) 関節リウマチ骨破壊における破骨細胞の関与　22
3) 関節リウマチと骨形成　23

2 関節リウマチの画像診断と生物学的製剤　26

1. 単純X線写真　26
1) 単純X線撮影の基本　26
2) 単純X線写真（四肢関節）の所見　27
3) 単純X線写真の評価法　29

2. MRI　33
1) MRI撮像の基本　33
2) MRIの所見　36
3) MRIの評価法　40
4) MRIによる診断・治療の利用法　42

3. 超音波検査　45
1) 超音波検査の基本　45
2) 超音波検査の所見　47
3) 超音波検査の評価法　49

第2章 各製剤の臨床データ

1 インフリキシマブの実際　58

1. 投与前の確認事項　59
1) 具体的な適応,注意すべき合併症　59
2) 投与前の説明　59
3) スクリーニング検査　60

2. 具体的な使用方法　60
1) 検査・問診　61
2) 準備する物品と注意点　61
3) クリニカルパス　62

4）点滴速度の調節　63
   5）投与間隔　63
   6）増量の投与方法と注意点　63
  3. 副作用 ··· 65
   1）投与時反応　66
   2）副作用の症状と診断　66
  4. 寛解の種類と薬剤不要寛解 ························· 68
   1）寛解の種類　68
   2）薬剤不要寛解（ドラッグフリー）の定義　68
  5. 自験例にみる薬剤不要寛解を含む寛解症例データ ······ 69
   1）臨床追跡評価　70
   2）寛解後中止後再燃　71
   3）中止後寛解持続率　72
  6. 薬剤不要寛解の詳細データ ························· 73
  7. 有効症例 ·· 75
  8. 無効症例 ·· 77
  9. 安定的寛解（stable remission） ················ 77
   1）寛解持続率と再燃時の対処法　78
   2）滑膜炎の持続的抑制　78

2 エタネルセプトの実際　82

  1. 具体的な適応と禁忌 ··································· 83
  2. 投与前検査 ··· 84
  3. 注意すべき合併症 ····································· 85
  4. 副作用 ··· 86
   1）投与期間別にみた副作用の発現状況　86
   2）副作用の内訳　87
  5. 効果減弱に対する方法 ······························· 90
  6. 有効症例 ·· 91
   1）有効性の評価　91
   2）海外大規模臨床試験についての報告　94
  7. 無効症例 ··· 102
  8. 継続率について ·· 107

3 トシリズマブの実際　110

  1. 作用機序と薬物動態 ································ 112
  2. 具体的な適応 ··· 117
  3. 注意すべき合併症 ···································· 119
   1）呼吸器感染症と消化管穿孔　119
   2）投与開始前のチェック　119
   3）投与開始初期のチェック　119
   4）投与継続中のチェック　120
  4. 副作用 ··· 122
  5. 効果減弱に対する方法 ····························· 122
  6. 有効症例 ··· 125

7. 無効症例 ... 126
8. 継続率について ... 126

4 アダリムマブの実際　132

1. 概要 ... 133
1）本邦と海外での使用状況　133
2）構造と特徴　133

2. 具体的な使用方法と注意点 ... 135

3. 名古屋大学整形外科教室関連施設の多施設共同研究（アダリムマブの6ヵ月臨床成績） ... 136
1）DAS28-ESRによる臨床的寛解率　137
2）脱落理由　140
3）有害事象　142
4）継続率について　143

4. アダリムマブの問題点と対策 ... 146
1）中和抗体（抗アダリムマブ抗体：AAA）　146
2）一次無効　149
3）二次無効　151
4）注射部位反応・アレルギーによる薬疹　152
5）感染症　153
6）その他の有害事象　153

5 アバタセプトの実際　156

1. 作用機序 ... 157

2. 投与前の確認事項 ... 157
1）具体的な適応　157
2）注意すべき合併症　158
3）スクリーニング検査　158

3. 具体的な使用方法 ... 159
1）投与時間,場所　159
2）点滴の作り方　159
3）点滴方法と注意点　159

4. 海外のエビデンスと未知のデータ ... 159
1）ATTAIN試験　160
2）AIM試験　160
3）ATTEST試験　161
4）ARRIVE試験　161
5）ASSURE試験　161
6）アバタセプトの未知なデータ　162

5. 自験例について ... 163
1）患者背景　163
2）投与後の変化　164
3）副作用　166

6. 効果減弱に対する方法 ... 170

7. 継続率について ... 170

6 生物学的製剤5剤の使い分けと,その効果減弱に対する方法　172

1. 5剤の使い分けの実際 ... 172

2. 効果減弱に対する方法 ... 180

第3章 関連知識 病理組織・荷重関節・手術・病診連携

1 滑膜組織と骨組織の病理学的比較　184
1. 関節リウマチ治療における組織学的診断　184
2. 変形性関節症と関節リウマチの組織学的違い　185
1）TNF-αの発現　186
2）IL-6の発現　187
3）マクロファージ仮説（Macrophage hypothesis）　188
4）MMP-3・VEGF・Bリンパ球の発現　189
5）関節リウマチの診断と治療に関係するサイトカイン　191
3. 生物学的製剤使用による骨組織の比較　193
4. 生物学的製剤治療中の血清TNF-αとIL-6の動向　194
1）インフリキシマブ　195
2）トシリズマブ　195
3）アダリムマブ　196
4）エタネルセプト　197
5. 生物学的製剤4剤の滑膜組織の比較　198

2 大関節（下肢荷重関節）における生物学的製剤の影響　202
1. 対象と下肢荷重関節の評価方法　203
1）対象　203
2）下肢荷重関節の評価方法　203
2. 下肢荷重関節における骨破壊とその特徴　204
1）荷重関節全体のX線所見の変化　204
2）股関節・膝関節におけるX線所見の変化　205
3）足関節・距骨下関節におけるX線所見の変化　207
3. 臨床効果と荷重関節の破壊進行との関係　209
1）EULAR改善基準　209
2）疾患活動性　210
4. 下肢荷重関節の温存という観点からみたTNF阻害療法　214
5. 日常診療における下肢荷重関節を守るためのポイント　215
6. TNF阻害療法と荷重関節に対する手術治療のタイミング　216

3 生物学的製剤使用時における整形外科手術の周術期合併症　222
1. 生物学的製剤使用時に危惧される合併症　223
1）感染症　223
2）創傷治癒遅延　225
3）深部静脈血栓症（DVT）　225
2. 周術期の休薬期間　226
1）ガイドライン上の対処法　226
2）当院での周術期投与の対処法　227
3. 自己血貯血　230
1）インフリキシマブ使用患者の自己血貯血　230
2）当院での自己血貯血の対処法　230
4. 創傷治癒遅延例　232

4 生物学的製剤効果減弱に対する滑膜切除術　236

1. 滑膜切除術の意義 ……………………………………………………………………… 236
　1）治療法　236
　2）診断法　239
2. 滑膜切除術の適応と有効性 ………………………………………………………… 240
　1）適応　240
　2）有効性　241
　3）当科の長期治療成績　242
3. 滑膜切除術の問題点 ………………………………………………………………… 246

5 生物学的製剤と病診連携　248

1. リウマチ医療提供体制 ……………………………………………………………… 249
2. 生物学的製剤時代の病診連携の必要性 ………………………………………… 249
　1）生物学的製剤の種類と連携のあり方　249
　2）知識の共有　250
　3）専門病院での初期導入　251
　4）副作用の管理　251
　5）緊急時の対応　251
3. かかりつけ医と専門病院の関係 ………………………………………………… 252
　1）かかりつけ医からの紹介（導入目的）　252
　2）インフォームド・コンセント　253
　3）導入前検査　254
　4）専門病院での導入　254
　5）導入後のかかりつけ医への逆紹介　254
　6）手術時期の相談　255
　7）クリニカルパスの活用　256
4. 症例にみる連携の実際 …………………………………………………………… 257

6 今後の生物学的製剤の展望　264

1. 骨関節破壊進行と生物学的製剤 ………………………………………………… 265
　1）ゴリムマブとセルトリズマブ ペゴル　265
　2）デノスマブ　266
2. B細胞を標的とした生物学的製剤 ……………………………………………… 266
　1）ベリムマブ　266
　2）アタシセプト　267
　3）エプラツズマブ　267
3. T細胞を標的とした生物学的製剤 ……………………………………………… 267
　1）エファリズマブ　267
　2）アレファセプト　268

索　引　271

※本書に記載されている検査・診断・治療等は執筆時点での知見・実践に基づいていますが，医学的な研究，検査，治療技術，薬剤等の進歩・開発により変わる可能性があります．本書をご参照いただく際は，最新の知見等に十分ご留意ください．また，薬剤のご使用にあたっては必ず各メーカーの添付文書をご確認ください．

手にとるようにわかる
関節リウマチにおける
生物学的製剤の実際

第1章

予備知識

関節リウマチの発症機序と画像診断

第1章　予備知識　〜関節リウマチの発症機序と画像診断〜

関節リウマチの病態と骨代謝・関節破壊の基礎知識

東京大学大学院医学系研究科 感覚・運動機能医学講座 整形外科学 准教授
田中 栄

はじめに

「関節リウマチ（rheumatoid arthritis：以下，RA）は過去の病気だ」という声を耳にするようになった．確かに近年の生物学的製剤を中心とした薬物療法の進歩はRAの疾患活動性を抑えることに成功し，手術が必要な高度の関節破壊を示す症例は減少しているという報告もみられる．治療ゴールも病勢のコントロールから，疾患の「治癒（cure）」を目指すべきであるといわれている．これまでRAという進行性の，しかも患者のADL・QOLに多大な障害を与える難病に苦しんでいた患者にとっては大きな朗報である．

しかし，現在行われている治療は生物学的製剤といえども，あくまでも対症的な治療法であり，RA発症そのものを抑える治療ではない．RA発症のメカニズムも解明されたわけではない．新たな臨床知見が蓄積されるに伴って，逆にこれまで常識とされていたことが疑問視される，あるいは完全に否定されるという現象もみられるようになってきている．このような時代において，真にRAの治癒を目指すためには，疾患に対する理解，またRAによる関節破壊というドラスティックな現象に対する理解をさらに深めることが必要不可欠である．

本項では，RA関節破壊という病態について，研究の現状を述べていきたい．また，そのために必要な骨代謝の基礎知識についても簡単に概説する．

1. 関節リウマチ発症の分子メカニズム

1）関節リウマチの歴史的背景および遺伝的要因

①歴史的背景

「リウマチ」という言葉の起源はギリシャ語のrheuma（流れ出すもの）にあり，古代ギリシャの哲人ヒポクラテス（B.C.460〜

377）による液体病理学説に由来するといわれている．しかし疾患としてのRAの歴史は意外に浅く，17世紀になってイギリスのThomas Sydenhamが，はじめてRAを痛風やリウマチ熱と異なる疾患として分類したとされる．また，その当時の絵画にもRAを疑わせる人物が登場することが知られている．その他にもRAの学問的記述は1800年にAugustine-Jacob Landre Beauvaisが彼の学位論文の中で，「原発性消耗性痛風：goutte asthaenique primitive」として9人の女性患者について記載したのが最初であるといわれている．

　興味深いことに，17世紀以前にヨーロッパやアジアでは，RAに関する記載やRA骨病変を示唆する化石が見つかっていないことから，RAという疾患自体が存在していなかった可能性が指摘されている．一方でRothschildはアメリカ大陸において，ケンタッキー州オハイオ川支流の遺跡で見つかった3000～5000年前の古代インディアンの骨化石から，RA骨病変の存在を示唆する所見がみられたとしている（**図1**）．しかし，オハイオ周辺以外のアメリカ他地区やフランス，イラン，イスラエル，エジプト，スーダンではこのような化石は見つからなかったという．このことからRothschildは，RAは新大陸固有の病気であり，1492年のコロンブスの到着以後，何らかの形でヨーロッパに伝搬された疾患である可能性を指摘している．

　Rothschildは何らかの感染症の関与を想定しているが，現在もRAと感染症との関係を指摘する報告は多い．過去にはRAと結核との関連が提唱されたし，最近ではパルボウイルスB19，EBウイルス，HTLV-1などのウイルス感染とRAとの関係が指摘されているが，これらの報告はいずれも一部のRA患者におけるウイルスの存在やウイルス抗体価の上昇などの間接的な証拠を根拠としており，何らかの病原体感染がRAの原因であるという明確なエビデンスはいまだに存在しない．

図1　骨びらんを示す化石

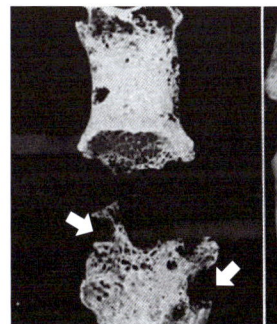 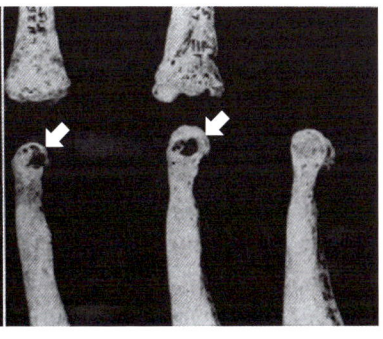

骨びらんを示す古拙時代後期の化石（アラバマ）．矢印は辺縁骨びらんを示す（⇨）．

出典（一部改変）：Rothschild BM, Woods RJ, Ortel W. Symmetrical erosive periphral polyarthritis in the Late Archaic Period of Alabama. Science 1988; 241: 1498-501.

②遺伝的要因

これらの報告はまたRA発症における遺伝的要因の関与を示唆する．RA発症における遺伝的要因の関与は従来から数多く報告されている．古くは双生児を対象にした研究から，一卵性双生児では同胞におけるRA発症のリスクが，二卵性双生児に比較して4倍高くなることが報告されている．また一般人において，同胞にRAが存在する場合の疾患発症リスクは2〜17倍であることもわかっており，RA発症に遺伝的要因が関与していることは確実である．

近年のゲノム研究から，いくつかのRA関連遺伝子が同定されているが，主要組織適合遺伝子複合体（major histocompatibility complex：MHC）のように古くから知られているものを除けば個々の遺伝子の疾患リスクへの寄与は僅かであり，人種間で大きな差異があるものも多い．したがって，これらの疾患感受性遺伝子の研究は，RAという疾患の病態理解に重要な情報を与えてくれるものの，健常人における疾患リスクの高さの予測や，診断の手法として利用できるわけではないことに注意すべきである．生物学的製剤など薬物に対する感受性遺伝子についても同様のことがいえる．

興味深いことに，これまでRAの疾患感受性遺伝子として同定されている中にはT細胞受容体シグナルに関与する遺伝子（PTPN22），サイトカインシグナル伝達に関与する遺伝子（STAT4）など，シグナル伝達に関与するものがいくつか含まれており，RA発症メカニズムに細胞内シグナル伝達機構の異常が関与している可能性を示唆する．

RAの歴史的背景および遺伝的要因
- RAは欧米においては比較的最近現れた疾患である．
- RA発症にはウイルス感染，遺伝的要因などの関与が指摘されているが，特異的な原因は明らかになっていない．

2）関節リウマチの病態と動物モデル

①免疫反応やシグナル伝達分子の異常

RAの最大の謎は，「なぜ関節（滑膜）が主たる炎症の場になるのか」という点である．RA患者においてリウマトイド因子や抗CCP抗体をはじめとしたさまざまな自己抗体が出現し，免疫系の活性化がみられることから，獲得免疫系の関与は古くより指摘されていた．すなわち何らかの関節内抗原に特異的に反応するT細

胞の出現・活性化が発症の契機となり，獲得免疫系が活性化され，最終的には非特異的な関節炎へと至るという考え方である．この仮説の正当性を示すものに，軟骨に特異的なⅡ型コラーゲンによって免疫した動物がRA様の関節炎（コラーゲン関節炎モデル）を生じたり，ヒトRAにおいても，抗Ⅱ型コラーゲン抗体などの関節内抗原に対する抗体が出現するという知見がある．

このような古典的な抗原誘導モデル以外に，Dianne Mathisらが作成したK/BxNマウス（Glucose-6 phosphate isomeraseを認識するT細胞，抗体を有するトランスジェニックマウス），坂口らが見い出したSKGマウス（CRシグナルに関与するZAP70遺伝子の点突然変異によって，T細胞の負の選択negative selectionに異常を来したマウス）などがRA様の関節炎を生じるという知見からも，T細胞選択の異常による自己反応性T細胞の出現が関節炎発症に関与することが示唆される．しかし，このように普遍的に存在する抗原に対する免疫反応やシグナル伝達分子の異常が，なぜ滑膜炎を惹起するのかは不明である．

②炎症性サイトカインの関与

RA患者の炎症滑膜にさまざまな炎症性サイトカインが高発現しており，関節液中にも高濃度のサイトカインが存在することから，これらのサイトカインのRAへの関与も古くから想定されていた．

また，マウスにおいてヒト腫瘍壊死因子（tumor necrosis factor：TNF）-αを過剰発現するトランスジェニックマウス，インターロイキン（IL）-1シグナルや，IL-6シグナルが活性化状態となるIL-1受容体アンタゴニスト（IL-1RA）ノックアウトマウス，gp130変異マウス（gp130$^{F759/F759}$マウス）においてRA様の関節炎がみられることから，これらのサイトカインのRAへの関与が示唆される．興味深いことに，IL-17ノックアウトマウスは，コラーゲン誘発性関節炎やIL-1RA欠損によってもたらされる関節炎に抵抗性であることも報告されている．**表1**に，これまでに報告された関節炎モデルマウスの主なものをあげた．

しかし，これらのマウスにみられる関節炎の病理像はヒトRAとは異なるものである．また，IL-6の過剰発現（トランスジェニックマウス）においてはIGF-1分泌低下による低体長を呈するが，関節炎症状は報告されていない．したがって，動物実験で得られた知見をそのままヒトRAに当てはめるのはあまりに短絡的であろう．実際に以下で述べるように，臨床から得られた知見によって，これまで細胞や動物レベルで想定されていたRAの疾患概念が否定されるという現象も起こってきたのである．

表1 さまざまな関節炎モデルマウス

モデル		原因
自然発症モデル	MRL-*lpr*マウス	*Fas*遺伝子の変異
	SKGマウス	ZAP70遺伝子の変異による T細胞negative selectionの異常
誘発モデル	コラーゲン関節炎モデル	II型コラーゲンに対する免疫反応
	アジュバント関節炎モデル	Freund's complete adjuvant投与 による免疫賦活
	抗II型コラーゲン抗体モデル	抗II型コラーゲン抗体投与＋LPS
遺伝子組換モデル	HTLV-I トランスジェニックマウス	Tax遺伝子発現による サイトカイン産生亢進
	ヒトTNF-α トランスジェニックマウス	TNF-αの過剰産生
	K/BxNマウス	RNase Iに対するT細胞受容体 トランスジェニックマウス
	IL-1受容体 アンタゴニストノックアウトマウス	IL-1シグナルの過剰
	ヒトIL-1α トランスジェニックマウス	IL-1αの過剰産生

RAの病態と動物モデル
・RA発症には免疫異常や炎症性サイトカインが関与する．
・さまざまなRAモデル動物が存在するが，ヒトRAとは異なった病像を呈するものも多い．

3) 臨床からのフィードバック（生物学的製剤の臨床応用）

　近年のRAにおける炎症性サイトカインの役割についての理解の進歩は，抗サイトカイン抗体をはじめとする生物学的製剤の臨床応用において得られた知見からのフィードバックに負うところがきわめて大きい．

　近年のRA治療における生物学的製剤ブームの火付け役となったのは，ヒトTNF-αに対するキメラ型抗体インフリキシマブ（infliximab，商品名：レミケード／田辺三菱製薬）である．インフリキシマブは，ヒトTNF-αに対するマウス由来モノクローナル抗体の抗原結合部位と，ヒト免疫グロブリンIgG$_1$の本体部分を遺伝子組換え技術で結合し作製されたキメラ型抗体であり，膜結合型および可溶型TNF-αに結合し，その生物活性を中和する．1993年にMaini, Feldmannらによって報告されたRAに対するインフリキシマブの臨床的成功は大きな驚きをもって迎えられた．先にも述べたように，RAにおいては多彩なサイトカイン産生亢進が認められるため，単一サイトカインをブロックするのみでは病勢のコントロールは難しいであろうと考えられていたからであ

る．

　しかしながらインフリキシマブの劇的な作用はその後も多くの臨床研究によって確認された．同様の成功は，TNF-αの可溶型受容体エタネルセプト（etanercept, 商品名：エンブレル／ファイザー，武田製品）や完全ヒト型抗体アダリムマブ（adalimumab, 商品名：ヒュミラ／エーザイ，アボット・ジャパン）においても認められた．また，我が国発の生物学的製剤である可溶型IL-6受容体抗体トシリズマブ（tocilizumab, 商品名：アクテムラ／中外製薬）も，上記製剤に匹敵する抗RA効果を発揮することが報告された．その他にもTNF阻害薬に抵抗性の患者にトシリズマブが有効であったケースも少なからず存在する．すなわちサイトカイン病という観点からみても，RAという疾患は一様ではないことを示している．

　一方で強力な炎症惹起因子であり，RA炎症においても重要な役割を果たすと考えられていたIL-1の抑制薬であるIL-1RA（anakinRA）は，RAの疾患活動性をほとんど変えないことも明らかになった．これらの結果は，炎症性サイトカインのRAにおける役割についての我々の理解を大きく変えることになった．

　サイトカイン阻害薬以外にも，B細胞を標的にする抗CD20抗体リツキシマブ（rituximab, 商品名：リツキサン／中外製薬［日本ではRAに適応なし］），T細胞活性化を抑制するCTLA4の細胞外ドメインとIgG Fc部分を融合させたアバタセプト（abatacept, 商品名：オレンシア／ブリストル・マイヤーズ）などの生物学的製剤が，臨床的にRAに対して有効性が示されている．

　これらの知見から，RAにおける免疫細胞の関与が再確認されるとともに，これまで知られていなかった新たなRAの病態が明らかにされていく可能性がある．

生物学的製剤の臨床応用
- 近年RAに対して，さまざまな生物学的製剤が開発され，優れた治療効果を示している．
- 逆に臨床で得られた知見から，新たなRA病態が明らかになりつつある．

2. 関節リウマチの骨病変を理解するための骨代謝の基礎知識

1）膜性骨化と骨形成の細胞内シグナル

　骨組織の形成には，膜性骨化（membranous ossification）と内軟骨性骨化（endochondral ossification）の2種類の様式がある．

　膜性骨化は，軟骨形成を介さずに直接に骨が形成される様式であり，頭蓋骨や鎖骨の一部が代表的な膜性骨化組織である．膜性骨化にはBMP（bone morphogenetic protein）やFGF（fibroblast growth factor）をはじめとしたさまざまな成長因子の関与が報告されている．中でもFGFの異常は膜性骨化に影響を与え，さまざまな頭蓋骨の形態異常をもたらすことが知られている．

　骨形成に中心的な役割を果たす骨芽細胞（osteoblast）は，間葉系幹細胞（mesenchymal stem cell：MSC）に由来し，軟骨細胞，脂肪細胞などと起原を一にする．分化の最終段階においては骨基質の石灰化を生じ，休止期骨芽細胞あるいは骨細胞へと分化する．

①骨形成タンパク（bone morphogenetic protein：BMP）

　MSCから骨芽細胞への分化過程には，骨形成タンパク（bone morphogenetic protein：BMP）シグナルおよびWntシグナルが重要な役割を果たしている．BMPは脱灰骨中に存在し，異所性骨化を誘導するタンパクとして同定された．TGF-βスーパーファミリーに属するサイトカインであり，これまでに15種類以上のBMPが同定されているが，BMP-2，4，7は，未分化間葉系細胞株であるC3H10T1/2細胞や，筋芽細胞株であるC2C12細胞を骨芽細胞へと分化誘導することが知られている．BMPはセリン-スレオニンキナーゼに属する特異的な受容体コンプレックスBMPR1A/BMPRIBに結合し，そのシグナルはSmadによって核内に伝えられる（図2）．

②進行性骨化性線維異形成症
　　（fibrodysplasia ossificans progressive：FOP）

　BMPシグナルに異常が認められる病態として，進行性骨化性線維異形成症（fibrodysplasia ossificans progressive：FOP）があげられる．FOPは小児期に発症し，徐々に体幹から末梢の筋組織へ異所性骨化が進行する遺伝性疾患である．最近，FOPの責任遺伝子がBMPのⅠ型受容体ACVR1/ALK2遺伝子であり，

図2 TGF-βファミリーの細胞内シグナル伝達機構

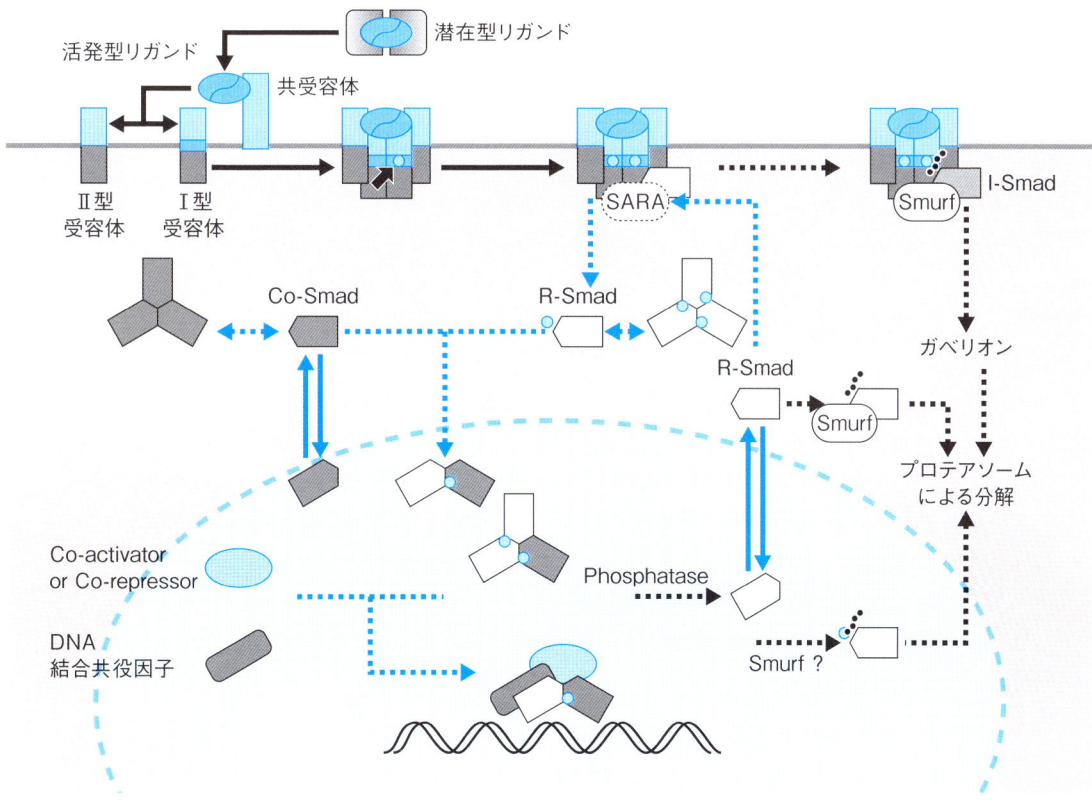

リガンドがⅡ型受容体に結合するとⅠ型受容体がリン酸化され，Smadのリン酸化などを介して細胞内へシグナルを伝達する．Smadは特異型（R-Smad），共有型（Co-Smad），抑制型（I-Smad）に分類される．シグナルの伝達にはSARAなどのアンカー分子，SmurfなどのユビキチンE3リガーゼが関与する．活性化したSmadは核内に移行し，転写因子として働く．
出典（一部改変）: Shi and Massague, Cell. 2003; 113: 685-700.

FOP患者においてはACVR1/ALK2の恒常的な活性化が起こり，その結果として全身の骨化が生じることが報告された．

③BMPによって発現誘導が認められる遺伝子

これまでにBMPによって発現誘導が認められる遺伝子としては，Runx2，Msx2，Osterix（Osx）などが報告されている．

Runx2 Runx2のノックアウトマウスでは成熟骨芽細胞が存在せず，著明な骨形成障害が認められる．ノックアウトマウス骨組織では一部の骨に肥大軟骨細胞が認められず，軟骨細胞分化においてもRunx2が重要な役割を果たしていることが示唆される．

Runx2の発現はBMP2，4，7などによって誘導され，Cbfbとヘテロ二量体を形成して骨芽細胞特異的遺伝子の転写を活性化する．CbfbはRunx2がDNAに結合するために必要である．興味深いことにRunx2を骨芽細胞に過剰発現させると骨芽細胞の最終分

化は遅延する．すなわちRunx2は骨芽細胞の分化に必須であるが，最終分化に対してはネガティブに作用することが示唆される．

Osterix（Osx） Osterix（Osx）はC末端に3つのZnフィンガーを持つ転写因子であり，BMP2によるC2C12筋芽細胞の骨芽細胞への分化の際にRunx2とほぼ同時期に発現誘導される．Osxノックアウトマウスは骨組織の著明な低形成を呈し，生直後に死亡する．特に頭蓋骨や鎖骨などの膜性骨化部位における石灰化は著しく低下している．

内軟骨性骨化部位においては，軟骨の石灰化は生じるが骨膜襟（bone collar）は形成されない．興味深いことにOsxノックアウトマウスにおいてRunx2の発現は正常に認められるが，Runx2ノックアウトマウスにOsxの発現は認められない．これらの結果は，骨芽細胞分化においてOsxがRunx2の下流で働いていることを示唆している．

④Wntシグナル経路

Wntシグナル経路には，Wnt/β-catenin経路（カノニカル経路），Wnt/PCP経路（ノンカノニカル経路），Wnt/カルシウム経路の少なくとも3種類が存在する．ヒトでは19種類のWntメンバーが同定されている．受容体frizzled（FRZ）は膜貫通領域を7回持ち，細胞外のCRDにWntが結合する．LRPは低比重リポタンパク質受容体に構造が類似した膜貫通タンパクであり，このうちLRP5とLRP6は，FRZと受容体複合体を形成し，Wnt/β-cateninシグナルの伝達にかかわる．

Wnt/β-cateninシグナルはBMPシグナルと協調して作用し，骨芽細胞分化を誘導すると考えられている．

図3 DKK-1, Sclerostin（Scl）によるWntシグナルの調節

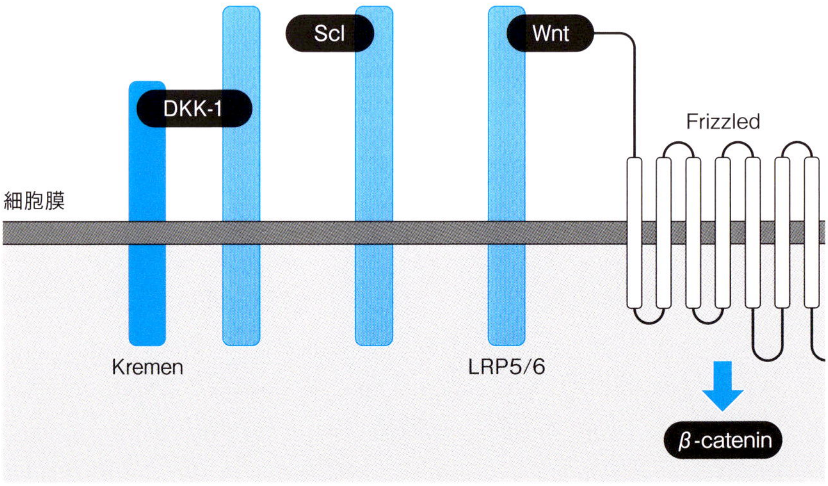

DKK-1, Sclは，Wnt共役受容体であるLRP5/6と結合することによって，Wntシグナルを負に調節する．

出典（一部改変）：Moester MJ, Papapoulos SE, Lowik CW, et al: Sclerostin: current knowledge and future perspectives. Calcif Tissue Int 2010; 87(2): 99-107.

ヒトにおけるLRP5の活性型変異を有する家系が高骨密度を示すこと，また，骨量の減少に起因する骨折や骨の変形を主徴とする遺伝性疾患である偽神経膠腫症候群（osteoporosis-pseudoglioma syndrome：OPPG）においてLRP5のドミナントネガティブ型変異が見出されたことがきっかけとなり，骨代謝におけるWnt/LRP5シグナルの重要性が注目されるようになった．

　Wntシグナルの抑制因子としてはDickkopf（DKK：LRP5の阻害因子）やsecreted frizzled related protein（SFRP）などが知られている（**図3**）．またSOSTは骨形成亢進を示す硬化性骨症（sclerostosis）の原因遺伝子であるが，その遺伝子産物SclerostinはLRP5やLRP6と相互作用することによってWntシグナルに対して抑制的に作用する

骨組織の形成（膜性骨化）
- 骨芽細胞は間葉系幹細胞に由来する．
- 骨形成タンパクBMPは，Runx2，Msx2，Osterx（Osx）などの転写因子を介して骨芽細胞の分化を促進する．
- 近年，Wntシグナルが骨形成に重要な役割を果たしていることが明らかになっている．

2）内軟骨性骨化のバイオロジー

　長幹骨をはじめとする骨格の大部分は内軟骨性骨化によって形成される．内軟骨性骨化は，軟骨原基の形成と拡大，そしてそれに引き続いて起こる軟骨の骨組織への置換という2段階に分けることができる．

①軟骨原基の形成と拡大
　軟骨原基の拡大は，未分化間葉系細胞に由来する軟骨細胞（chondrocyte）の増殖と，軟骨細胞による2型コラーゲン，アグリカンをはじめとした基質産生によって生じる．軟骨原基を取り囲むように軟骨膜（perichondrium）が形成されるが，発育段階が進むと軟骨膜への血管進入が起こり，骨膜（periosteum）へと置換される．骨膜内では骨芽細胞の分化・成熟が起こり，膜性骨化の過程により石灰化された骨膜襟が形成される．

②軟骨の骨組織への置換
　この軟骨原基の形成と拡大に引き続いて，軟骨原基中心部にある軟骨細胞は，前肥大軟骨細胞（prehypertrophic chondrocyte），

肥大軟骨細胞（hypertrophic chondrocyte）へと分化し，石灰化が誘導されるとともに，石灰化軟骨層への血管の進入が生じ，骨組織，骨髄組織へと置換される（図4，図5）．

骨幹端部には成長軟骨板（growth plate）が形成され，以後の長径成長の中心となる．胎生後期あるいは生後早期には骨端部にも血管進入が起こり，2次骨化中心を形成する（図4）．成長軟骨板は性成熟の完了とともに石灰化・骨化し閉鎖するが，関節軟骨は成体に至るまで骨化しないまま維持される．

軟骨原基の周囲に軟骨膜が形成されると中心部の軟骨細胞は肥大分化とともに石灰化を生じ，血管の進入とともに石灰化軟骨層の吸収を生じ，軟骨から骨組織への置換が誘導される．

図4 胎児期にみられる内軟骨性骨化の概念図

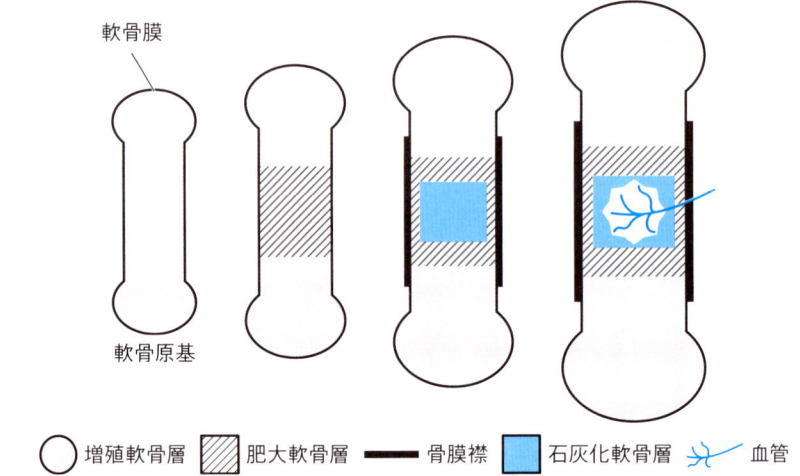

出典（一部改変）：Chung & Kronenberg, "Skeleta Growth Factor" Canalis E eds. Lippincott Williams & Wilkins, Philadelphia, 355-64, 2000.

③内軟骨性骨化の分子メカニズム

近年になり，さまざまなノックアウトマウスの知見から，内軟骨性骨化の分子メカニズムの一端が明らかになってきた．

PTHrP（parathyroid hormone-related protein）は，軟骨膜の細胞，増殖軟骨層で発現しており，その受容体（PTH/PTHrP受容体）の発現は増殖軟骨，前肥大軟骨細胞において認められる．PTHrPは軟骨細胞の増殖促進作用，分化抑制作用を持ち，PTHrPノックアウトマウスの骨組織においては静止・増殖軟骨細胞数の減少，肥大化の亢進（石灰化の亢進）が認められる．これとは逆に軟骨細胞特異的プロモーターを用いたPTHrP過剰発現マウスでは前肥大軟骨細胞層の増殖，そして肥大化の抑制が認められ，PTHrP受容体シグナルの恒常活性化がみられるJansen type chondrodysplasiaと類似した組織所見を示す．

PTHrPおよびその受容体の発現調節にはさまざまな因子が関与しているが，その中でもっとも重要なもののひとつとして注目

されているのがインディアンヘッジホッグ（indian hedgehog：Ihh）である．Ihhは前肥大軟骨細胞，肥大軟骨細胞においてその強い発現が認められる．ウイルスベクターによる過剰発現，あるいはリコンビナントタンパクの投与による研究から，Ihhは，PTHrP遺伝子の発現を促進することによって軟骨細胞の分化に対して抑制的に働くことが明らかになっている．

また，前肥大軟骨層におけるIhhの発現は，骨膜襟形成部位の決定にきわめて重要であることが明らかになっている．Ihhノックアウトマウスにおいては増殖軟骨層の減少，肥大化の促進がPTHrP，あるいはPTH/PTHrP受容体のノックアウトマウスより誇張された形で認められ，また骨膜襟の形成が認められない．一方，PTHrPは軟骨細胞の分化を抑制することにより間接的にIhhの発現を誘導する（図5）．このようなネガティブフィードバックによって軟骨の成長，分化は巧妙に調節されていると考えられる．

図5 軟骨分化におけるPTHrP，Ihhの役割

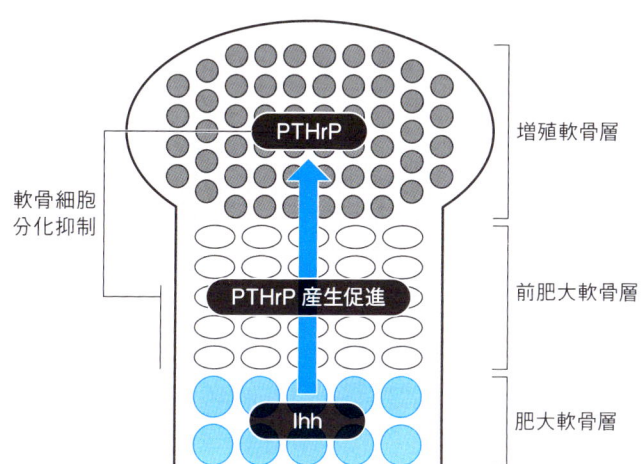

肥大軟骨が産生するIhhは増殖軟骨に作用してPTHrPの産生を促進する．PTHrPは軟骨細胞の肥大分化を抑制することによってIhh産生を減少させる．

出典（一部改変）：Chung & Kronenberg, "Skeletal Growth Factor" Canalis E eds. Lippincott Williams & Wilkins, Philadelphia, 355-64, 2000.

骨組織の形成（内軟骨性骨化）

- 長幹骨は内軟骨性骨化によって形成される．
- 軟骨細胞の肥大分化は，PTHrPおよびIhhによるフィードバック機構によって厳密に制御されている．

3）骨吸収のバイオロジー

①破骨細胞の起源
　発生段階における生理的な骨吸収，成長期における骨吸収を中心的に担うのは破骨細胞であることが明らかになっている．破骨細胞の起源については従来さまざまな説があったが，1970年代から1980年代前半にかけての多様な研究から，単球・マクロファージ系の血球系細胞であるということが示された．

②破骨細胞分化誘導因子（M-CSF）
　1988年に高橋，須田らはマウス骨髄細胞培養系を用い，活性型ビタミンD3，副甲状腺ホルモン，各種プロスタグランディンといった骨吸収因子が多核細胞の形成を促進することを証明した．形成された多核細胞は，強い酒石酸抵抗性酸ホスファターゼ活性を持ち，多数のカルシトニン受容体を有し，象牙質切片上で波状縁を構築して吸収窩を形成するなど破骨細胞としての特徴をすべて有していた．彼らはこの実験系をさらに発展させ，マウス頭蓋骨より採取した骨芽細胞と血液系の細胞である脾細胞を共存培養すると，骨吸収因子の存在下で破骨細胞様細胞が形成されることを報告した．破骨細胞様細胞の形成には骨芽細胞と破骨細胞前駆細胞との直接の接触が重要であり，両者の接触を膜フィルターなどで阻害すると破骨細胞様細胞の形成はみられなかった．すなわち，この培養系において骨芽細胞はフィーダー細胞として作用し，なんらかの破骨細胞分化誘導因子を産生することによって破骨細胞形成を支持すると考えられた．
　破骨細胞分化誘導因子同定の第一歩は，大理石骨病マウスであるOp/op（osteopetrosis）マウスの研究からもたらされた．Op/opマウスにおいては，生直後の骨組織には破骨細胞が存在せず，破骨細胞分化過程に異常が存在することが示唆されていたが，1990年に吉田らはOp/opマウスではM-CSF遺伝子の262番目にthymidineが挿入されていることを突き止めた．この変異によって早期にストップコドンが出現するために，機能的なM-CSFの産生が不可能となる．Op/opマウスにM-CSFを投与すると破骨細胞形成が誘導されることも示され，破骨細胞形成におけるM-CSFの重要性が明らかになった．

③破骨細胞分化誘導因子（RANKL-RANK-OPG系）
　その後のin vitroの研究も破骨細胞分化におけるM-CSFの重要性を確認するものであった．しかしながら，M-CSF単独では破骨細胞を誘導するのには不十分であること，破骨細胞分化には破

骨細胞前駆細胞と骨芽細胞との直接の接触が重要であることから，骨芽細胞に発現する膜結合型破骨細胞分化誘導因子（osteoclast differentiation factor：ODF）の存在が想定された．

1998年にアメリカと日本のグループによって，ODFが1997年に樹状細胞の生存促進因子として同定されていたTNF-αスーパーファミリーに属する膜結合型サイトカインTRANCE/RANKLと同一の分子であることが明らかになった．RANKLは活性型ビタミンDやPTHなどの刺激によって骨芽細胞，骨髄ストローマ細胞に発現誘導される．骨髄細胞を可溶型のリコンビナントRANKLとM-CSFの存在下で培養すると破骨細胞が形成されること，すなわちRANKLはODFとしての活性を有することも明らかになった．また，RANKLの生理的阻害分子（osteoprotegerin：OPG）はRANKLに特異的に結合することによりRANKLとその受容体RANKとの結合を競合的に阻害し，破骨細胞分化を抑制する．

その後，RANKL，RANKのノックアウトマウスが作成され，両者において破骨細胞分化の著しい障害による大理石骨病様の病態を示すこと，逆にOPGノックアウトマウスの骨組織では破骨細胞数が増加しており，骨粗鬆症様の病態を示すことが示され，RANKL-RANK-OPG系が生体においても破骨細胞分化に重要な役割を果たしているが明らかになった（**図6**）．

図6 RANKL-RANK-OPG系による破骨細胞形成メカニズム

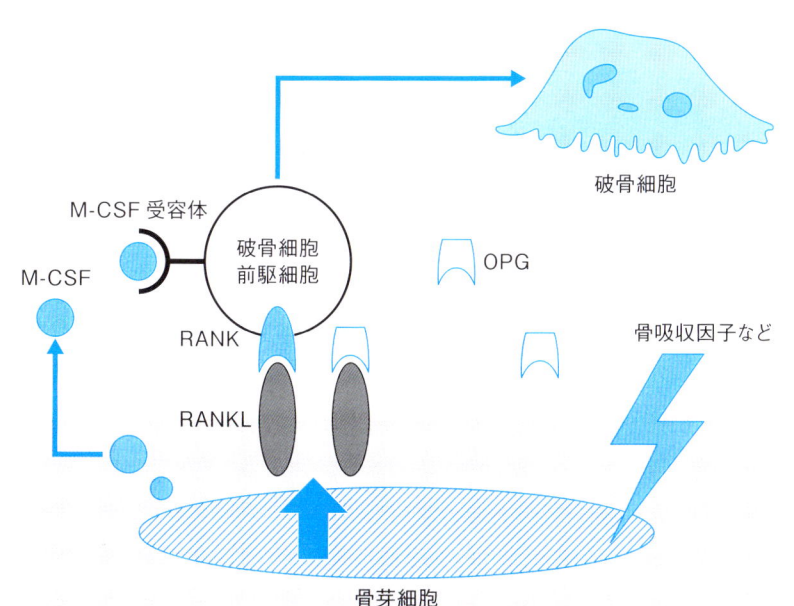

破骨細胞前駆細胞は，造血幹細胞からM-CSFの存在下で増殖・分化する．

骨吸収因子の刺激で骨芽細胞が産生するRANKLは，破骨細胞前駆細胞の膜上に存在する受容体RANKに結合することによって破骨細胞分化を誘導する．

OPGは，RANKと競合的にRANKLに結合することにより破骨細胞分化に抑制的に作用する．

③破骨細胞分化の細胞内シグナルと転写因子（図7）

　RANKはTNF-α受容体スーパーファミリーに属するⅠ型膜タンパクであるが，細胞内ドメインにキナーゼ活性などの酵素活性を持たないため，それ自身では前駆細胞内へ分化シグナルを伝達することはできず，TNF-α受容体などと同様にTRAF（TNF receptor associated factor）を介してシグナルを伝達する．TRAF分子の遺伝子欠損マウスの解析結果から，破骨細胞分化という点においてはTRAF6がきわめて重要な働きをしていることが明らかとなった．

　RANKL-RANK-TRAF6と伝達された破骨細胞分化シグナルは，次々にシグナルカスケードが下流へと伝達されていき，転写因子AP-1（Activator protein-1）やNF-κB，NFATc1などの転写因子の発現を誘導し，活性化する．

　NFATc1はT細胞の分化，活性化に重要と考えられていた転写因子であるが，破骨細胞分化の過程でNFATc1シグナルをが自己増幅されることが重要であることが明らかとなっている．NFATc1の活性化には，ITAM配列を有するFcRγやDAP12などのアダプター分子を介した免疫受容体シグナル伝達系が重要であることも明らかになっている．

④破骨細胞機能制御の分子メカニズム（図8）

　破骨細胞による骨組織の吸収は，F-アクチンが集積したアクチンリングによってシールされた空間に酸やライソゾーム酵素を分泌することによって行われる．酸の産生にはⅡ型の炭酸脱水素酵素が，酸の分泌には液胞型プロトンATPaseが関与しているとされている．形態的には多数のミトコンドリア，小胞などの細胞内小器官を有する．

　破骨細胞のプロトンポンプの本体は液胞型（vacuolar type）ATPaseであるが，大理石骨病モデルマウスであるOc/oc（osteosclerosis）マウスでは破骨細胞特異的な116 kDのプロトンポンプサブユニットをコードする遺伝子（Atp6i）に欠損が存在する．また，Atp6i遺伝子のノックアウトマウスでは，やはり高度の破骨細胞機能異常が認められる．

　破骨細胞による骨基質タンパクの分解にはさまざまなプロテアーゼが関与している．なかでもシステインプロテアーゼであるカテプシンKは破骨細胞に大量に存在し，骨基質中のコラーゲンなどの分解に関与することが報告されているが，カテプシンKのノックアウトマウスもやはり大理石骨病となる．これはヒトの遺伝性疾患である濃縮性骨異形成症（pycnodysostosis：PDO）でカテプシンK遺伝子の異常が見出されることと考えあわせると興

図7 破骨細胞分化のシグナル伝達

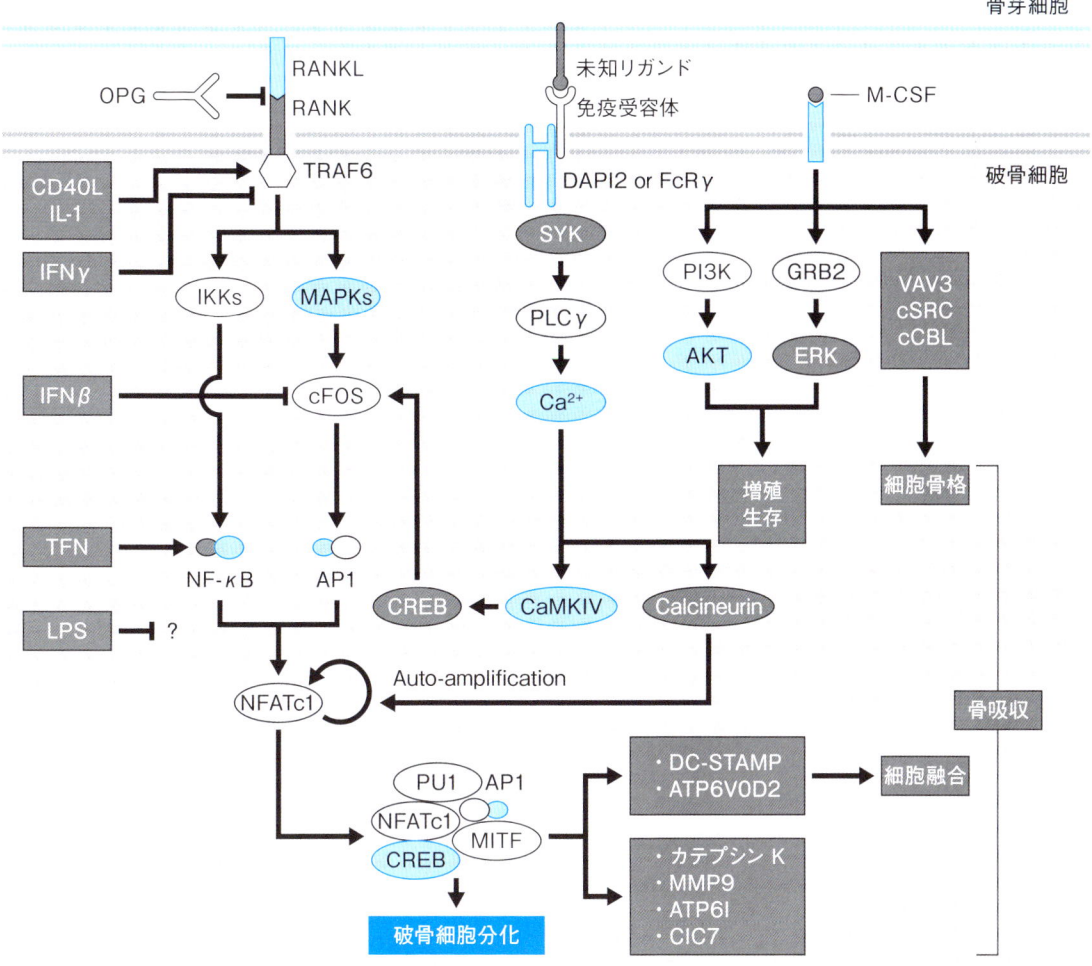

RANKLがRANKに結合すると，さまざまな細胞内シグナル伝達系が活性化され，転写因子の発現誘導を介して破骨細胞を分化させる．
出典（一部改変）：Takayanagi, H. Osteoimmunology: shared mechanisms and crosstalk between the immune and bone systems. Nat Rev Immunol 2007; 7: 292.

味深い．これらの結果に基づいてカテプシンK阻害薬が骨吸収抑制剤として開発されている．

4）関節形成のバイオロジー

　滑膜関節（diarthrodial joint）の形成は，胎生期の間充織凝縮部位（mesenchymal chondensation）において，将来関節となる部分に中間体が生じることから開始される（ヒトでは胎生6週）．中間体の細胞はWnt-14やGdf-5などの遺伝子を発現し，拡大するとともに，軟骨およびその間の軟骨膜様組織という3層構造をとるようになる（ヒトでは胎生7週）．関節腔の形成はヒトでは胎

図8 破骨細胞による骨吸収機構

破骨細胞は酸およびプロテアーゼを分泌することによって骨組織を吸収する．Ⅱ型炭酸脱水素酵素によって酸が産生され，液胞型プロトンポンプによって吸収窩に分泌される．破骨細胞の骨組織への接着はαvβ3インテグリンによるRGD配列認識を介する．骨基質に存在するⅠ型コラーゲンは破骨細胞が分泌するカテプシンKによって分解される．

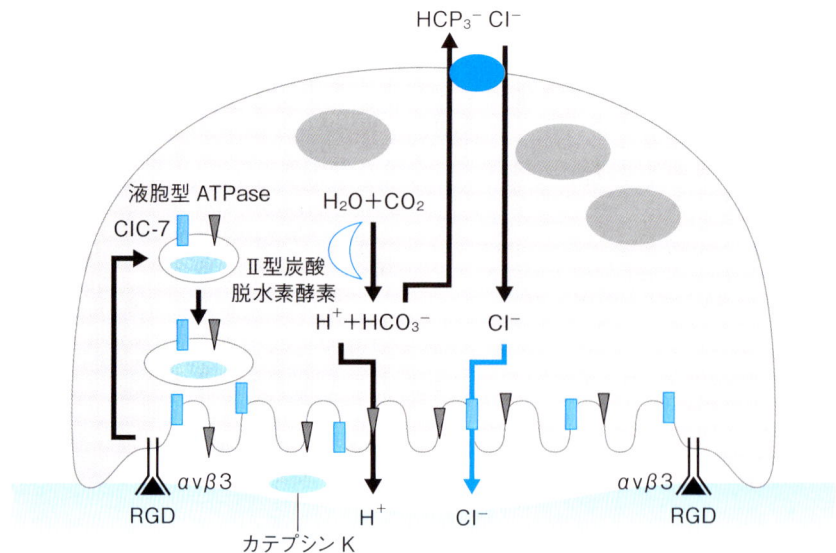

出典（一部改変）：Novack and Teitelbaum. The osteoclast: Friend or Foe Annu. Rev. Pathol. Mech. Dis 2008; 3: 457-84.

破骨細胞とは

- 骨吸収を担う唯一の細胞である．
- 造血幹細胞からRANKL，M-CSFの刺激で分化する．
- 骨吸収を行うために高度に発達した細胞内マシーナリーを有する．

生8週に開始される（**図9**）．

　関節軟骨細胞は一生涯を通じてⅡ型コラーゲンやアグリカンを安定的に産生する．これは増殖，肥大，石灰化を起こし，やがて骨組織に置き換わる成長軟骨とは全く異なった挙動であるが，その起源の違いがこのような差を生み出す可能性がある．このような形質は細胞を単離培養した場合には失われるし，また変形性関節症（osteoarthritis：OA）などの病的な状態では肥大化した軟骨細胞が観察される．

　すなわち関節軟骨ではその肥大分化をとどめる分子機構が働いていると考えられる．また，滑膜組織には軟骨分化能を有する間葉系幹細胞が多数存在するが，これは滑膜が関節軟骨と起源を一にするためであると考えられる．

図9 滑膜関節の形成過程

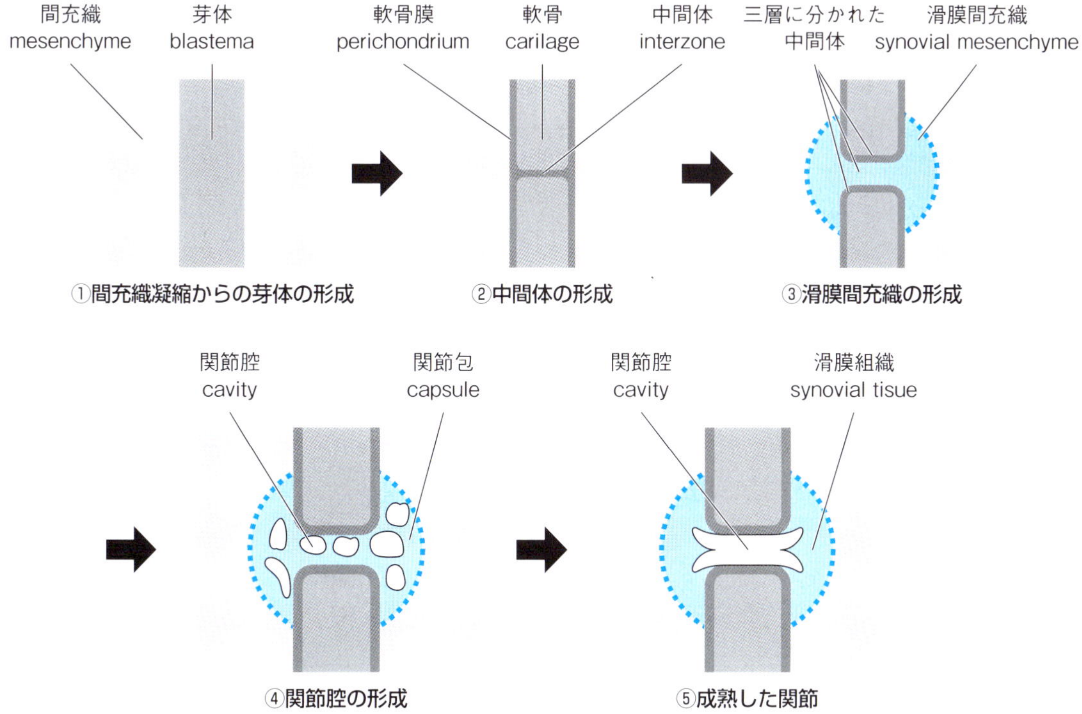

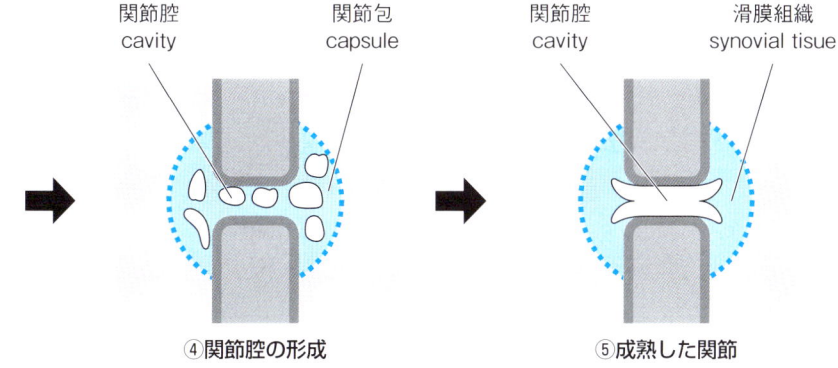

出典（一部改変）：Firestein GS, Budd RC, Harris Jr, ED, et al: Sergent JS. Kelley's Textbook of Rheumatology; 8th ed. Saunders Philadelphia, 2, 2008.

関節形成のバイオロジー
- 滑膜関節は胎生期の間充織凝縮部位から生じる．
- 関節軟骨細胞は肥大化が抑制されているが，変形性関節症などの病的な状態では肥大化した軟骨細胞が観察される．

3. 関節破壊のメカニズム

1）関節リウマチ骨病変の特徴

　RAにおける骨病変はきわめて多彩な病像を呈する．すなわち疾患の早期から生じる傍関節性の骨粗鬆症，軟骨の変性と溶解（関節裂隙狭小化），いわゆるベアエリアから滑膜が侵入するような形で生じる辺縁骨びらん，疾患後期に生じる著明な骨破壊，関節強直などである（**図10**）．これらの多彩な関節破壊が単一の原因から生じているとは考えにくい．

①傍関節性骨粗鬆症
　RAにおいて最も早期にみられる骨変化は関節周囲の骨粗鬆化である．滑膜炎がみられない関節においても関節周囲の骨粗鬆化が

みられる．傍関節性骨粗鬆症は疾患早期ではRA炎症と相関するが，疾患が進行すると相関が失われることが知られており，局所的な炎症性サイトカイン上昇と何らかの関係があると考えられる．

越智らはRA病変が骨髄中にも存在することを報告しており，早期における軟骨下骨吸収に関与している可能性がある．MRIで骨髄浮腫がみられる部位には破骨細胞の集積がみられるという報告もあり，骨髄浮腫が骨粗鬆化の進行を反映している可能性もある．

②辺縁骨びらん（marginal erosion）

関節の辺縁には軟骨にも骨膜にも覆われていないベアエリアと呼ばれる部分が存在するが，骨びらんはこの部分から増殖滑膜が侵入して骨を侵食する破壊様式であり，RAに特徴的な組織所見である．

滑膜から骨の境界部には多数の破骨細胞が存在し，骨吸収を担っている．後述するようにinterfaceにおける破骨細胞形成には，滑膜線維芽細胞に発現するRANKLが重要な役割を果たす．

③関節裂隙狭小化（軟骨破壊）

関節裂隙の狭小化はRA炎症関節においてみられる典型的な画像所見であり，これは関節軟骨の摩耗・破壊によってもたらされ

図10 さまざまな関節リウマチの骨破壊様式

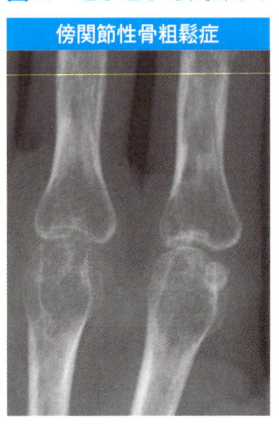
傍関節性骨粗鬆症

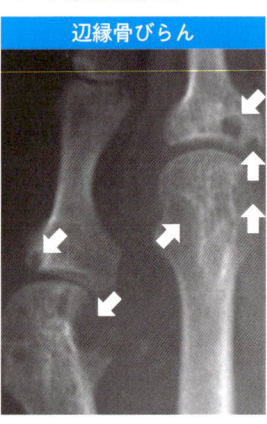
辺縁骨びらん

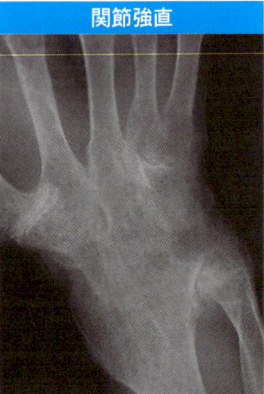
関節強直

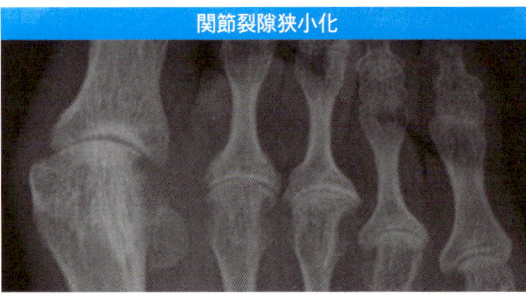
関節裂隙狭小化

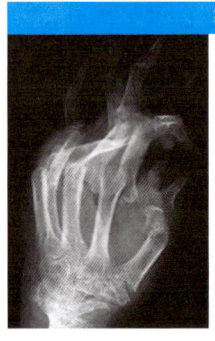
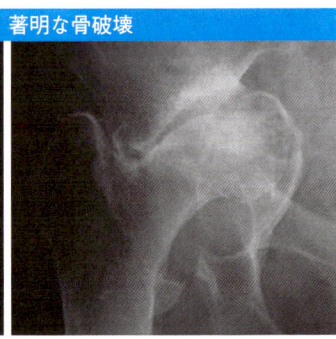
著明な骨破壊

る．破骨細胞は非石灰化組織を吸収できないため，軟骨破壊は骨破壊とは異なったメカニズムで生じていると考えられている．

　成人では関節軟骨を構成する成分の大部分は細胞外基質であり，細胞成分は2～5％を占めるにすぎない．基質の65～80％は水分が占めており，タンパク成分としては90％以上がⅡ型コラーゲンであり，他にアグリカンを中心としたプロテオグリカンが含まれる．コラーゲンは軟骨のフレームワークを形成し，保水性にすぐれたプロテオグリカンは軟骨基質の弾力性を保つのに重要である．

　このように軟骨は細胞外基質が大部分を占める組織であるため，軟骨破壊＝基質タンパクの破壊であるといえる．基質タンパクの破壊は（matrix metalloproteinase：MMP）や（a disintegrin and metalloproteinase：ADAM），（ADAM with thrombospondin motifs：ADAMTS）などのプロテアーゼによって行われる．RA炎症関節の関節液にはこれらのプロテアーゼが高濃度で存在する．これらのプロテアーゼは大部分滑膜に存在するマクロファージ系細胞によって産生され，その発現は炎症性サイトカインによって亢進することが知られている．

　また，ADAMTS5ノックアウトマウスにおいては，アジュバント関節炎やOAモデルによる軟骨破壊が抑制されることが報告されている．臨床的にも血中MMP-3濃度は将来的な骨破壊の進行と相関することが報告されている．

④著明な骨破壊（massive bone destruction）

　RA疾患後期において，時として著明な骨破壊を呈することがある．この背景には関節不安定性，骨脆弱化などさまざまな要因が関与する．

　関節不安定性は長期間にわたる関節腫脹による靱帯や腱の弛緩が原因と考えられる．骨脆弱性は関節炎に伴う軟骨下骨の粗鬆症化，不動による粗鬆症化，ステロイドによる粗鬆化などが主たる原因となるが，中には骨壊死に近い組織像を呈するものもある．いわゆるムチランス型の患者においては急速な骨破壊とともに骨形成が乏しいことが特徴である．

　このようにRAの関節病変はきわめて多様であり，これらすべてを一義的なメカニズムで説明することは不可能である．最近，生物学的製剤が骨破壊抑制作用を有するという報告が多数行われているが，あくまでも手指や足趾などの小関節破壊についてのデータであることに注意すべきである．現在の生物学的製剤は「強力な抗炎症作用を有する」薬物に過ぎないという認識が必要

であろう．炎症を抑えることによって関節腫脹を抑制し，関節不安定性の出現を抑えることや，プロテアーゼ産生を抑制して軟骨の破壊を抑制することは可能であろう．

しかし，例えばTNF-αやIL-6は破骨細胞の形成を促進するが，それはあくまでもRANKLを介しての関節作用であり，これら自体の破骨細胞形成作用はきわめて弱い．また，これらの炎症性サイトカインには骨形成抑制作用があるので，その抑制薬には骨形成をある程度回復させる力はあるが，それもまた間接的な作用にすぎない．そのため，例えば抗TNF-α抗体を使用して寛解が得られた場合にも骨密度の著明な増加・回復を認めることはきわめて稀であり，現有の生物学的製剤では多様な骨破壊を完全に抑えることは難しいと考えられる．

関節破壊のメカニズム
・RAの関節破壊は多様な病像を示す．
・生物学的製剤は骨破壊抑制作用を有するが，その骨組織に対する作用は限定的であり，現有の製剤ですべての骨破壊を抑制することは困難である．

2）関節リウマチ骨破壊における破骨細胞の関与

RA骨破壊において破骨細胞が重要であることは，さまざまな関節炎モデル動物を用いた研究からも明らかにされている．破骨細胞分化の必須因子であるc-fos遺伝子の欠損マウスと，関節炎を自然発症するTNF-αトランスジェニックマウスを交配することで作出されたマウスは，関節炎を発症し滑膜の増殖が認められ，軟骨破壊は生じるにもかかわらず骨破壊が起こらないこと，大理石骨病患者に併発したRAでは骨破壊の進行が緩やかであったことなどは，いずれも関節炎に起因する骨破壊における破骨細胞の重要性を示すものである．

RA患者の滑膜組織から採取した細胞（滑膜線維芽細胞，マクロファージの混合）を活性型ビタミンD3，M-CSFの存在下で培養すると，破骨細胞様細胞の形成が可能であることが報告されている．すなわちRA滑膜組織は，破骨細胞へと分化可能な細胞を含み，破骨細胞形成に適切な場を提供していると考えられる．

①RANKLおよびOPG
RANKLは破骨細胞分化において中心的な役割を果たす分子であるが，RA骨破壊に関与する破骨細胞もRANKLによって誘導

されると考えられている．すなわちRA炎症関節においては，破骨細胞前駆細胞である滑膜マクロファージ（A細胞）が，滑膜線維芽細胞（B細胞），あるいは活性化したT細胞が発現するRANKLの刺激によって破骨細胞へと分化し，骨破壊に関与している．

また最近では，初期RAの血中RANKL/OPG比が将来的な骨関節破壊の予測因子であるとの報告もある．

②TNF-α

TNF-αは炎症性サイトカインの内，RAにおいて中心的な役割を果たしていると考えられており，関節液中のTNF-αは関節破壊の進行によく相関するといわれている．TNF-αはRANKLと同じファミリーの分子であり，破骨細胞前駆細胞に直接作用したり，支持細胞のRANKL発現を誘導したりすることで破骨細胞分化を促進する．臨床的にも抗TNF-α抗体や可溶型TNF受容体はRA炎症滑膜におけるOPG発現を誘導し，RANKL/OPG比を低下させることが報告されている．

③IL-6

IL-6は可溶型IL-6受容体と同時に働くことによって骨芽細胞におけるRANKL発現を誘導する．また最近ヘルパーT細胞のsubsetの内，IL-23あるいはIL-6とTGF-βによって誘導されるTh17細胞がIL-17を作り出すことで，骨芽細胞や滑膜線維芽細胞にRANKLを誘導し，骨破壊に関与する可能性も報告されている．

ただし前述したようにTh17細胞のヒトRAにおける役割についてはいまだに議論がある．また最近TGF-βの存在下で転写因子Foxp3によって分化する制御性T細胞が，破骨細胞形成を抑制することも報告されている（**図11**）．

3）関節リウマチと骨形成

RA骨病変のもうひとつの大きな特徴は，骨吸収に引き続き起こる骨形成反応，すなわち骨組織のリモデリング能に乏しいことである（**図10**）．この点は過剰な骨形成が骨棘を誘導するOAと大きく異なる点である．

炎症性サイトカインであるTNF-αは骨芽細胞に作用してその基質産生を抑制し，アポトーシスを誘導することが報告されている．また，滑膜線維芽細胞はBMP-2の刺激によって軟骨細胞への分化能を有するが，この分化はTNF-αの存在下では抑制される．

興味深いことにWntシグナルを抑制的に制御するDKK-1は，関

破骨細胞前駆細胞（OP）は，骨芽細胞や滑膜線維芽細胞が発現するRANKLの刺激で破骨細胞に分化する．RANKLの発現はTNF-αやIL-1などの炎症性サイトカイン、Th17細胞が産生するIL-17の刺激で誘導される．一方，Th1, Th2細胞が産生するIFN-γやIL-4は破骨細胞分化を抑制する．Treg（制御性T細胞）は破骨細胞分化に対して抑制的に作用すると考えられている．

図11 関節リウマチにおける破骨細胞形成メカニズム

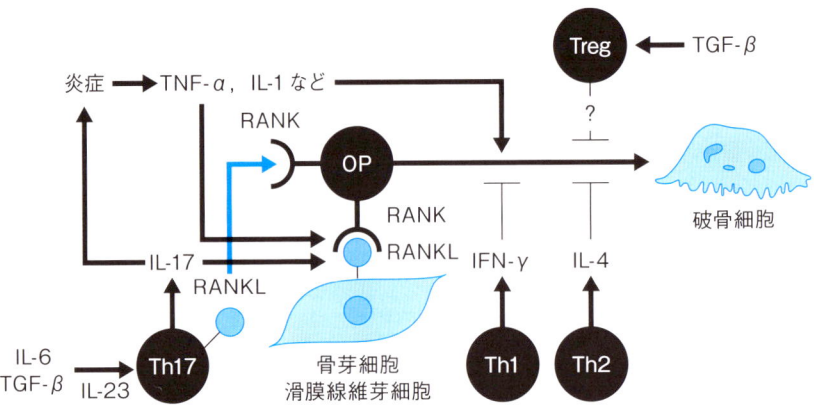

出典（一部改変）Sato et al: Th17 functions as an osteoclastogenic helper T cell subset that links T cell activation and bone destruction. Sato K,J Exp Med. 203(12): 2673-82, 2006

節炎モデル動物やRA患者の炎症関節において高い発現を認め，RA患者の血清中で高濃度存在する．DKK-1の発現はTNF-αなどの炎症性サイトカインによって上昇することが報告されており，TNF阻害薬による治療で血中DKK-1濃度は低下する．また，DKK-1の中和抗体を投与することによって関節炎モデルマウスにおける骨破壊が抑制され，OA様の変形が認められることが報告されている．

すなわちRA患者の関節においては，RANKLを介して骨吸収が促進しているのみならず，DKK-1などの因子を介して骨形成が抑制された状態にあると考えられる（**図12**）．

TNF-αやIL-1, IL-17, IL-6などの炎症性サイトカインは，滑膜組織や骨組織におけるRANKLの発現を亢進させ破骨細胞形成を促進し，骨吸収を誘導する．
これと同時にTNF-αはDKK-1発現誘導によってWntシグナル経路を抑制し，骨形成を抑制する．

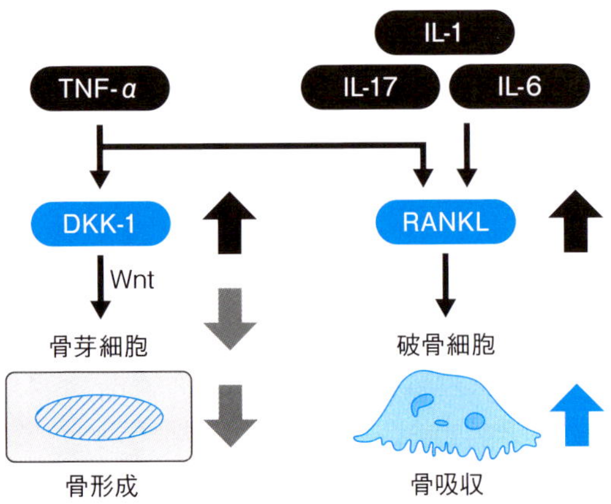

図12 関節リウマチにおける骨代謝異常の分子メカニズム

おわりに

　以上述べたようにRAにおける関節病変は多様な病像を示す．その病態はかなり明らかにされてきた．罹患関節における炎症性サイトカインの産生はRANKLの誘導を介して間接的に破骨細胞形成を誘導し，骨破壊を誘導する．また炎症性サイトカインは骨芽細胞のアポトーシス誘導やDKK-1産生亢進を惹起し，骨形成を抑制する．

　しかしRAの病態や病因にはいまだ不明な点も多く，今後RAの「治癒」を目指すためには，その病態解明の努力がなお一層必要である．また，これまでの炎症を標的にする治療薬に加えて，骨組織そのものを標的にする治療薬の開発が必要であると考えられる．

■参考文献
1）須田立雄編．新骨の科学．医歯薬出版，2007．
2）Firestein GS, Budd RC, Harris Jr, ED, et al: Sergent JS. Kelley's Textbook of Rheumatology; 8th ed. Saunders Philadelphia, 2008.
3）Tanaka S, Nakamura K, Takahasi N, et al: Role of RANKL in physiological and pathological bone resorption and therapeutics targeting the RANKL-RANK signaling system. Immunol Rev 2005; 208: 30-49.
4）Choi Y, Arron JR, Townsend MJ. Promising bone-related therapeutic targets for rheumatoid arthritis. Nat Rev Rheumatol 2009; 5: 543-8.
5）Takayanagi H. Osteoimmunology and the effects of the immune system on bone. Nat Rev Rheumatol 2009; 5: 667-76.
6）Goronzy JJ, Weyand CM. Developments in the scientific understanding of rheumatoid arthritis. Arthritis Res Ther 2009; 11: 249.
7）van den Berg WB. Lessons from animal models of arthritis over the past decade. Arthritis Res Ther 2009; 11: 250.

第1章 予備知識 ～関節リウマチの発症機序と画像診断～

2 関節リウマチの画像診断と生物学的製剤

岡山大学大学院医歯薬総合研究科 機能制御学講座
中原龍一,橋詰謙三,西田圭一郎

はじめに

　関節リウマチ（以下，RA）の治療は，生物学的製剤が導入されたことにより寛解が現実的なゴールとなってきた．より高い寛解を達成するには画像情報を用いた早期診断と適切な治療および治療評価が重要である．

　本項では，単純X線写真，MRI，超音波検査のそれぞれの特徴的な所見とスコア化について概説し，早期診断，治療効果判定にどのように用いるかを説明する．

1. 単純X線写真

　最も基本的な画像検査であり，ほとんどの施設で利用可能である．早期の骨びらんなどの早期診断に対する有効性はMRIや超音波検査に劣るとされているが，基本的な画像診断はあくまで単純X線写真である．

1）単純X線撮影の基本

①撮影部位

　アメリカリウマチ学会（ACR）1987年改訂分類基準では，手指あるいは手首のX線変化があげられている．骨びらんの好発部位でもあるため，診断を目的にする場合には，手および手関節のX線写真を必ず撮影しなければならない．臨床試験などで使用されるスコアリング法においても採用されているため，継続的な撮影が必要である．

　手の骨びらんより早く，足部の骨びらんが出現したとの報告[1]もあり，手のみではなく足の評価も重要である．これらに加えて症状のある部位の撮影を行う．下肢荷重関節においては立位で，頸椎は前・後屈を追加することも重要である．

②ディスプレイ診断の注意点

多くの施設でX線フィルムがCR（computed radiology）などのデジタルフィルムとなり，表示装置もフィルムから直接画像装置に表示するフィルムレスに移行している．そのため，医療用ディスプレイやパソコンのディスプレイで診断する機会が増えてきた．

CTやMRIなどの画像の多くは512×512画素であるため，ディスプレイで表示しても解像度に問題はない．しかしデジタルフィルムは縦横17インチで，2,800×2,800画素（150μmピッチ），あるいは2,000×2,000画素（200μmピッチ）である．医療用の2Mディスプレイ（1,600×1,600）でも，すべてを表示することはできない[2]．またパソコンのディスプレイは白黒階調で256段階しか表示できないため，X線フィルムほどの白黒情報を得ることができない．

以上のことから，単純X線写真をディスプレイで診断するときには，X線フィルムほどの解像度がなく白黒階調も少ないので，拡大縮小や階調変化を用いて病変を見逃さない工夫をする必要がある．

単純X線撮影の基本
- 単純X線撮影は手だけではなく，足や症状がある部位の撮影も行う．
- 下肢荷重関節は立位を，頸椎は前後屈を追加する．
- ほとんどのディスプレイはX線フィルムよりも表示性能が劣るため，拡大縮小・輝度変化を適宜利用する．

2）単純X線写真（四肢関節）の所見

①関節周囲軟部組織腫脹
関節周囲の軟部組織の腫脹が濃度上昇として認められる．

②関節周囲骨萎縮（juxtaarticular osteopenia）
関節周囲に限局した透過性亢進像（**図1**）．健常部位との比較が重要である．滑膜炎の波及により骨充血が生じ，骨脱灰を促すことにより生じるとされている．

③骨びらん
関節面や関節包付着部位の虫食い状の骨浸潤像（**図2**）．滑膜炎が軟骨や骨を破壊することにより生じるとされている．進行すると関節が破壊され関節の適合性が損なわれ亜脱臼へと進行する．

④骨洞（geode）

軟骨下に形成された炎症性肉芽の侵入により骨洞が形成される（**図3**）．

⑤関節裂隙狭小化

関節軟骨が障害されると関節裂隙の狭小化を認める（**図4**）．

図1 関節周囲骨委縮像

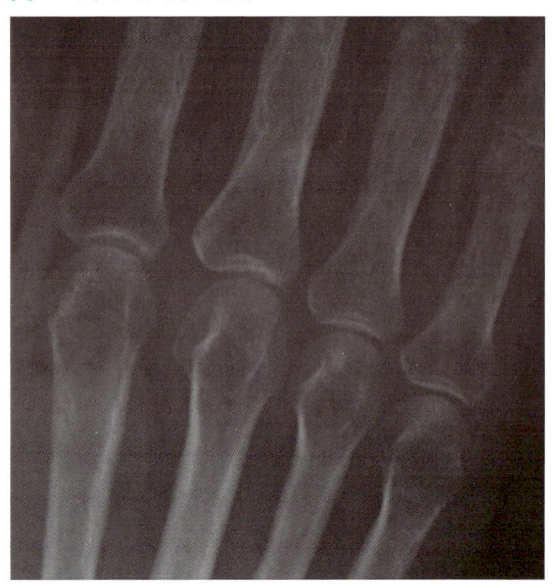

MP関節にX線透過性の亢進を認める．

図2 骨びらん

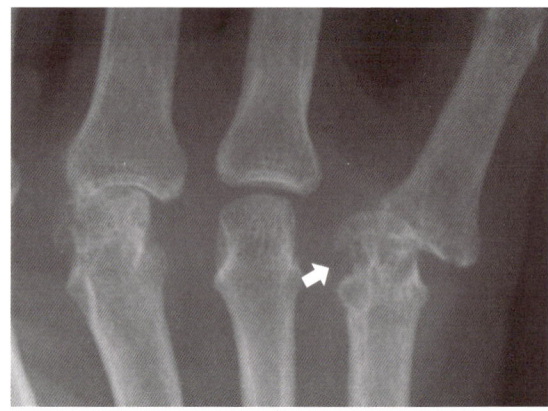

MP関節のびらんと亜脱臼（⇨）を認める．

図3 骨洞

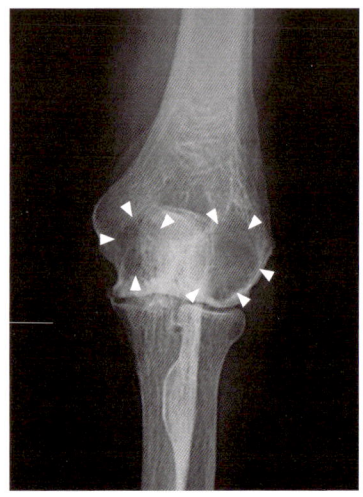

上腕骨遠位に骨洞（▷）を認める．

図4 関節裂隙狭小化

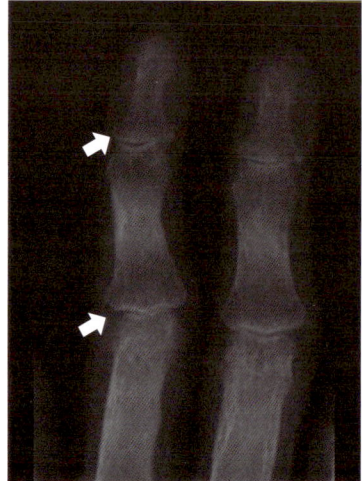

PIP関節とDIP関節の関節裂隙狭小化を認める（⇨）．

単純X線写真の所見
・骨びらんや関節裂隙の狭小化だけでなく，関節周囲の軟部組織の腫脹や関節周囲の骨萎縮の所見にも注意する．

3）単純X線写真の評価法

RA関節症の進行を分類する方法として，Steinbrockerによる病期分類，Larsen分類が以前から使われている．これらの分類は治療効果判定に用いるには感度に問題があるため，治療効果判定などにはvan der Heijde modified Sharp scoreが使われることが多い．それぞれの特徴と利点・問題点について説明する．

①Steinbrockerの病期分類・Larsen分類

Steinbrockerの病期分類はstage I～IVの4段階あり，多数の関節を簡便に評価する場合に便利である．

Larsen分類[3]はもともとStandard filmに基づく0～Vの6段階に評価する関節の重症度分類法であった（**表1**）．その後，手足のみならず四肢の大関節において，個々のRA関節破壊の状態を分類する方法として広く用いられるようになった．Larsen gradeは他の研究者により改訂が試みられ，Larsen自身も薬効判定に対応できるように1995年に改訂[4]（Larsen score）を行った．

Larsen scoreの評価部位は手指および足趾である．評価部位が決められており（**図5**），それぞれのgradeが評価される．1977年に提唱された当初のLarsen gradeとは異なっているため注意が必要である（**表2**）[5]．主に骨びらんに注目して評価する分類となっている．Grade II～Vに分類された関節数を骨びらんスコアとして効果判定に用いることもある．

表1 Larsenによるgrade分類（1977）

Grade 0	正常もしくは，変化はあっても関節炎とは関係ないもの
Grade I	軽度の異常所見
Grade II	明らかな初期の異常所見
Grade III	中等度の破壊性変化
Grade IV	高度の破壊性変化
Grade V	ムチランス変化

表2 改訂Larsen score (1995)

Grade 0	完全な関節面
Grade Ⅰ	直径1mm以下の骨びらん あるいは関節裂隙狭小化
Grade Ⅱ	1つあるいは数個の小骨びらん (直径1mm以上)
Grade Ⅲ	高度の骨びらん
Grade Ⅳ	著明な骨びらん (通常,関節裂隙の消失を伴い,正常な関節面は部分的に温存されている)
Grade Ⅴ	ムチランス変化 (本来の関節面が破壊されている)

図5 改訂Larsen scoreの評価部位

表2に従って青色で示した部位を評価する.

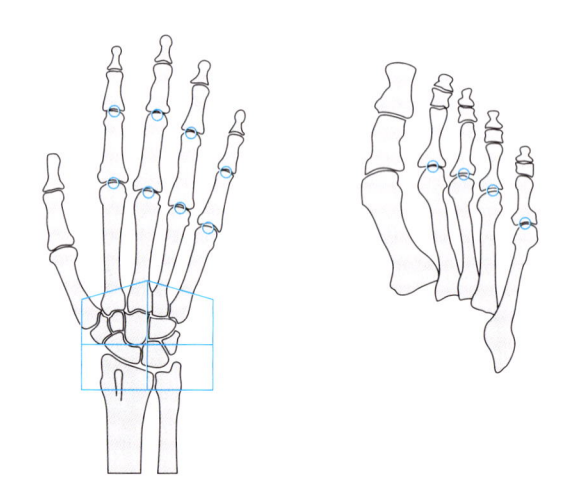

②Sharp score, modified Sharp score

　Steinbrockerの病期分類やLarsen分類は,分類の段階が少なく微細な変化を検出することができないため,抗リウマチ薬(以下,DMARDs)や生物学的製剤の治療効果判定に用いるには困難であった.そのため治療効果判定にはvan der Heijde modified Sharp score(以下,modified Sharp score)が利用されるようになった.

　modified Sharp scoreが利用される前は,1985年にSharpら[6]によって考案された手関節正面単純X線写真の評価法(Sharp score 原法)が用いられていた.これは,骨びらん,関節裂隙狭小化をそれぞれ27関節(**図7**)で判定するものであり,わずかなX線変化を感知できる方法であったが,評価に時間がかかることや足趾が含まれていないことが問題とされていた.

　そこで,1996年にvan der Heijdeら[7]が,足趾正面単純X線写真を評価に加え,罹患頻度が低い関節や評価困難な関節を除外して評価関節を減らし,modified Sharp scoreを考案した(**表3**, **図6**).

表3 Van der Heijde modified Sharp score

骨びらんスコア （最大点数：手＝120／足＝48）	1：別個に存在する場合はそれぞれ1点 2〜4：関節表面に占める面積に応じてスコアリング 5：関節が完全に破壊された場合
関節裂隙狭小化スコア （最大点数：手＝160／足＝120）	0：異常なし 1：局所的もしくは狭小化の疑い 2：正常の50％以下の狭小化 3：正常の50％以上の狭小化もしくは亜脱臼 4：強直もしくは脱臼

総Sharpスコア＝骨びらんスコア＋関節裂隙狭小化スコア

図6 Van der Heijde modified Sharp scoreの評価部位

骨びらんの評価部位

関節裂隙狭小化の評価部位

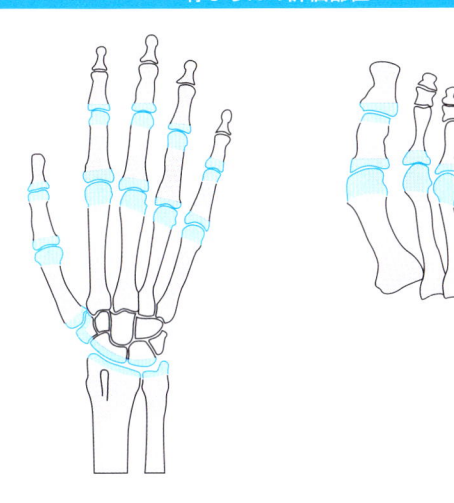

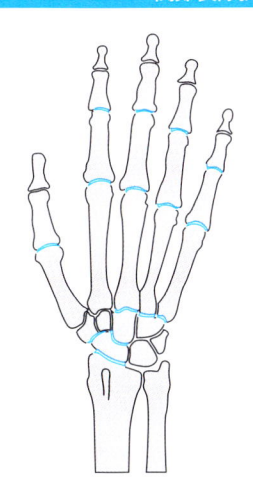

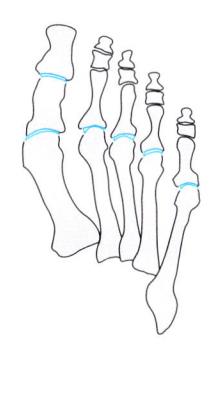

表3に従って青色で示した部位を評価する．

図7 Sharp score（原法）の評価部位

| 骨びらんの評価部位 | 関節裂隙狭小化の評価部位 |

表3に従って青色で示した部位を評価する．

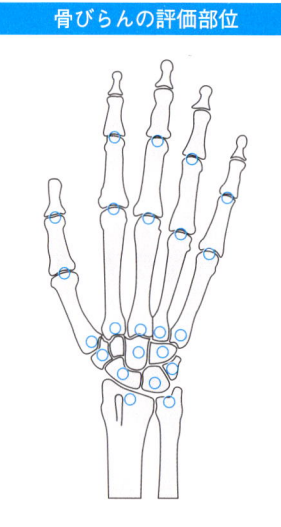

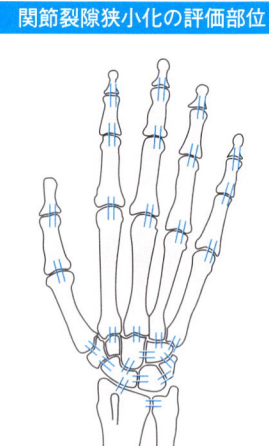

　modified Sharp scoreは，骨びらんと関節裂隙狭小化をスコア化した合計点を総Sharpスコアとする評価法である．関節裂隙狭小化スコアは0～4の5段階であり，計測部位は手で15ヵ所（最大120），足で6ヵ所（最大48）である．骨びらんスコアは0～5の6段階であり，計測部位は手で16ヵ所（最大160），足で12ヵ所（最大120）である．このように多数の関節の変化をスコア化し合計することで，わずかな変化を検出することができる．

　手足以外の関節は評価しないが，大関節の変化とも相関することが報告されている[8]．初期変化の検出に有用であり，微細な変化を検出することができるため，生物学的製剤の薬効判定に利用されている．

　問題点としては，観察項目が多いため評価に時間がかかり，読影者が訓練されていない場合には検者間の誤差が発生することである．また，modified Sharp scoreは手足，つまり小関節に限局されたスコアリングである．大関節の微細な変化を検出するスコアはないため，今後の開発が待たれている．

単純X線写真の評価法

- RA患者の単純X線写真では，骨委縮，骨びらん，関節裂隙狭小化などの所見が認められる．
- ディスプレイで評価する場合はフィルムより表示能力が落ちるので，拡大縮小や階調調整などを用いて見落としがないようにする必要がある．
- 簡易な評価方法として「Larsen分類」があるが，生物学的製剤の薬効評価など，微細な変化を検出したい場合には「modified Sharp score」が用いられる．
- 評価対象は小関節のみである．
- 単純X線写真の早期診断能力は低いため，早期診断にはMRI画像や超音波が重要となってくる．

2. MRI

　MRIは早期診断，薬効判定に有用であり，近年RA診療の重要な位置を占めるようになってきた．特にMRIでしか診断することができない骨髄浮腫をとらえることができるのが重要な点である．しかし撮像コストが高く，一度に撮像可能な部位が限られることから，ポイントを絞った利用が重要である．

1）MRI撮像の基本

①MRI装置

　近年のMRI装置の進歩の流れには2つの方向性がある．高磁場大型化と低磁場小型化である．

　MRIは磁場とラジオ波を用いて水素原子の信号を検出するため，磁場の上昇に伴い解像度が上昇する．当初は低磁場であったMRIも1.5T, 3.0Tと徐々に高磁場となり解像度がさらに向上した．しかし機能向上に伴い大型化し，高い磁気遮蔽能力を持った専用室を必要となった．また装置価格も上昇してきたため導入コストが非常に高い．

　一方，外来ブースにも設置できる低磁場のコンパクトMRI装置が開発されている．手足などの小関節にしか使えないなどの制限があるが，簡便に撮像することができるという利点がある．1.5Tの高磁場MRIと低磁場MRIを比較したところ，同じ程度のスコアを示したとの報告[9]もあり，簡便な外来RA診療のツールとして期待されている．

②撮像体位

　撮像部位がマグネットの中心に位置するような体位をとることが重要である．しかしRAは体位保持の困難な患者が多いため，患者の状態にあった撮像体位や固定法を考える必要がある．

　低反発まくらなどの胸枕などを準備しておくと撮像時の負担が少ない．手の撮像体位には上肢を挙上する方法，体幹にそろえる方法，側臥位にして両手を固定する方法の3種類がある．ただ，上肢を体幹にそろえると患者負担が少ないが，体幹の信号によるアーチファクトやマグネットの中心から手が離れることで画質の劣化が起ってしまう．側臥位か伏臥位で上肢挙上することで体幹からの影響を減らし，美しい画像を撮像することができる．

　長時間の両上肢挙上が可能である患者では両手の同時撮像が可能である．伏臥位で両上肢を挙上し手関節をそろえて撮像するため，長時間その姿勢が我慢できる患者でしか撮像できない．検査前に撮像姿勢が可能かを確認しておく必要がある．側臥位用の手関節固定具がある施設では側臥位で両手撮像が可能である[10]．側臥位で祈るような姿勢で両手関節を固定具に固定し四肢コイルに入れて撮像する．肩関節の可動域制限がある患者でも両手撮像ができる点がこの撮像法の利点である．

③造影MRIと脂肪抑制

　MRIの造影剤はガドリニウム製剤で静注して用いる．両手撮像の場合は撮像部位に点滴ルートがかぶらないようにする必要がある．造影MRIでは造影効果のある部位はT1強調画像で高信号として描出される．脂肪抑制法を併用することで造影効果を明瞭に診断することができる．T2強調画像でも骨髄浮腫などの病変を診断するために脂肪抑制が用いられる．

　脂肪抑制法には選択的脂肪抑制法と非選択的脂肪抑制法の2種類に大別され，非選択的脂肪抑制法の中にSTIR（short time inversion recovery）法がある．選択的脂肪抑制法は水と脂肪の共鳴周波数の差を利用して脂肪を選択的に抑制する方法で，造影MRIに利用されている．この方法の問題点は，低磁場の装置では共鳴周波数の差が小さくなるため抑制効果が得られにくいことである．

　STIR法は低磁場装置でも均一な脂肪抑制効果が得られる．T2強調画像の脂肪抑制に利用される．T2-STIR像と表示されることがある．「ティーツースター」と発音されることがあることから，膝関節などで撮像されるT2*（T2-star）強調画像と混同しないように注意が必要である．STIR法は造影剤の造影効果も抑制してしまうため造影MRIには用いることができない．

④撮像シーケンスの基本

　著者の施設では，基本的に単純撮像ではT1強調画像と脂肪抑制T2強調画像，Gd造影後はdynamic studyと造影後のT1強調画像（2方向か3D撮像）を撮像している[11]．

　RA患者のMRI画像所見評価の標準化を進めているOMERACT（outcome measures in rheumatoid arthritis clinical trials）グループも，最初に脂肪抑制T2強調画像の冠状断で骨髄浮腫を，造影剤投与前後にT1強調画像を2方向（水平断と冠状断）撮像するか3D撮像することで，骨びらんと骨髄炎を検索することを推奨している[12]．

　最大値投影法（MIP画像）は，複数スライスの情報を重ね合わせて最も強い信号値を表示する技術で，造影部位の空間的な広がりの表示に優れ，滑膜炎や腱鞘滑膜炎の全体的な把握に有用である．手の変形などにより体軸に沿ったきれいな断面が得られないときにも有用である．特に両手のMIP画像（**図8**）は，対称性滑膜炎などを簡単に診断できるため非常に有用である[13]．MIP画像は撮像した画像から再構成して作成するため，撮像時間には影響を与えないので積極的に利用したい．

　3D撮像は，XYZ軸がそれぞれ同様の空間分解能を持ったデータ（等方向性ボクセルデータ）になるため，再構成してスライスを切り直しても美しい画像を得ることができる．またMIP画像の回転像を作成することもできる（通常はXY方向のピクセルの幅よりスライド厚の幅が広いため，回転すると正面以外は荒い画像になる）．

　dynamic studyは，造影剤を静注後に経時的に撮像する方法である．健常者の滑膜炎様変化との鑑別や，信号の立ち上がりの早さ（E-rate）を解析することで滑膜炎の活動性評価に利用される．

滑膜炎（➡）の全体的な把握に有用である．

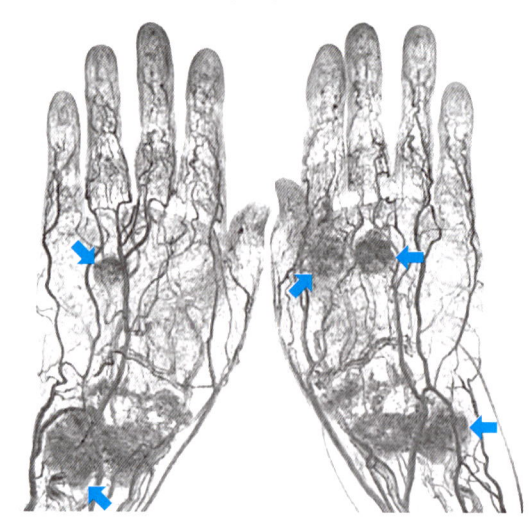

図8 造影MRI画像の最大値投影法（MIP）

MRI撮像の基本
- 低磁場MRIはコンパクトで遮蔽が不要なため外来ブースに設置可能である．
- 両手を撮影することは可能であるが，姿勢が苦しいため患者の負担が大きい．
- 単純撮像はT1強調画像，脂肪抑制T2強調画像を撮像し，Gd造影後はT1強調画像を撮像する．

2）MRIの所見

①滑膜炎

　単純MRIでは，滑膜炎に伴う滑膜増殖・肥厚を，造影MRIでは炎症滑膜の血流増加を描出できる．肥厚した滑膜は単純MRIではT1強調画像で低信号，T2強調画像で低～高信号，Gd造影T1強調画像で高信号に描出される（**図9**）

　T2強調画像の信号値は線維化の程度によって左右される．早期の滑膜炎で線維化の乏しいものでは比較的高信号に，慢性化して線維化の強い滑膜炎では比較的低信号として描出される．単純MRIでは関節液と滑膜との信号値が似ているため鑑別が困難である．

　両者の鑑別には造影MRIが有用である．炎症性の滑膜は造影効果を受けるため，Gd造影T1強調画像で両者を区別できる．しかし時間経過に伴い関節液内に造影剤が漏出してしまうことから，造影剤投与10～15分以内に撮像する必要がある．また，正常関節にも軽度の造影効果を認めることがあり注意が必要である．Ejbjergらは健常者のMCP関節の8.9％，手根骨の9.5％に，軽度の

造影効果を認めたと報告している[14]．正常関節の造影効果の程度は弱く，dynamic studyにおける立ち上がり速度が遅いため，dynamic study が鑑別に有用である[14]．

Gd造影T1強調画像のMIP画像を作成すると，滑膜炎だけでなく腱鞘滑膜炎の空間的な広がりを視覚化できるため診断に有用である．

図9 滑膜炎

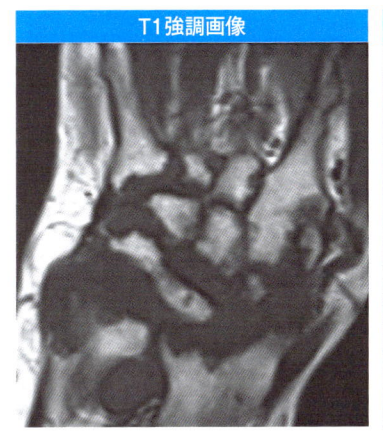

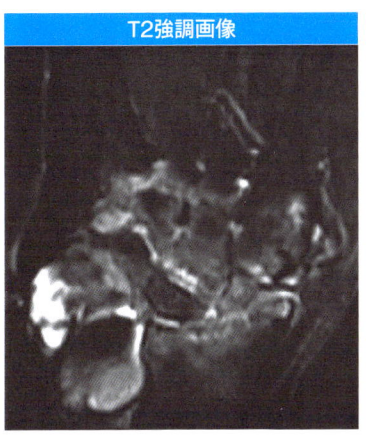

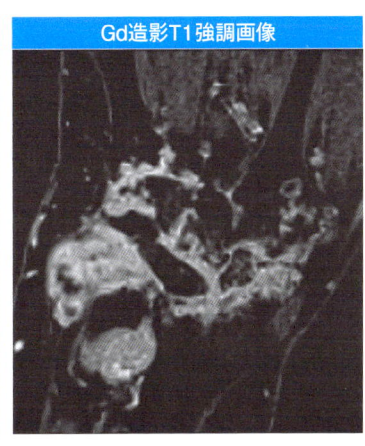

| T1強調画像 | T2強調画像 | Gd造影T1強調画像 |

②骨びらん

骨びらんは境界明瞭な正常骨皮質無信号帯の途絶として認められる．T1強調画像で低信号，T2強調画像で等〜高信号，Gd造影T1強調画像で高信号を示す（**図10**）．

靱帯付着部では，靱帯と骨髄という信号強度が違う組織が近接しているため，partial volume effectで正常組織が骨びらんと似た所見を呈するため注意が必要である．特に手根骨の靱帯付着部は骨びらんの好発部位であるため慎重な読影を要する．これを防ぐには3D撮像が有用で，画素サイズ（ボクセルサイズ）が小さいためpartial volume effectが少なく，靱帯付着部での骨びらんを見誤ることは少なくなる．以上のことから，骨びらんの診断にはT1強調画像を2方向撮像するか3D撮像が推奨されている[15]．

MRIは単純X線写真よりも早期に骨びらんを描出できる．McQueenらは早期RA患者の45％にMRIで骨びらんを認めたのに対し，単純X線写真で骨びらんを認めたのは15％であったと報告している[16]．MRIで認める骨びらんが単純X線写真で認める骨びらんと同じであるかは議論のあるところであるが，PerryらはMRIとCTを同時に撮影したところ，ほぼ同程度に骨びらんを検出したことを報告している[17]．また，健常者でも骨びらん様所見を認めることがあり，Ejbjergらは健常者28症例で骨びらん様変化をMCP関節で2.2％，手根関節で1.7％に認めたと報告している[14]．

2010年にRAの分類基準が改訂された[18, 19]が,「RAに特徴的な真のびらんとは何か」という問題の今後の解決が待たれる.

図10 骨びらん

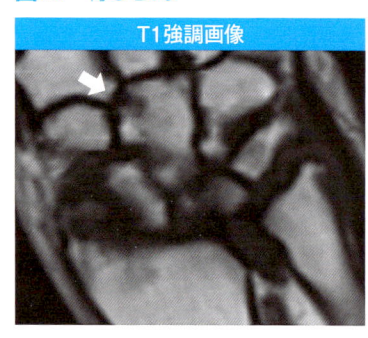

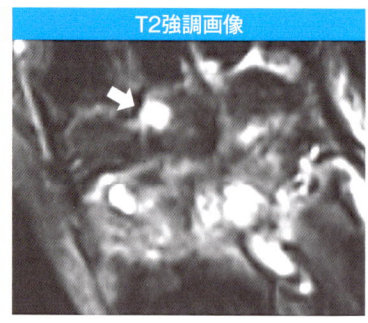

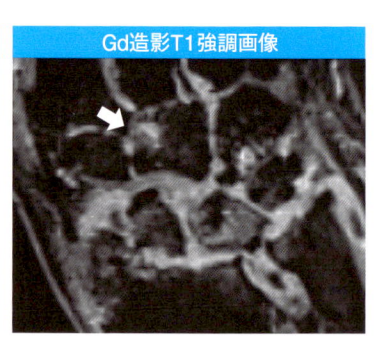

T1強調画像　　T2強調画像　　Gd造影T1強調画像

③骨髄浮腫

骨髄浮腫は海綿骨における境界不明瞭な病的所見であり,他の画像検査では認めない所見である.T1強調画像で低信号,T2強調画像で等～高信号,Gd造影T1強調画像で高信号を示す(**図11**).骨髄内の脂肪との鑑別のため,脂肪抑制が有用である.骨髄浮腫は単純X線写真や超音波検査では検知し得ないMRIに特異的な所見である.

Jimenez-BojらはMRIと組織所見を比べ,骨髄浮腫は骨髄への炎症細胞浸潤によると報告している[20].骨髄浮腫はRA発症6ヵ月以内の手根骨の64%に認められるとの報告もある[16].Hetlandらは早期RA患者の単純X線写真での骨びらんの最も重要な予後予測因子が骨髄浮腫であったことを報告している[21].

図11 骨髄浮腫

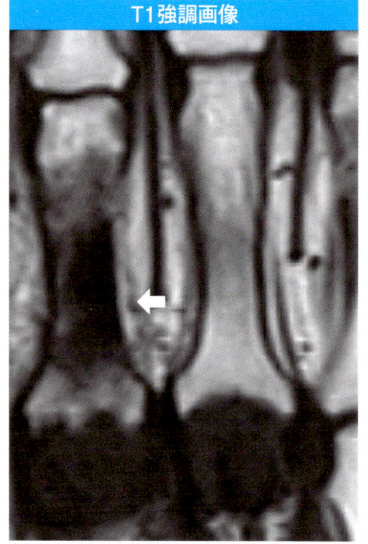

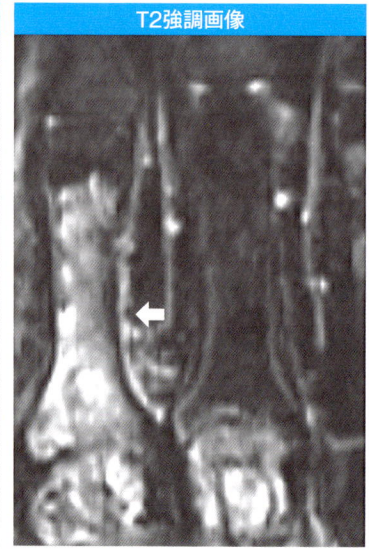

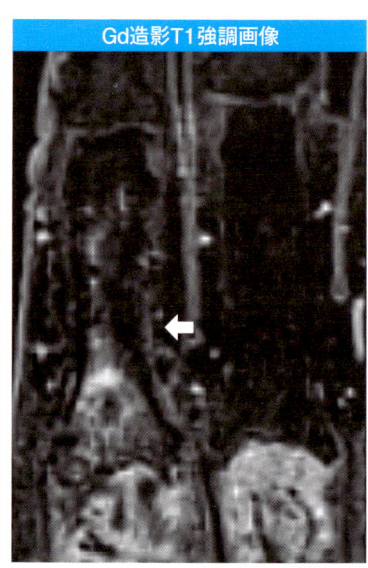

T1強調画像　　T2強調画像　　Gd造影T1強調画像

④腱鞘滑膜炎

腱鞘滑膜炎は腱鞘内の液体貯留・滑膜の腫脹のためT2強調画像で高信号となり，Gd造影T1強調画像で高信号となる．腱鞘に沿って広がっているため特定の断面だけで全体をとらえることは難しく，Gd造影T1強調画像のMIP像を作成すると空間的な分布を把握しやすい（**図12**）．

腱鞘滑膜炎は，臨床的にRAと診断された患者の70～80％に認められる[16]．MRIで骨髄浮腫，骨びらん，滑膜炎を認めなかった早期RA患者の50％に屈筋腱の腱鞘滑膜炎を認めたとの報告もある[22]．しかし病状評価には有効であるが，RA以外の多くの炎症性疾患においても腱鞘滑膜炎を認めることから，疾患特異性は低い．

図12 腱鞘滑膜炎

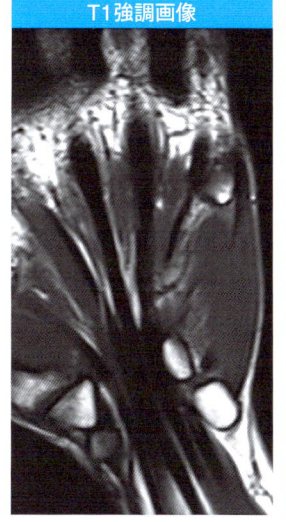

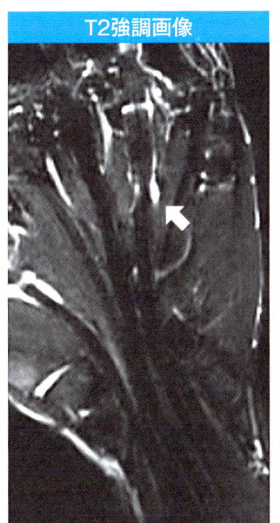

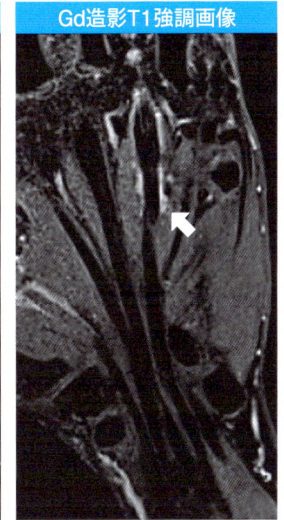

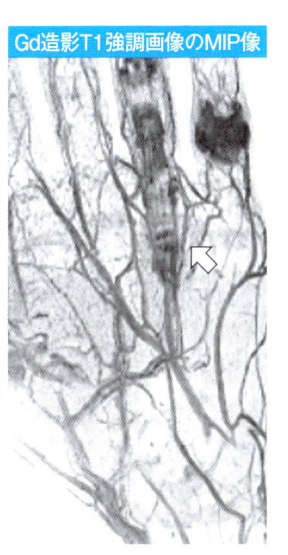

| T1強調画像 | T2強調画像 | Gd造影T1強調画像 | Gd造影T1強調画像のMIP像 |

MRIの所見
- 滑膜炎：単純撮影では滑膜炎と滑液は同様の信号値を示すが，Gd造影T1強調画像では滑膜炎では高信号，滑液は低信号を示すため両者を鑑別することができる．
- 骨びらん：靱帯付着部位は骨びらんと似た所見を示すため，骨びらんの診断にはT1強調画像を2方向撮像か，3D撮像して2方向から診断する必要がある．
- 骨髄浮腫：骨髄浮腫はMRIでのみ認められる画像所見であり，予後予測因子としても重要である．

3）MRIの評価法

①スコアリングシステム

ヨーロッパリウマチ学会（EULAR）の多施設共同プロジェクトであるOMERACTグループでは，RAMRIS（rheumatoid arthritis MRI scoring system）[12]というスコアリング方法を提唱している（**表4**，**図13**）．

撮影部位は手関節と手指である．評価項目は滑膜炎，骨髄浮腫，骨びらんの3項目で，評価部位は滑膜炎は7ヵ所，骨びらん，骨髄浮腫は23ヵ所である．それぞれの部位で滑膜炎は0〜3，骨びらんは0〜10，骨髄浮腫は0〜3のスコアリングを行い合計点を評価値とする．このように煩雑なシステムであるため採点に時間がかかり，日常診療では使いにくいところが問題点である．スコアリング用のアトラス[23, 24]と入力用シート[25]があるので実際に評価する場合には利用するとよい．

骨体積：［長管骨］関節表面から1 cmまでの体積，［手根骨］全体積

表4　RAMRISスコア

滑膜炎（0〜3）	0：正常 1：軽度 2：中等度 3：高度
骨髄浮腫（0〜3）	0：陰性 1：骨体積の1〜33% 2：骨体積の34〜66% 3：骨体積の67〜100%
骨びらん（0〜10）	0：陰性 1：本来あるべき骨体積の10% 　（以後スコア＋1ごとに＋10%） 10：本来あるべき骨体積の100%

RAMRISスコア＝総骨びらん点数＋総骨髄浮腫点数＋総滑膜炎点数

図13　RAMRISスコアの評価部位

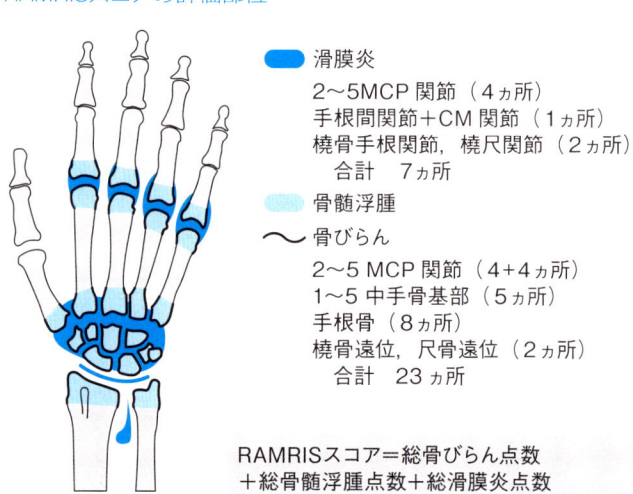

■ 滑膜炎
　2〜5MCP関節（4ヵ所）
　手根間関節＋CM関節（1ヵ所）
　橈骨手根関節，橈尺関節（2ヵ所）
　　合計　7ヵ所
■ 骨髄浮腫
〜 骨びらん
　2〜5 MCP関節（4＋4ヵ所）
　1〜5 中手骨基部（5ヵ所）
　手根骨（8ヵ所）
　橈骨遠位，尺骨遠位（2ヵ所）
　　合計　23ヵ所

RAMRISスコア＝総骨びらん点数
　＋総骨髄浮腫点数＋総滑膜炎点数

Suzukiらは，RAMRISスコアを改変した非造影MRI画像評価のための簡易なスコアリングシステムを提唱している[26]．造影画像がなくても評価可能であり，RAMRISと比較して骨びらんを4段階に減らすことで，より簡便な評価システムにしている（**図14**）．

図14 コンパクトMRIスコアの評価部位

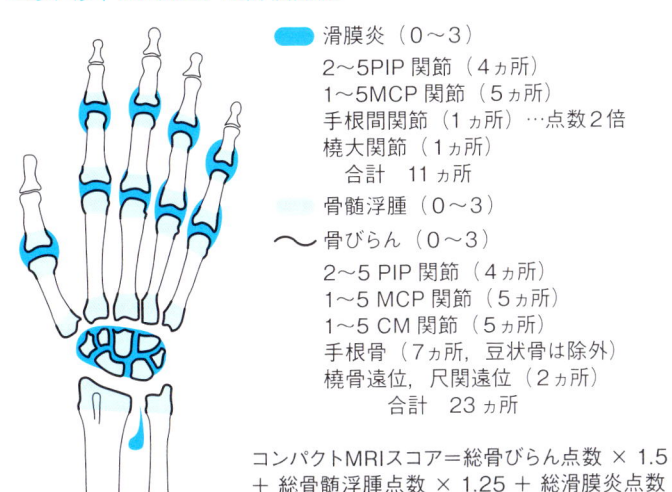

滑膜炎（0〜3）
2〜5PIP 関節（4ヵ所）
1〜5MCP 関節（5ヵ所）
手根間関節（1ヵ所）…点数2倍
橈大関節（1ヵ所）
　合計　11ヵ所

骨髄浮腫（0〜3）

骨びらん（0〜3）
2〜5 PIP 関節（4ヵ所）
1〜5 MCP 関節（5ヵ所）
1〜5 CM 関節（5ヵ所）
手根骨（7ヵ所，豆状骨は除外）
橈骨遠位，尺骨遠位（2ヵ所）
　合計　23ヵ所

コンパクトMRIスコア＝総骨びらん点数 × 1.5
＋ 総骨髄浮腫点数 × 1.25 ＋ 総滑膜炎点数

②定量的評価法

滑膜体積の測定　MRIの解像度が向上したため，造影MRI画像から滑膜体積を計算する報告が相次いでいる[27]．造影MRIで高信号を呈する部分は炎症滑膜と血管であるため，血管を除外した領域の体積を計算することで滑膜体積を計測することができる．しかし計測は手作業で時間がかかるため，自動化された簡便な方法が求められている．

また，MRI信号値はCTと違い相対値であるため，検査ごとに組織と信号の対応関係は変化する．どの信号値以上を高信号とみなすかで体積は大きく変動するという問題もある（カットオフ問題）．

dynamic study の評価（E-rate）　Tamらは，手の滑膜領域の造影効果の立ち上がりの早さ（E-rate）と滑膜炎の活動性が相関したと報告している[28]．体積変化に依存しない質的な評価が可能であるため，今後の進展が期待されている．

MRIの評価法

- RAMRISスコアが標準的な評価法であるが，評価に時間がかかるため日常臨床では使いにくい．
- コンパクトMRIスコアは，RAMRISスコアより簡便な評価システムである．
- 滑膜体積測定による定量的評価は，評価精度が使用したソフトと設定に依存する．
- E-rateの評価により滑膜炎の活動性を評価することができる．

4）MRIによる診断・治療の利用法

①MRIと他の評価法による早期診断

滑膜炎，骨びらん，骨髄浮腫，腱鞘滑膜炎は，RAに特徴的な所見ではあるが，特異的な所見ではなく，他の関節炎を伴う疾患でも認められる非特異的な所見である．そのためMRI画像だけでRAを診断するのは困難である．早期診断には他の臨床所見とMRI所見を組み合わせて評価する必要がある．

ACR1987年改訂分類基準を満たさない関節炎症例に対して，1年後にはRAに至る予測基準を2006年にEguchiらが発表した[29]．MRI画像所見（①対称性手・指滑膜炎，②骨髄浮腫もしくは骨びらん）と自己抗体陽性（抗CCP抗体あるいはIgM-RF）の組み合わせで2項目以上をRAと診断する（表5）．

表5 診断未確定関節炎からRAへの早期診断予測基準

- 自己抗体陽性：抗CCP抗体あるいはIgM-RF
- MRI画像所見：対称性手・指滑膜炎
- MRI画像所見：骨変化（骨髄浮腫もしくは骨びらん）

出典：Tamai M, Kawakami A, Uetani M, et al. Early prediction of rheumatoid arthritis by serological variables and magnetic resonance imaging of the wrists and finger joints: results from prospective clinical examination. Ann Rheum Dis. Jan 2006;65（1）:134-135.

- ACR1987年改訂分類基準を満たさない関節炎症例を対象とし，3項目中2項目以上が陽性であればRAと予測．
- 感度83％
  特異度85％
  陽性予測値93％
  陰性予測値67％

他にも多くの早期RA診断基準は報告されており，概要を以下に示す．

②MRI画像所見（両側対称性の滑膜炎）＋多発関節痛

Sugimotoらは，単純X線写真で所見がない3関節以上の対称性多発関節痛のある患者48例を対象とし，MRIで両側対称性の滑膜炎を認めたものをRAとした．約2年のフォローアップで26例がRA疑いと診断され，最終的に感度96％，特異度86％で診断した

と報告している[30]．

③MRI画像所見（MIPで両側対称性滑膜炎）
＋（CARFまたは抗CCP抗体陽性）

Moriらは，両手関節炎を主訴に来院した17例を対象とし，血液検査陽性（CARFまたは抗CCP抗体陽性）かつMRIのMIP画像で両側対称性滑膜炎を認めたものをRA疑いとした．1年のフォローアップで5例がRAと診断され，最終的にRAを感度100％，特異度75％で診断したと報告している[13]．

④MRI画像所見（滑膜炎＋骨髄浮腫または骨びらん）
＋3関節以上の対称性多発関節痛

Narvaezらは，RF陰性で手足の単純X線写真で所見がない3関節以上の対称性多発関節痛のある患者40例のMRIを撮影し，滑膜炎を認め，骨髄浮腫か骨びらんを認めたものをRA疑いとした．3年のフォローアップで31例がRAと診断され，最終的にRAを感度100％，特異度78％で診断したと報告している[31]．

②～④のいずれも特異度に問題があり，シェーグレン症候群などの膠原病や，変形性関節症，ウイルス関連の関節炎など，RA以外の疾患をRA疑いとしてしまっている．単独でRAに特異的な所見がないのが根本原因であるため，診断基準の組み合わせ方が重要となってくる．

また，早期診断には足のMRI画像が有用であるとの報告もある．手足の単純X線写真で骨びらん所見を認めず，手MRIでMCPの滑膜炎・骨びらん・骨髄浮腫を認めなかった早期RA患者の足MRIを撮影したところ，全例でMTP関節に滑膜炎を認め，10％に骨びらんを，70％に骨髄浮腫を認めた[22]との報告があり，今後の発展が期待される．

⑤予後不良因子としてのMRI

ACR2008Recommendationsのアルゴリズムでは，疾患活動性と予後不良因子で推奨される治療薬を分類しており，予後不良因子の一つとして単純X線写真での骨びらんがあげられている．MRIで認められる骨びらんや骨髄浮腫は単純X線写真での骨びらん出現のリスクファクターとされている．興味深いことに多くの報告で滑膜炎は骨びらん進行の独立した危険因子ではないことを報告している[21, 32, 33]．

表6に関節破壊の進行を予測する因子を調べた報告の概要を示す．早期診断，危険予測因子として骨髄浮腫が重要であるとの報

告が多数なされている．

表6 関節破壊の進行を予測する因子としての骨髄浮腫

- McQueenら：早期RA患者のMRIで認めた骨髄浮腫が，6年後にMRIでの骨びらんへと進行するリスクが，オッズ比で6.5倍であったと報告[32]．
- Haavardsholmら：84例の早期RA患者のMRIを撮像し，骨髄浮腫が骨びらんの独立した危険因子であり，1年後の骨びらんの危険性がオッズ比で2.7倍高くなることを報告[33]．
- Hetlandら：130例の早期RA患者を対象に前向き研究を行い，初診時のRAMRISの骨髄浮腫スコアが，2年後の単純X線写真での骨びらんを予測する最も強力な独立した危険因子であると報告[21]．
- Ejbjergら：健常者に認められるRA様所見で滑膜炎様変化，骨びらん様変化はあげられるが，骨髄浮腫様の変化は認めなかった[14]．

⑥薬効判定としてのMRI

近年，生物学的製剤の治療効果判定にRAMRISが利用されるようになってきた．Quinnらはインフリキシマブ（商品名：レミケード／田辺三菱製薬）とMTX併用療法を行った早期RA患者で，54週後に全例RAMRISスコアが改善し，骨びらんの進行も認めなかったと報告している[34]．また，造影剤を用いない低磁場MRIでもコンパクトMRIスコアを用いて薬効判定を行うことができる[26]．どちらもDAS28などの臨床的評価スコアとの良好な相関を認めている．

しかし，RAMRISなどのスコアリングは計測に時間がかかり検者間誤差・検者内誤差があるのが問題である．再現性があり短時間で測定できる薬効判定項目が求められている．定量的評価法としては，まだ問題があるものの滑膜炎の体積測定と，滑膜領域のdynamic studyでの造影効果の立ち上がり速度（E-rate）が注目されている．

滑膜体積　滑膜体積測定の報告は多い．Zikouらは難治性のRA患者13例にアダリムマブ（商品名：ヒュミラ／エーザイ，アボット・ジャパン）を投与し臨床所見と検査所見の改善を認め，それらに相関して手全体での滑膜体積の減少を認めたと報告している[27]．有料・無料の各種測定用ソフトが報告されているが，日常診療に用いることができる簡便なシステムがない点が問題である．

dynamic stud（E-rate）　Tamらは，難治性のRA患者19例にインフリキシマブを投与し臨床所見と検査所見の改善を認め，それに相関して滑膜体積の減少とE-rateの減少を認めたと報告している[28]．E-rateは滑膜炎そのものの活動性を評価することができるため今後の進展が期待される．

⑦寛解基準

まだMRI画像での有用な寛解基準は確立されていない．Brownらは臨床的に寛解したRA患者107例のMRIを撮像したところ，96％に滑膜炎，46％に骨髄浮腫を認めたと報告している[35]．また，1年以上寛解を維持できたRA患者90例に単純X線写真で19％に骨びらんの進行を認め，MRI画像での滑膜炎（オッズ比2.98）と，超音波検査での滑膜の血流シグナル（オッズ比12.21）が危険因子であったとも報告している[36]．

以上のことから臨床的寛解と画像的寛解の間には大きな溝があり，寛解判定にはMRIや超音波検査が必要であることがわかる．問題はどの時点で薬剤中止をすべきかであり，中止のための画像的寛解基準が求められている．

MRIによる診断と治療の利用法
- 早期診断には超音波検査と並びMRIが有用である．
- RAのMRI所見には，滑膜炎・骨びらん・骨髄浮腫・腱鞘滑膜炎がある．
- いずれも他の関節炎でも認められる非特異的な所見であるため，MRI単独でRAを診断することは困難であり，臨床症状や自己抗体などの所見を組み合わせて行う必要がある．
- 早期診断・予後予測に骨髄浮腫が重要である．
- 薬効判定にはRAMRISが有用であるが，計測に時間がかかり再現性に問題がある．
- 臨床的寛解を得たのちも関節破壊が進行することがあり，そのような症例ではMRIで滑膜炎や骨髄浮腫を認めることがある．

3. 超音波検査

炎症滑膜，骨びらん，滑液貯留を同時に評価することができるため，超音波検査はRAの診療の重要なツールになりつつある．外来やベッドサイドで簡便に施行することができ，四肢のほぼすべての関節を非侵襲的に評価することができる．普及の進んでいるヨーロッパではリウマチ専門医の必須習得技術として認識されつつあり，日本でも普及が進んできている．

1）超音波検査の基本

①機器およびプローブ

低周波プローブは深部を診断することができるが解像度が落ち，逆に高周波プローブでは解像度は高いが深部の診断が困難で

ある．内臓ではこれはジレンマとなるが，関節は内臓と比較して浅いため単純に高周波化を行うことで解像度を上げることができる．

近年，手や足趾などの小関節をターゲットとした10MHz以上の高周波プローブを搭載した携帯型超音波装置が出現したため，RAの診療に積極的に利用されるようになってきた．汎用機器でも十分観察は可能であるが，近年の高機能・高周波の装置では解像度が格段に向上しているため，可能であるなら専用のプローブを使用した方がよい．膝関節や股関節などの大関節は深いため，鮮明な画像を得るには7.5MHz程度のプローブが必要である．

滑膜などの血流シグナル評価のために，カラードプラモードよりも低流速の血流評価に強いパワードプラモードが有用である．しかし，最近の機種ではカラードプラモードでも低流速の感度が向上しているため十分に利用できる[37]．

②走査・描出方法

圧迫によって滑液，滑膜肥厚，血流シグナルは容易に変化するため，圧力をかけすぎないようにすることが重要である．エコー画面でゼリーの層が残る程度の優しい圧力で観察する必要がある（**図15**）．特にパワードプラにおける血流評価では，圧迫によって血流シグナルが減少してしまうため，圧迫による過小評価に注意が必要である（**図16**）．このように超音波検査は手技によって検査結果が変化するため注意が必要である．

個々の関節における描出方法については，日本リウマチ学会から超音波検査の標準的撮像法として『リウマチ診療のための関節エコー撮像法ガイドライン』が刊行されているので参照していただきたい．

図15 プローブの保持とゼリー量

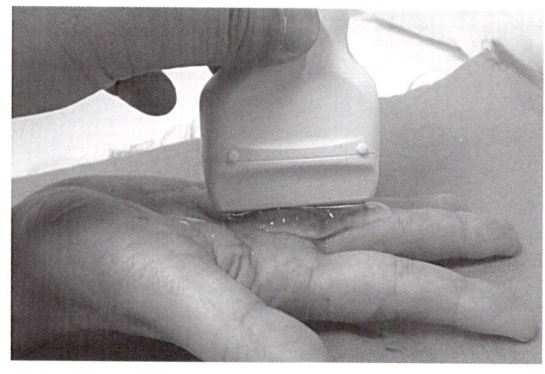

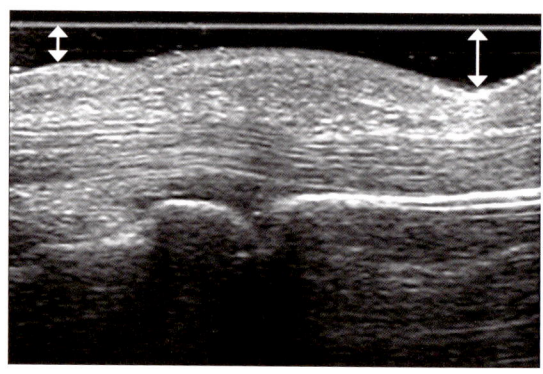

過度の圧迫を回避するために，エコー画像でゼリーの層（⟷）が見える程度の圧迫力にする．

図16 圧迫によるドプラシグナルの変化（同一患者の同一部位）

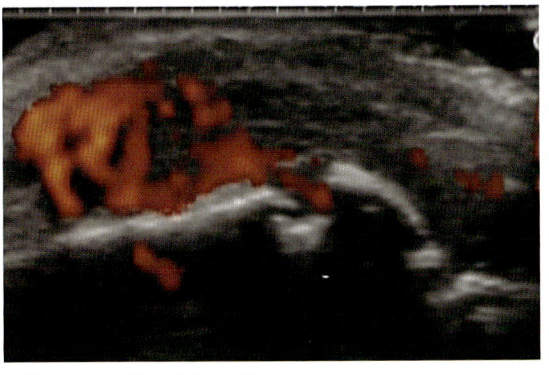

圧迫前　　　　　　　　　　　　　　　　　　　圧迫後

滑膜の50％以上の血流を認める．　　　　　　点状の血流のみ認める．

超音波検査の基本
- 圧迫によってつぶれるのが滑液貯留であり，つぶれないのが滑膜肥厚である．
- パワードプラモードでの血流シグナルは圧迫によって変化するため，ゼリーの層が見える程度の圧迫で検査を行う．

2）超音波検査の所見

①骨びらん
縦断，横断の2平面で観察される関節内の骨表面の不連続（**図17**）．

図17 骨びらん（MP関節）

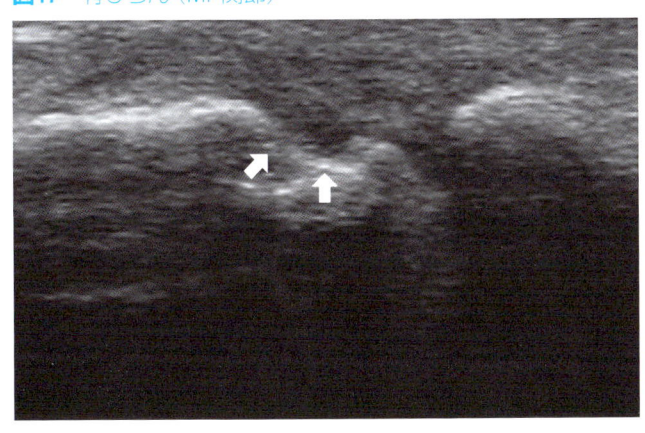

Bモード：骨表面に不連続（⇨）．

②滑液貯留
関節，腱鞘，滑液包内にあり，低エコーあるいは無エコーを示す領域（**図18**）．移動性かつ圧縮性であるが，パワードプラでシ

グナルを認めない．滑膜肥厚との厳密な鑑別は困難である．

図18 滑液貯留（MP関節）

Bモード：圧迫でつぶれる低エコー領域（⇨）．

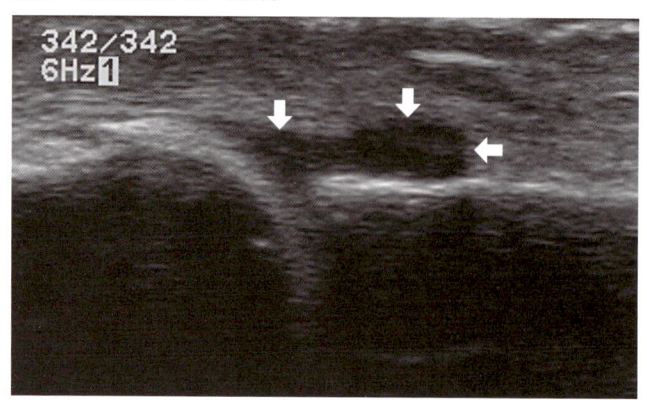

③滑膜肥厚
関節，腱鞘，滑液包内で低エコーを示す領域（**図19**）．移動性がなく圧縮性に乏しい点が滑液貯留との鑑別になる．炎症程度に応じて血流シグナルを示す．

図19 滑膜肥厚（MP関節）

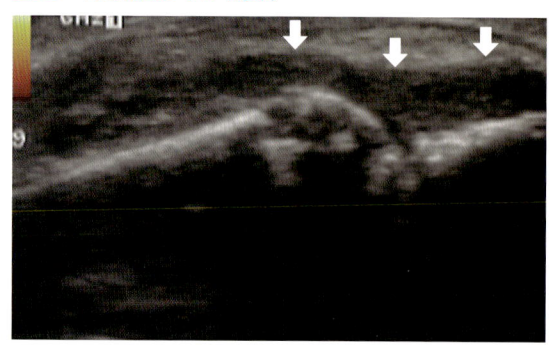

Bモード：関節内に圧迫でつぶれない低エコー領域（⇨）．

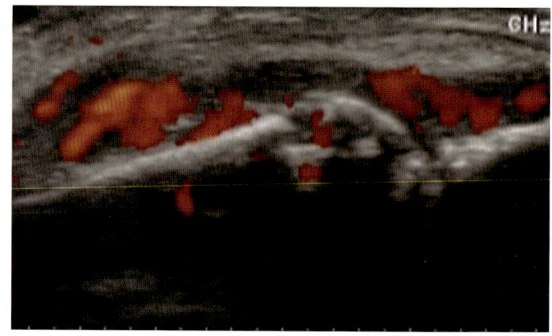

パワードプラモード：低エコー領域にドプラ信号．

④腱鞘滑膜炎
腱鞘の中の低エコーあるいは無エコー領域（**図20**）．低エコーの液体を伴うことがある．炎症程度に応じて血流シグナルを示す．

図20 腱鞘滑膜炎（手関節伸筋腱：第4コンパートメント）

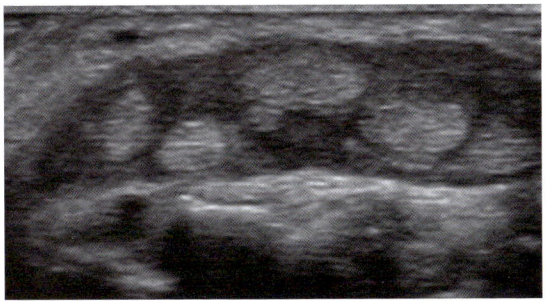

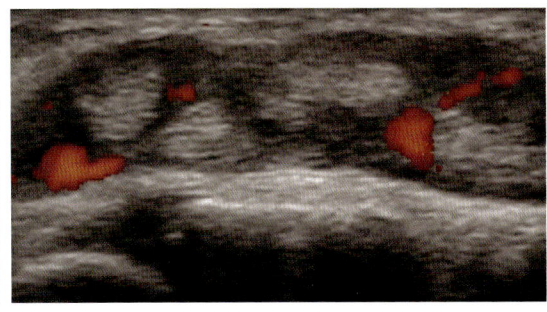

Bモード：腱周囲に圧迫でつぶれない低エコー領域．　　パワードプラモード：低エコー領域にドプラ信号．

3）超音波検査の評価法

　2011年3月に日本リウマチ学会より『リウマチ診療のための関節エコー撮像法ガイドライン』が出版された．超音波検査は再現性に問題があるため検者間誤差が重要となってくる．OMERACTグループは，滑液貯留，骨びらん，滑膜をBモードで4段階に評価し，滑膜の血流シグナルから4段階に評価するシステムを提案しており，検者間誤差も少ないことを報告している[38]．リウマチ学会のガイドラインも同様の評価法を用いている．

　これらの中でも滑膜の血流シグナルはRAの活動性と相関するとの報告があり，治療効果判定などに利用されている．Naredoらは，血流シグナルがDAS28や単純X線写真の骨破壊の進行とも相関することを報告している[39]．

　血流シグナルのスコアリング方法は大きく分けると，半定量的なgrading法と定量的な画素解析法がある．よく利用されているのは前述した0～3の4段階のgrading法（**図21**）である．定量的な方法としては滑膜領域を選択して面積を計算し，血流シグナルを認めた画素数の割合を計算する方法が報告されている[40]．しかり領域抽出の手間がかかってしまうのが難点である．

　血流シグナルはプローブの圧迫力や感度設定で大きく変わるため注意が必要である．また拍動で血流シグナルが大きく変化するため，通常は時間スケールを動かして最大描出された時点で評価する方法がとられている．測定効率と再現性から考えると現時点ではリウマチ学会のガイドラインにもある4段階のgrading法が，臨床現場では現実的な評価方法といえる．

図21 超音波検査での滑膜血流半定量評価法（Grading）

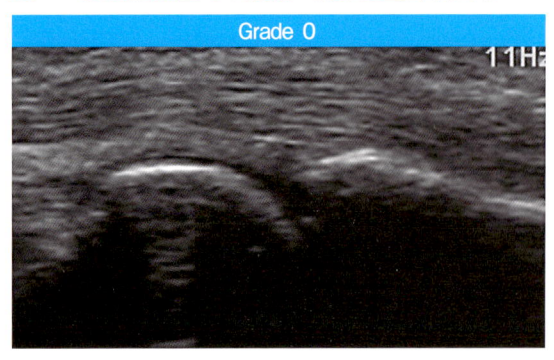

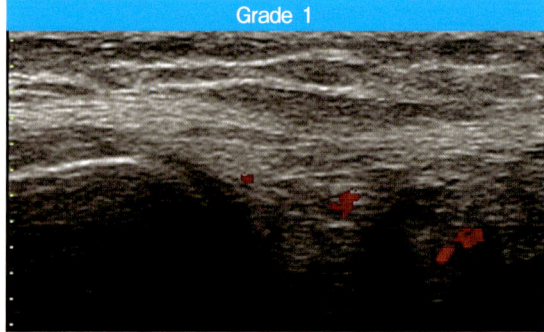

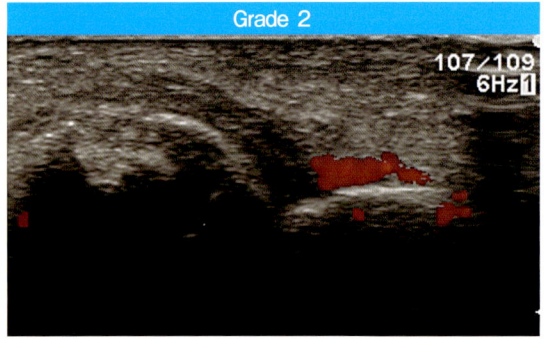

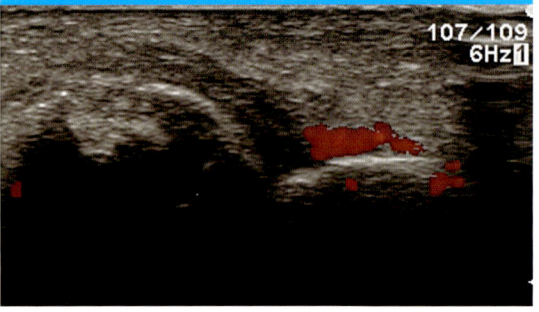

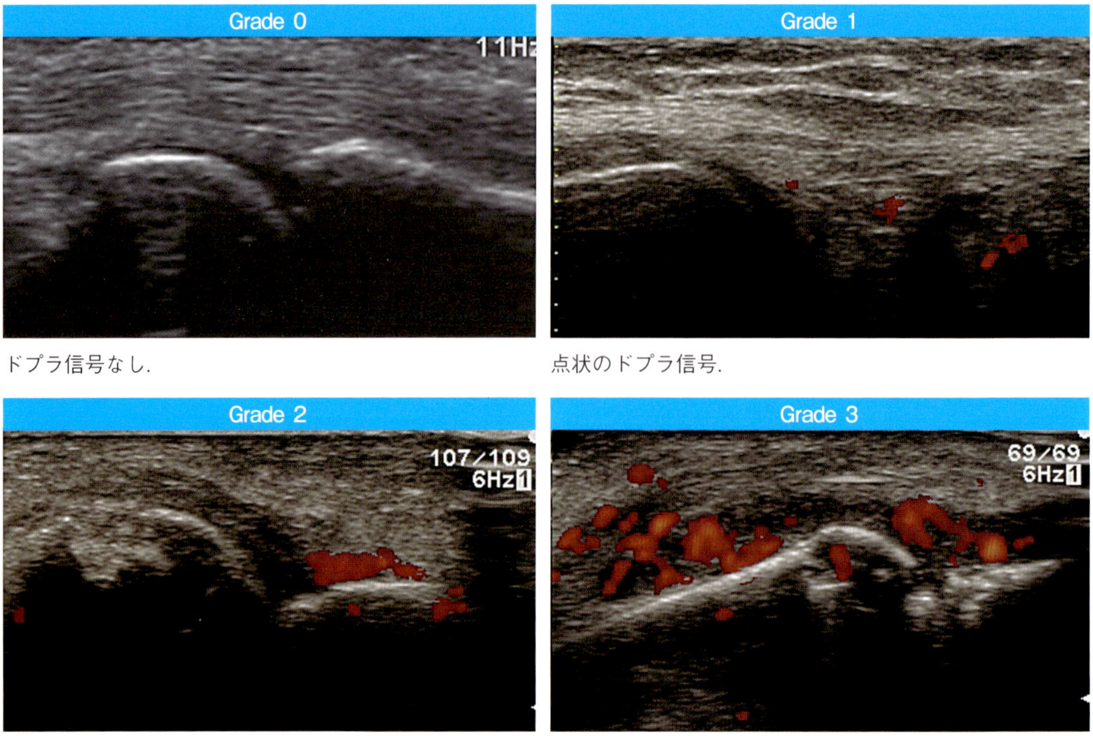

Grade 0	Grade 1
ドプラ信号なし．	点状のドプラ信号．

Grade 2	Grade 3
滑膜領域50％以下のドプラ信号．	滑膜領域50％以上のドプラ信号．

①早期診断

　超音波検査は単純X線写真で変化が生じる前に骨びらんなどを検出することができるため，RAの早期診断に有用である．Wakefield[41]らは，超音波検査のMP関節の骨びらん検出能力は単純X線写真の6.5倍であったと報告している．しかし，骨びらんは，超音波ビームが通らない角度に潜んでいることもあるため注意が必要である．

　骨びらん検出能力を超音波とMRIで比較した報告がある．SzkudlarekらによるとでRA患者のMTP関節の骨びらんを超音波とMRIで比較したところ，超音波の方が高い検出力を示した[42]．しかし利用したMRI画像のスライス厚は3mmであった．逆にHovingらは，早期RA患者の手の骨びらん検出ではMRIの方が超音波より優位に検出力が高かったと報告している．このとき使用されたMRI画像のスライス厚は1mmであった．MRIはスライス厚などの設定で検出力は変わるため，早期診断にどちらが有用かは今後の研究結果を待つ必要がある．

②予後不良因子としての超音波検査

　生物学的製剤治療前の滑膜血流シグナルと関節破壊の相関の報告がある．Taylorらは発症3年以内の24例のRA患者に対して

MTX投与後に生物学的製剤とプラセボを用いて治療を行ったところ，生物学的製剤投与群は血流シグナルが低下し，治療前の血流シグナルと単純X線写真での骨破壊（modified Sharp score）が相関することを報告している[43]．

このような報告から，予後予測因子として超音波所見が利用可能となるかもしれない．

③薬効判定としての超音波検査

治療前後の超音波検査の研究は多くなされている．Naredoらは生物学的製剤を投与した278例のRA患者に対し，投与前後に超音波検査をDAS28の28関節に施行し4段階のgradingを行ったところ，DAS28との相関を認めたと報告している[44]．

Tarslevらは関節内にステロイド注射を行った前後に，前述の滑膜領域中の血流シグナルの割合を計算する定量的な評価法で評価し，有意な改善を認めたと報告している[40]．

MRIと違って検査コストが安いのが超音波の魅力であり，頻回の薬効判定には超音波が有用である．

④寛解基準

MRI画像と同様に，まだ超音波検査での有用な寛解基準はない状態である．BrownらはRA臨床的に寛解したRA患者107例の73%にBモードでの滑膜肥厚を，43%に血流シグナルを認め[35]，1年以上寛解を維持できたRA患者90例に単純X線写真上19%に骨びらんの進行を認め，MRI画像での滑膜炎（オッズ比2.98）と超音波検査での滑膜の血流シグナル（オッズ比12.21）が危険因子であったとも報告している[36]．

> **超音波検査の評価法**
> - RAの超音波検査所見には骨びらん，滑液貯留，滑膜肥厚，腱鞘滑膜炎などがある．
> - いずれも非特異的な所見であるがMRIと同様に早期RAの診断に有効である．
> - 滑膜の血流シグナルは，予後予測と薬効判定に有用であり，血流シグナルの評価法として4段階のGradeを用いる半定量評価法が，現在最も利用されている．
> - 圧迫の程度で血流シグナルが変化するため，圧迫しすぎないように操作する必要がある．
> - 外来で簡便に施行可能であるため，「関節の聴診器」として今後リウマチ診療に重要な役割を果たすであろう．

■参考文献

1）Paimela L. The radiographic criterion in the 1987 revised criteria for rheumatoid arthritis. Reassessment in a prospective study of early disease. Arthritis Rheum. 1992; 35(3): 255-8.

2）小野木雄三．医療情報のIT化と医療情報学～電子カルテとどう付き合うか～．画像情報：医用画像をディスプレイで観察する．医学のあゆみ 2007; 221(6): 536-41.

3）Larsen A, Dale K, Eek M. Radiographic evaluation of rheumatoid arthritis and related conditions by standard reference films. Acta Radiol Diagn (Stockh) 1977; 18(4): 481-91.

4）Larsen A. How to apply Larsen score in evaluating radiographs of rheumatoid arthritis in long-term studies. J Rheumatol. 1995; 22(10): 1974-5.

5）橋詰謙三．RAの骨破壊の評価～Larsen score, modified Sharp score などの現状と問題点～．リウマチ科 2010; 43(6): 571-6.

6）Sharp JT, Young DY, Bluhm GB, et al: How many joints in the hands and wrists should be included in a score of radiologic abnormalities used to assess rheumatoid arthritis? Arthritis Rheum. 1985; 28(12): 1326-35.

7）van der Heijde D. Plain X-rays in rheumatoid arthritis: overview of scoring methods, their reliability and applicability. Baillieres Clin Rheumatol 1996; 10(3): 435-53.

8）Drossaers-Bakker KW, Kroon HM, Zwinderman AH, et al: Radiographic damage of large joints in long-term rheumatoid arthritis and its relation to function. Rheumatology (Oxford) 2000; 39(9): 998-1003.

9）Suzuki T, Ito S, Handa S, et al: New low-field extremity MRI, compacTscan: comparison with whole-body 1.5 T conventional MRI. Mod Rheumatol 2010; 20(4): 331-6.

10）相川勝彦，稲富信之．早期関節リウマチ．アールティ 2005; 28: 33-6.

11）中原龍一，西田圭一郎．整形外科関節リウマチ保存治療の実際．RA診断・治療におけるMRIの有用性．Orthopaedics 2009; 22(9): 31-8.

12）Ostergaard M, Peterfy C, Conaghan P, et al: OMERACT Rheumatoid Arthritis Magnetic Resonance Imaging Studies. Core set of MRI acquisitions, joint pathology definitions, and the OMERACT RA-MRI scoring system. J Rheumatol 2003; 30(6): 1385-6.

13）Mori G, Tokunaga D, Takahashi KA, et al: Maximum intensity projection as a tool to diagnose early rheumatoid arthritis. Mod Rheumatol 2008; 18(3): 247-51.

14）Ejbjerg B, Narvestad E, Rostrup E, et al: Magnetic resonance imaging of wrist and finger joints in healthy subjects occasionally shows changes resembling erosions and synovitis as seen in rheumatoid arthritis. Arthritis Rheum. 2004; 50(4): 1097-106.

15）McQueen FM. The use of MRI in early RA. Rheumatology (Oxford) 2008; 47(11): 1597-9.

16）McQueen FM, Stewart N, Crabbe J, et al: Magnetic resonance imaging of the wrist in early rheumatoid arthritis reveals a high prevalence of erosions at four months after symptom onset. Ann Rheum Dis 1998; 57(6): 350-6.

17）Perry D, Stewart N, Benton N, et al: Detection of erosions in the

rheumatoid hand: a comparative study of multidetector computerized tomography versus magnetic resonance scanning. J Rheumatol. 2005; 32(2): 256-67.
18) Funovits J, Aletaha D, Bykerk V, et al: The 2010 American College of Rheumatology/European League Against Rheumatism classification criteria for rheumatoid arthritis: methodological report phase I. Ann Rheum Dis 2010; 69(9): 1589-95.
19) Aletaha D, Neogi T, Silman AJ, et al: 2010 rheumatoid arthritis classification criteria: an American College of Rheumatology/European League Against Rheumatism collaborative initiative. Ann Rheum Dis 2010; 69(9): 1580-8.
20) Jimenez-Boj E, Nobauer-Huhmann I, Hanslik-Schnabel B, et al: Bone erosions and bone marrow edema as defined by magnetic resonance imaging reflect true bone marrow inflammation in rheumatoid arthritis. Arthritis Rheum 2007; 56(4): 1118-24.
21) Hetland ML, Ejbjerg B, Horslev-Petersen K, et al: MRI bone oedema is the strongest predictor of subsequent radiographic progression in early rheumatoid arthritis. Results from a 2-year randomised controlled trial (CIMESTRA). Ann Rheum Dis 2009; 68(3): 384-90.
22) Ostendorf B, Scherer A, Modder U, et al: Diagnostic value of magnetic resonance imaging of the forefeet in early rheumatoid arthritis when findings on imaging of the metacarpophalangeal joints of the hands remain normal. Arthritis Rheum 2004; 50(7): 2094-102.
23) Ejbjerg B, McQueen F, Lassere M, et al: The EULAR-OMERACT rheumatoid arthritis MRI reference image atlas: the wrist joint. Ann Rheum Dis 2005; 64: 23-47.
24) Conaghan P, Bird P, Ejbjerg B, et al: The EULAR-OMERACT rheumatoid arthritis MRI reference image atlas: the metacarpophalangeal joints. Ann Rheum Dis 2005; 64: 11-21.
25) Ostergaard M, Edmonds J, McQueen F, et al: An introduction to the EULAR-OMERACT rheumatoid arthritis MRI reference image atlas. Ann Rheum Dis 2005; 64: 3-7.
26) Suzuki T, Ito S, Handa S, et al: A new low-field extremity magnetic resonance imaging and proposed compact MRI score: evaluation of anti-tumor necrosis factor biologics on rheumatoid arthritis. Mod Rheumatol 2009; 19(4): 358-65.
27) Zikou AK, Argyropoulou MI, Voulgari PV, et al: Magnetic resonance imaging quantification of hand synovitis in patients with rheumatoid arthritis treated with adalimumab. J Rheumatol 2006; 33(2): 219-23.
28) Tam LS, Griffith JF, Yu AB, et al: Rapid improvement in rheumatoid arthritis patients on combination of methotrexate and infliximab: clinical and magnetic resonance imaging evaluation. Clin Rheumatol 2007; 26(6): 941-6.
29) Tamai M, Kawakami A, Uetani M, et al: Early prediction of rheumatoid arthritis by serological variables and magnetic resonance imaging of the wrists and finger joints: results from prospective clinical examination. Ann Rheum Dis 2006;65(1):134-5.

30) Sugimoto H, Takeda A, Hyodoh K. Early-stage rheumatoid arthritis: prospective study of the effectiveness of MR imaging for diagnosis. Radiology 2000; 216(2): 569-75.

31) Narvaez J, Sirvent E, Narvaez JA, et al: Usefulness of magnetic resonance imaging of the hand versus anticyclic citrullinated peptide antibody testing to confirm the diagnosis of clinically suspected early rheumatoid arthritis in the absence of rheumatoid factor and radiographic erosions. Semin Arthritis Rheum 2008; 38(2): 101-9.

32) McQueen FM, Benton N, Perry D, et al: Bone edema scored on magnetic resonance imaging scans of the dominant carpus at presentation predicts radiographic joint damage of the hands and feet six years later in patients with rheumatoid arthritis. Arthritis Rheum 2003; 48(7): 1814-27.

33) Haavardsholm EA, Boyesen P, Ostergaard M, et al: Magnetic resonance imaging findings in 84 patients with early rheumatoid arthritis: bone marrow oedema predicts erosive progression. Ann Rheum Dis 2008; 67(6): 794-800.

34) Quinn MA, Conaghan PG, O'Connor PJ, et al: Very early treatment with infliximab in addition to methotrexate in early, poor-prognosis rheumatoid arthritis reduces magnetic resonance imaging evidence of synovitis and damage, with sustained benefit after infliximab withdrawal: results from a twelve-month randomized, double-blind, placebo-controlled trial. Arthritis Rheum 2005; 52(1): 27-35.

35) Brown AK, Quinn MA, Karim Z, et al: Presence of significant synovitis in rheumatoid arthritis patients with disease-modifying antirheumatic drug-induced clinical remission: evidence from an imaging study may explain structural progression. Arthritis Rheum 2006; 54(12): 3761-73.

36) Brown AK, Conaghan PG, Karim Z, et al: An explanation for the apparent dissociation between clinical remission and continued structural deterioration in rheumatoid arthritis. Arthritis Rheum 2008; 58(10): 2958-67.

37) 池田啓. 関節リウマチの画像診断〜関節リウマチにおける関節超音波検査の実際〜. Orthopaedics 2010; 23(6): 37-44.

38) Szkudlarek M, Court-Payen M, Jacobsen S, et al: Interobserver agreement in ultrasonography of the finger and toe joints in rheumatoid arthritis. Arthritis Rheum 2003; 48(4): 955-62.

39) Naredo E, Collado P, Cruz A, et al: Longitudinal power Doppler ultrasonographic assessment of joint inflammatory activity in early rheumatoid arthritis: predictive value in disease activity and radiologic progression. Arthritis Rheum 2007; 57(1): 116-24.

40) Terslev L, Torp-Pedersen S, Qvistgaard E, et al: Estimation of inflammation by Doppler ultrasound: quantitative changes after intra-articular treatment in rheumatoid arthritis. Ann Rheum 2003; 62(11): 1049-53.

41) Wakefield RJ, Gibbon WW, Conaghan PG, et al: The value of sonography in the detection of bone erosions in patients with rheumatoid arthritis: a comparison with conventional radiography. Arthritis Rheum 2000; 43(12): 2762-70.

42) Szkudlarek M, Narvestad E, Klarlund M, Court-Payen M, Thomsen HS, Ostergaard M. Ultrasonography of the metatarsophalangeal joints in rheumatoid arthritis: comparison with magnetic resonance imaging, conventional radiography, and clinical examination. Arthritis Rheum 2004; 50(7): 2103-112.
43) Taylor PC, Steuer A, Gruber J, et al: Comparison of ultrasonographic assessment of synovitis and joint vascularity with radiographic evaluation in a randomized, placebo-controlled study of infliximab therapy in early rheumatoid arthritis. Arthritis Rheum 2004; 50(4): 1107-116.
44) Naredo E, Moller I, Cruz A, et al: Power Doppler ultrasonographic monitoring of response to anti-tumor necrosis factor therapy in patients with rheumatoid arthritis. Arthritis Rheum 2008; 58(8): 2248-56.
45) 日本リウマチ学会 関節リウマチ超音波標準化委員会，リウマチ診療のための関節エコー撮像法ガイドライン，羊土社，2011．

手にとるようにわかる
関節リウマチにおける
生物学的製剤の実際

第2章
各製剤の臨床データ

第2章 各製剤の臨床データ

1 インフリキシマブの実際

東京女子医科大学東医療センター 整形外科・リウマチ科 准教授
神戸克明

はじめに

　生物学的製剤の中で，本邦において初めて2003年より使用されているインフリキシマブ（商品名：レミケード／田辺三菱製薬，**図1**）について，いまだに使用するタイミングや効果減弱，投与時反応について十分に理解されていないことが多い．特に投与時反応について怖いと意識されることがあるが，投与時反応は避けるべき手段を取れば，その確率は十分低くなり安全に使えるといえる．インフリキシマブの特性を熟知したうえで治療の適応を考えることは重要である．

　抗TNF-α抗体であるインフリキシマブは，他のTNF阻害薬と同じように考えてはならない．臨床上最も明確なのは寛解を達成するとインフリキシマブは止められるということである．この確率は罹病期間が短いほど高く約30％に及ぶことがわかっている．しかし，インフリキシマブの使い方を熟知することで，もっと上のレベルに達したドラッグフリーの治療を目指すことができる．

図1 インフリキシマブ（商品名：レミケード）

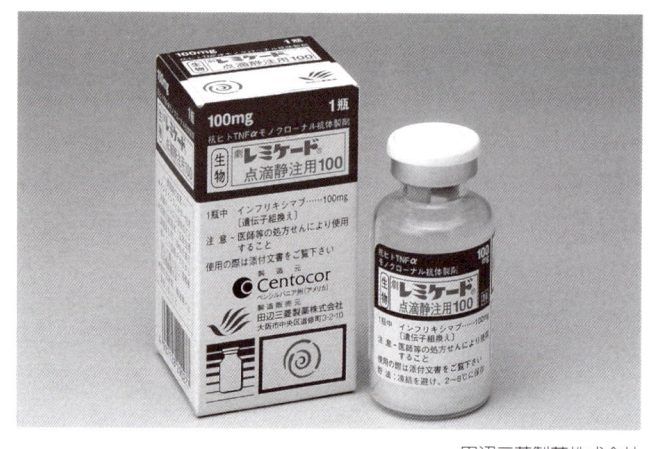

田辺三菱製薬株式会社

1. 投与前の確認事項[18]

　実際のインフリキシマブの投与前には，使用条件の確認，説明，検査を通して，患者にインフリキシマブの投与が可能かどうかの判断を行う．

1）具体的な適応，注意すべき合併症

　適応は比較的元気な患者で，MTX 2 mg/週以上内服可能であることが最低条件である．また疾患活動性が高く，早期に用いることで寛解後に生物学的製剤の中止（バイオフリー）を希望する症例である．
　インフリキシマブは，メトトレキサート（以下，MTX）にてコントロール良好な場合は骨破壊抑制および改善のため，MTXにてコントロール不良の場合は関節リウマチ（以下，RA）の炎症コントロールのため使用する．
　また，使用を避けるべき合併症として，間質性肺炎，腎機能障害，肝機能障害，B型肝炎，C型肝炎，癌の治療中などがある．

2）投与前の説明

①患者とその家族（インフォームド・コンセント）
　インフリキシマブを実際に使用する際に，患者とその家族への十分な説明が必要である．効果と副作用だけでなく経済的な面に関しても十分説明し同意書を取る．特に寛解は3割程度，投与時反応は約15％であり，感染症として肺炎や結核も可能性があることを十分に話す．このような点を踏まえたうえで本人と家族によく相談して決める．

②看護師・スタッフ
　投与は外来でも入院でも可能であり，事前に看護師やスタッフに対しては次のような点について説明する．すなわちフィルター付き点滴チューブを必ず用いること，針は21Gより細いものを使い，生理食塩液250mlから10mlずつ取り出し，インフリキシマブのバイアルへゆっくり入れること，丁寧に作らないとインフリキシマブが凝集してしまうこと，なるべく泡を立てないように作ることなどである．

3）スクリーニング検査

投与前のスクリーニングとして，胸部単純X線写真，胸部CT，ツベルクリン反応検査（あるいはクォンティフェロン検査）を行う．血液検査は通常のRA検査（CRP，ESR，MMP-3，RAPA，抗CCP抗体など）に加えて，KL-6，β-Dグルカンを調べる．

抗CCP抗体は初回のみで2回以上は保険上できないので注意する．抗CCP抗体は疾患活動性とは相関せず，寛解症例でも低下がみられているがなかなか消失しない．

胸部単純X線写真，胸部CTが疑わしいときは呼吸器内科に診てもらうと治療に役立つ．ツベルクリン反応検査だけでなくクォンティフェロン-TB-2Gを用いた検査（全血インターフェロンγ応答測定法）も有効であるが，問診で結核の既往の有無を確認することが最も重要である．

> **適応症例**
> - 比較的元気な患者で，MTX 2mg/週以上内服可能であることが最低条件．
> - 疾患活動性が高く，早期に用いることで寛解後にバイオフリーを希望する症例．

2. 具体的な使用方法[18]

インフリキシマブは点滴治療であり，外来でも十分投与が可能であるが，点滴速度が遅いため終了まで約3時間かかる（**図2**）．もちろん点滴中は飲水やトイレも可能であるが，高血圧やアレルギーが出やすい患者は臥床のほうが好ましい．

投与前に，H1ブロッカー，H2ブロッカー（タリオン[10mg] 1錠/日，ガスター[10mg] 1錠/日）を1週間は投与する．投与時反応が出る症例には，インフリキシマブ投与前に生理食塩液100mlにソルコーテフ100mgを溶かして投与する．

図2 インフリキシマブの点滴風景（外来投与）

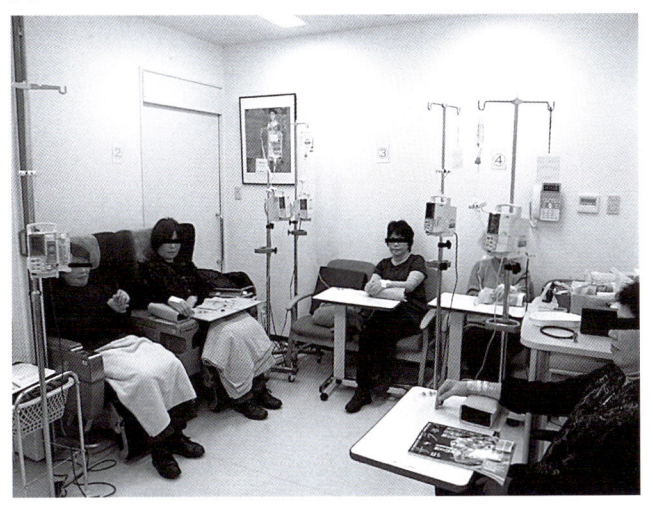

1）検査・問診

　インフリキシマブ投与前にまず体重，身長，体温，血圧を測り，その日の患者の状態について問診する．熱が38℃以上，咳が強い場合はインフリキシマブを延期して，その間MTXも1〜2週間中止とする．その後なるべく早めに外来診療を行い，肺炎などがなければMTXを再開してインフリキシマブ投与の予定を組む．

2）準備する物品と注意点

　以下，インフリキシマブ投与のために準備する物品をあげる．

①バイアル
　インフリキシマブは4℃の冷蔵庫で保管し，必ず1人の患者に対して使用する．同じバイアルを複数の患者に用いてはならない．なぜなら保険上の問題のほかにインフリキシマブ濃度があいまいになり，効果判定が難しくなるからである．残ったインフリキシマブは同じ患者に使用するのでなければ必ず廃棄する．溶解したインフリキシマブは，2時間以上経過すると失活して効果が出なくなったり，投与時反応などの副作用を起こす危険性があるため，なるべく2時間以内に点滴を開始する．

②生理食塩液（250ml）
　インフリキシマブは生理食塩液250mlの中から注射器で10mlだけ取り，バイアルの中へゆっくりと入れる．

③注射器・針

点滴時の針は22～24Gを用いる．RAで血管が細い人は無理をせずに細い針（24G）で十分である．

④フィルター付き輸液セット

当初フィルターは丸い円盤状の青いタイプを使用していたが，白い細長いタイプ（JMS輸液フィルター付き輸液セット：JMS JY-FPW501L16 500型PN40.2μm）を用いるようになってから，投与時反応の副作用が少なくなっている印象がある．

3）クリニカルパス

点滴のクリニカルパス（**図３**）について不明なところを確認する．必ず患者の確認とインフリキシマブの投与量を再確認し，クリニカルパスに準じて見落としのないようにすることが必要である．また，点滴開始時に比較的早く点滴が入ってしまうことがあり，投与時反応を避ける意味で注意を要する．

図３ 外来用クリニカルパス（日暮里クリニック）

「レミケード」クリニカルパス（医療従事者用）　　回目

<外来>
患者氏名　　才　F・M
ＩＤ

備考

投与日時　年　月　日
主治医
担当看護師

適応基準	非適応基準（除外基準）	帰宅基準
① 既存治療で効果減弱したリウマチ患者 ② 外来でレミケードを投与できるリウマチ患者	① 入院治療が必要なリウマチ患者 ② MTX内服ができないリウマチ患者	① 副作用の出現がない

経過	来院～レミケード開始	レミケード中～終了	レミケード終了後	終了/帰宅
アウトカム	レミケード点滴を確実に行い帰宅できる			
診察	□診察		□診察（有・無）	
検査	□採血　□検尿　□X-P			
薬剤	□ソルコーテフ100mg+生理食塩液100ml/30分で【 : ～ : 】（ ）（ ） □ポララミン2mgを1T内服【 : 】（ ）（ ） □生食250ml+レミケード100mg【 mg/ V】 ・レミケード1Vにつき10mlで溶解する ・21G針にて泡立たないように溶解し、5分間置く ・フィルター付き輸液セット（ ）（ ）			
処置	□問診確認（ ） □体重【 kg】 □バイタルサイン測定	□留置針【 G】イントロカンセーフティ挿入 ・留置部位【 】（ ） □バイタルサイン測定・副作用観察	□終了後ヘパロック □終了後15分間副作用出現なくVS測定値異常なければ抜針	
食事/安静度	水分摂取可・軽食可 / クリニック内フリー（ただし医師の指示のある場合は指示通り）			
DAS28	□圧痛関節数（ ）□腫脹関節痛（ ）　□VAS・mHAQアンケート（ ）　1回/1カ月			
教育・指導 説明等	□レミケードノート確認（ ）　□処方箋確認（ ）□次回予約確認【 / 】			
体位/部屋	/			

バイタルサイン	来院時	開始	15分後	30分後	1時間後	2時間後	終了時	終了後15分	終了/帰宅
項目 基準値＼時間	:	:	:	:	:	:	:	:	:
体温 37.5℃以下	℃		℃	℃	℃	℃		℃	
脈拍 100回/分以下									
血圧 収縮期:160以下,90以上 拡張期:100以下									
SPO2 95%以上	%		%	%	%	%		%	
時間	:	:	:	:	:	:	:	:	
流量（ml/h）		30ml/h	60ml/h	120ml/h	120ml/h	120ml/h	ヘパロック	抜針	
発疹/掻痒感 −/−			/	/	/	/	/	/	
頭痛 −									
息苦しさ −									
倦怠感 −									
吐き気 −									
関節 痛み	+・−	−・増・減・同	−・増・減・同	−・増・減・同	−・増・減・同	−・増・減・同	−・増・減・同	−・増・減・同	
関節 腫脹	+・−	−・増・減・同	−・増・減・同	−・増・減・同	−・増・減・同	−・増・減・同	−・増・減・同	−・増・減・同	
刺入部 発赤（−）		+・−	+・−	+・−	+・−	+・−	+・−	+・−	
刺入部 腫脹（−）		+・−	+・−	+・−	+・−	+・−	+・−	+・−	
刺入部 痛み（−）		+・−	+・−	+・−	+・−	+・−	+・−	+・−	
記録									
排泄の有無	+・−	+・−	+・−	+・−	+・−	+・−	+・−	+・−	
バリアンス	有・無	有・無	有・無	有・無	有・無	有・無	有・無	有・無	
サイン									

（ ）は実施者印またはサイン　□はレ点

日暮里クリニック　H23.4.15作成
H23.6.9修正

4）点滴速度の調節

点滴速度の調節は，通常まず60ml/時で開始して，30分して問題がなければ100〜120ml/時へと速めてよいが，入院などで時間があれば60ml/時のまま最後まで点滴する．ゆっくり投与すると血圧上昇や皮疹などの副作用を防げるので，出やすい人は入院して最初から最後まで60ml/時のままで投与している．それでもかゆみや皮疹が出る場合は30ml/時に調節して，30分ほど経過をみて大丈夫であれば60ml/時にして投与を続ける．

点滴速度の調節にはポンプなどの器械は特に必要なく手動で十分である．かゆみや皮疹が出たらすぐに点滴速度を下げることがコツである．

5）投与間隔

1回目のあとは2週後，次は4週後と投与を行う．3回目以降は通常8週おきであるが，効果減弱してきた場合やCRPの値が高い場合は4週まで短縮している．インフリキシマブ増量と間隔短縮はどちらが有効かについて，実際には両方同時に行うケースが多い．

再投与までの期間は最長8ヵ月であったが，治験の症例で5年後にインフリキシマブを再開し，いずれも投与前に生理食塩液100ml＋ソルコーテフ100mg点滴してからインフリキシマブを投与することで，投与時反応などの副作用は出ていない．3回目投与以降は，前処置にタリオン（10mg）1錠/日を7日間としている．

投与時の注意点
- バイアルは4℃で保管．溶解後は2時間以内に1人の患者に対して用いる．投与前には必ず患者と投与量を再確認して見落とのないようにする．
- 入院点滴では60ml/時で開始して，問題なければそのまま最後までゆっくりと投与する．点滴開始時には比較的早く点滴が入ってしまう場合があるので注意する．
- 1回目のあと2週後，4週後，3回目以降は通常8週おきに投与する．

6）増量の投与方法と注意点

①インフリキシマブの増量

インフリキシマブの増量は6mg/kg，8mg/kg，10mg/kgと3種類ある．通常3mg/kgで開始して3回目に投与後効果が不

十分であれば，開始から12週を目途に 6 mg/kgへ増量する．1回の 6 mg/kgで効果なければ早目に 8 mg/kgへ増量し，それも 1回で効果なければ10mg/kgと引き上げる．10mg/kgの場合は間隔を 8 週空けなければならず，これも踏まえて増量は早目に手を打つ．

増量前に胸部単純X線写真で異常なく，リンパ球数の低下がみられなければ重篤な肺炎となるケースは少ない．しかし増量するそのつど血液検査や単純X線写真でチェックして咳が続く場合には増量は行わない．

インフリキシマブの増量の特性として以下の点があげられる．

インフリキシマブの増量の特性

- 効果減弱早期の増量（3 回目以降）が望ましいが，3 回目までに十分にCRPを正常化させることが重要である．
- インフリキシマブ 6 mg/kgを増量 1 ～ 2 回にて無効症例に 8 ～ 10mgへの早期増量が有効である．
- インフリキシマブ 6 mg/kgによる投与時反応の増加や重篤な副作用は自験例（N = 20）では認めていない．
- インフリキシマブの増量後CRPの正常化をみて 3 mg/kgへ減量するが，ほとんどが 6 mg/kgではCRPの正常化はみられない．
- 膝の腫脹がみられる症例はインフリキシマブの増量と膝滑膜切除が有効である．

当科のインフリキシマブ増量の成績では，インフリキシマブ効果減弱20例，平均年齢56.9歳，平均罹病期間11.4（2 ～37）年，平均MTX7.3mg/週，平均PSL1.6（0 ～ 5）mg/日のインフリキシマブ 6 mg/週のDAS28の変化は，投与前4.68が投与後 4 週で3.53と有意に低下した（P=0.003）（**図 4**）．しかしDAS28が2.6未満の寛解症例はわずか 1 例であった．ここに増量 6 mgの限界がある．

図4 インフリキシマブ6mg/kgへ増量後のDAS28の変化（N=20）

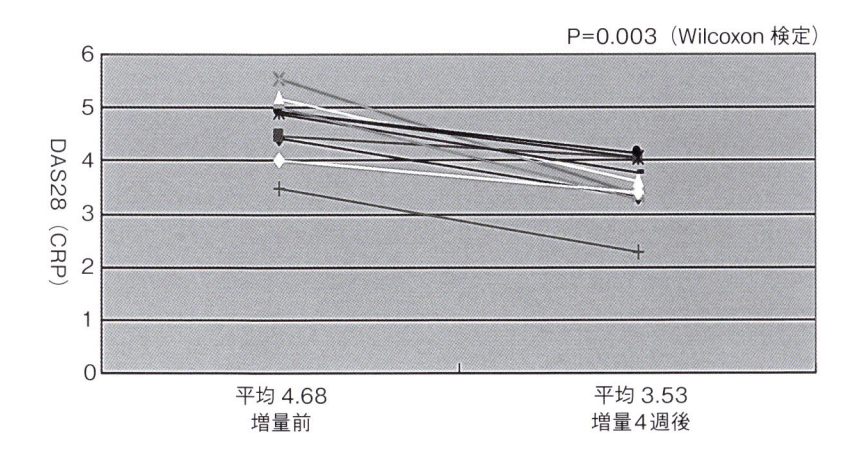

P=0.003（Wilcoxon 検定）

平均 4.68 増量前 → 平均 3.53 増量4週後

・平均年齢56.9歳
・平均罹病期間11.4年
・平均MTX7.3mg/週
・平均PSL1.6mg/日

すべての症例で有意に低下しているが，DAS28が2.6未満の寛解症例は1例のみであり，ここに増量6mgの限界がある．

②MTXの増量

2011年現在，我が国ではMTXの使用が週16mgまで可能となってきている[19]．したがってMTX 8mgでインフリキシマブを開始していれば，効果減弱の場合まず10mgとし，12mgまでは増量で経過をみる．それでもインフリキシマブの効果が不十分であればインフリキシマブの増量を上記のように早目に上げていくと効果を発揮できる．しかしMTXを増量することで咳や口内炎，胸部痛などが出始めた場合は，MTX増量よりもインフリキシマブ増量で対処する．

MTXの増量

・MTXは週16mgまで使用可能であるため，効果減弱が現れたら，まずMTXを増量して経過をみる．それでも効果がなく副作用が出るような場合には，インフリキシマブの増量で対処する．

3. 副作用

実際にインフリキシマブを使用するうえで問題になるのが副作用の発現である．当科で使用したインフリキシマブ382例中62例（16.2％）に副作用が発現している（**表1**）．その内訳は軽微54例，重篤9例であり，副作用による投与中止は68/382例（うち寛解38例）であった．

表1 インフリキシマブによる副作用発現内容（N=382）

投与時反応（13.87％）
- 血液上昇12例
- 頭痛5例
- 戦慄7例
- じんま疹18例
- めまい感1例

感染症（2.35％）
- 単純ヘルペス1例
- 粟粒結核1例
- 間質性肺炎5例
- ニューモシスチス（カリニ）肺炎1例
- マイコプラズマ肺炎1例

- 62/382例・発現率16.23％（軽微54例・重篤9例）いずれも軽快．
- 投与中止68/382　→　17.80％

1）投与時反応

　投与時反応は13.87％であり，血圧上昇，頭痛，発熱，戦慄，じんま疹，めまい感である．投与時反応とは，インフリキシマブの点滴を開始して10～30分以内に起こるアレルギー反応で，マウスキメラ型抗体による免疫反応である．

　一番注意すべきなのはふるえであり，その直前に寒気を訴える．この寒気が出たり体幹の皮疹が出たりした時は，点滴速度を30～60ml/時とゆっくりとするか，一度止めて生理食塩液100mlにソルコーテフ100mgを溶かして点滴する．これで寒気やふるえは数分で回復し，皮疹は30分程でかなり改善する．

投与時反応の対処方法
- 以下の方法によって寒気やふるえは数分で回復し，皮疹は30分程でかなり改善する．
  - まず点滴速度を調節する．30～60ml/時でゆっくりと投与する．
  - 一度止めて生理食塩液100mlにソルコーテフ100mgを溶かして点滴する（通常は投与前に行う）．

2）副作用の症状と診断

　重篤な感染症では，間質性肺炎やニューモシスチス（カリニ）肺炎，マイコプラズマ肺炎，結核がある．間質性肺炎は，インフリキシマブ投与前の胸部単純X線写真や胸部CTでhoney comb様陰影がある場合，またはKL-6が異常高値を示している場合に必

発なので投与すべきではない．

症状として夜間続く咳，痰，CRPの急激な高値（例えば10mg/dl）を示す場合に肺のチェックをする．ニューモシスチス（カリニ）肺炎やマイコプラズマ肺炎では，血清リンパ球の低下（例えば1,000以下）が続く場合，食欲低下などがあり低栄養状態であると起こりやすい．

結核は，問診で肋膜炎の既往があるかどうか，患者に肺疾患について十分聞き出す必要がある．昔ちょっと肋膜炎をしたことがあるというのは意外とリスクがあり，ツベルクリン反応検査で陰性であってもイスコチン（100mg）1錠/朝の3ヵ月間の予防投与が望ましい．なお，イスコチン（100mg）3錠/日を長期に使用すると肝機能障害に遭遇するので注意する．

症例1　48歳，女性，stageⅡ，class 2，罹病期間5年

- MTX 6mg/週，PSL（－），インフリキシマブ3回後にマイコプラズマ肺炎を併発した．
- CRP11.14mg/dl，WBC15100，Lymph 7％，β-Dグルカン＜5.0pg/ml，KL-6 162U/ml．
- 本症例ではリンパ球が7％と低く，やや低栄養状態で疲労ぎみであった．
- 高齢でなくてもマイコプラズマ肺炎は発症するので注意を要する．

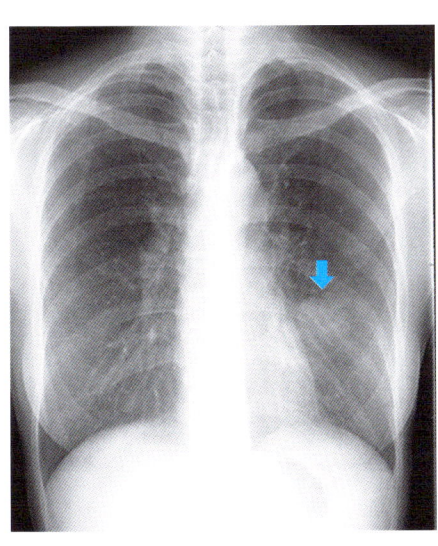

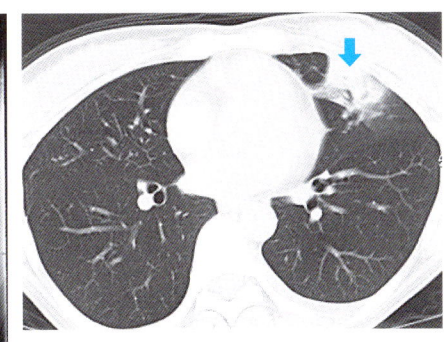

マイコプラズマ肺炎を認める（→）．

生物学的製剤を投与すべきではない症例
1．B型C型肝炎ウイルスキャリアー
2．間質性肺炎合併
3．心筋梗塞，脳梗塞，認知症合併
4．癌既往（5年以内）
5．リンパ球10％以下

4．寛解の種類と薬剤不要寛解

1）寛解の種類

　近年RAの治療に対して関節破壊抑制効果，さらには寛解導入療法として生物学的製剤が使用されている[6]．早期RAにおいても活動性の高いRAにおいてはACR（アメリカリウマチ学会）でも使用を推奨している[9]．これは早期RAにおいて，より寛解を導きやすく副作用も少ない理由が考えられるためである[3]．また，RA発症早期に生物学的製剤を使用することにより関節破壊が防止可能となるためである（Window of opportunity）[12]．

　寛解には，①DAS（disease activity score）28-ESRが2.6未満の「臨床的寛解」[8]，②Sharpスコア改善が認められる「画像的寛解」[5]，③寛解にて生物学的製剤が中止できる「生物学的製剤中止寛解」がある．さらに，④メトトレキサート（methotrexate：MTX），抗リウマチ薬（disease modifying anti-rheumatic drugs：以下，DMARDs），消炎鎮痛剤など，すべての薬剤が投与中止できるドラッグフリーレミッション（drug free remission，以下ドラッグフリー）があり，これを「薬剤不要寛解」と呼ぶ．

　臨床的寛解は，MTXをはじめとするDMARDsにおいても導くことは可能である．また画像的寛解に関しては生物学的製剤にて促進されることが報告されている[5]．ところが生物学的製剤中止寛解，さらに薬剤不要寛解に関して詳細な報告はなく，日本人に対する生物学的製剤を含む，すべての薬剤を中止できた薬剤不要寛解ついての論文は我々が初めて報告した[17]．この薬剤不要寛解を目指す治療がインフリキシマブによって可能となってきている．

2）薬剤不要寛解（ドラッグフリー）の定義

　現存する生物学的製剤のほとんどがドラッグフリーは不可能に

近い．もちろん0％ではないが再燃の可能性が強い．一方，ドラッグフリーについては現在のところ定義が一定していない．生物学的製剤ドラッグフリーなのかMTXや非ステロイド系抗炎症薬（以下，NSAIDs）ドラッグフリーであるのか不明な学会発表もみられる．例えばエタネルセプトにおいてドラッグフリーといわれる報告では，寛解にてエタネルセプトを中止した症例であるがMTX内服中であったりする[4]．ちなみにその報告の中で，早期RAに対してエタネルセプトにより寛解で中止できた症例は20例中12例（60％）で，6ヵ月時点にて8例（40％）再燃しておりMTXを中止できた症例はない．

すなわち，単なる生物学的製剤中止寛解をドラッグフリーといっては混乱を招きやすい．筆者らがドラッグフリーを薬剤不要寛解と名付けたのはこうした混乱を避けるためで，生物学的製剤だけでなくMTXやNSAIDsなどのすべての薬剤を中止できた寛解症例と定義した[17]．これが最も治癒に近い寛解であり，5年以上の追跡調査にて薬剤不要寛解のデータがより確実なものとなる．

薬剤不要寛解とは
・生物学的製剤を中止できる寛解（生物学的製剤中止寛解）ではなく，生物学的製剤を含むすべての薬剤を中止できた，最も治癒に近い寛解を「薬剤不要寛解＝ドラッグフリー」として定義している．

5. 自験例にみる薬剤不要寛解を含む寛解症例データ

インフリキシマブによる効果や副作用については明らかにされてきているが，日本人の寛解および寛解後の再燃については不明である．RAの治療において薬剤不要寛解すなわちインフリキシマブ投与後寛解を達成し，その後，MTX，ステロイド，DMARDsおよびNSAIDsを含むすべての薬剤を中止できた患者は，より治癒に近い寛解といえる．

RAに対して，当科でインフリキシマブを使用した患者135例（男性27例，女性108例）のうち，インフリキシマブを中止できた21例の患者背景（**表2**）と，薬剤不要寛解の4例の臨床追跡評価と寛解持続因子を検討した．

表2 インフリキシマブを中止できた寛解症例（N=21）

対象	21例（男性3例，女性18例）
年齢	平均59.5歳（27〜81歳）
病期分類／機能分類	stageⅡ（18例），stageⅢ（3例）／class 2（18例），class 3（3例）
罹病期間	平均89ヵ月（5〜372ヵ月）
MTX投与量	平均4.8mg/週（4〜6mg/週）
ステロイド（プレドニゾロン）投与量	平均1.35mg/日（0〜10mg/日）
投与時CRP	平均2.68mg/dl（0.98〜6.07mg/dl）
リウマチ因子（RAPA）	平均100倍（40〜640倍）
MMP-3	平均98.6ng/ml（25〜800ng/ml）
インフリキシマブ継続期間	平均13.1ヵ月（7〜29ヵ月）で中止
インフリキシマブ投与中止後の観察期間	平均19ヵ月（11〜34ヵ月）

1）臨床追跡評価

　インフリキシマブ投与中止の基準は，投与を開始してDAS28が2.6未満，CRPが陰性化（当科では0.21mg/dl以下），MMP-3が陰性化し，腫脹および圧痛関節数0（ただし運動時の関節痛残存は含む）で最低3〜6ヵ月以上経過した症例とした．中止後はMTX 4〜6mg/週で治療し，MTX使用後に平均約1年で寛解持続しているものはMTXを減量および中止した．

　インフリキシマブ投与により寛解になる確率，その中でインフリキシマブを中止できる確率，さらに薬剤不要寛解になる確率を解析した．また，21例のインフリキシマブを中止した寛解中，DAS28が2.6以上およびCRP陽性となる再燃を認めた症例について年齢，罹病期間，CRP，MMP-3，RAPAについてロジスティック回帰分析を行い，再燃に関係する因子を解析した．さらにインフリキシマブを中止した後の寛解持続についてKaplan-Meier法により解析した．

　その結果，寛解にてインフリキシマブを中止できた症例は135例中21例，すなわち全体の15.6％であった（**図5**）．罹病期間別にみると5年以内は23％（14/61），3年以内は28％（13/46）であった．インフリキシマブを投与した135例中で寛解にならなかった症例（非寛解）は81例60％であった．DAS28が2.6未満となる臨床的寛解となったのは135例中54例40％，そのうちインフリキシマブを中止可能であった寛解中止例は21例38.8％（全体で15.6％）であった．さらに薬剤不要寛解（ドラッグフリー）は4例19％（全体で3％）であった．

　こうした結果から，RAに対してインフリキシマブを使用すれば約4割で寛解・そのうち4割で中止・そのうち2割でドラッグ

図5 インフリキシマブを使用した患者135例の罹病期間の比較

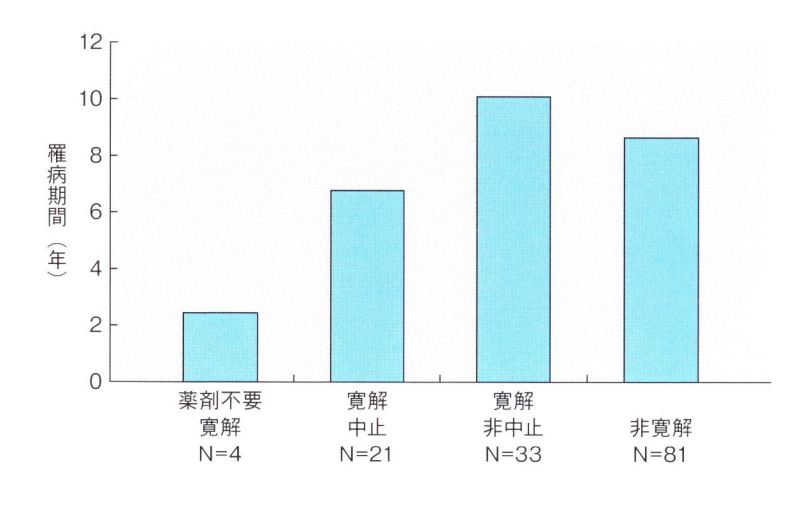

・経過観察期間
（1.5〜4年）
・臨床的寛解
40%（54/135）
・中止可能
15.6%（21/135）
・薬剤不要3%
（4/135）
・効果減弱
28%（38/135）．

フリーの法則で薬剤不要寛解を導けることがわかった．非寛解例と臨床的寛解例の罹病期間には有意差は認めなかった（P＝0.114）が，インフリキシマブ中止寛解の罹病期間は，寛解非中止例に比較して有意に短かった（P＝0.01）（**図5**）．また，臨床的寛解33例と非寛解81例の罹病期間に有意差は認めなかったが（P＝0.23），寛解中止21例のうち薬剤不要寛解4例と薬剤必要寛解17例は罹病期間に有意差を認めた（P＝0.01）．

すなわち早期RAにおいてはインフリキシマブにより寛解で中止しやすく，薬剤不要寛解を導きやすいことが判明した．

インフリキシマブによる寛解
- 約4割で寛解，そのうち4割で中止，そのうち2割でドラッグフリー（薬剤不要寛解）となる．
- 早期RAでは，インフリキシマブを使用することで薬剤不要寛解を導きやすい．
- 薬剤不要寛解（ドラッグフリー）は全体の3％であった．

2）寛解後中止後再燃

寛解にてインフリキシマブ中止後再燃は，インフリキシマブ中止後平均48.4（38〜62）週であった（**図6**）．インフリキシマブ中止寛解21例中，再燃5例（23.8％）の再燃に関する因子解析では，年齢（P＝0.75），罹病期間（P＝0.612），CRP（P＝0.554），MMP-3（P＝0.411），RAPA（P＝0.022）であり，RAPAが高い症例では罹病期間に関係なくインフリキシマブ中止後再燃する可

能性が高いことがわかった．すなわちインフリキシマブはRAPAの十分な低下がみられるまで継続した方がよい．

図6 寛解後にインフリキシマブの投与を中止した症例によるCRPの推移（再燃5例，N＝21）

再燃した5つの症例の再燃時期を示す（➡）．

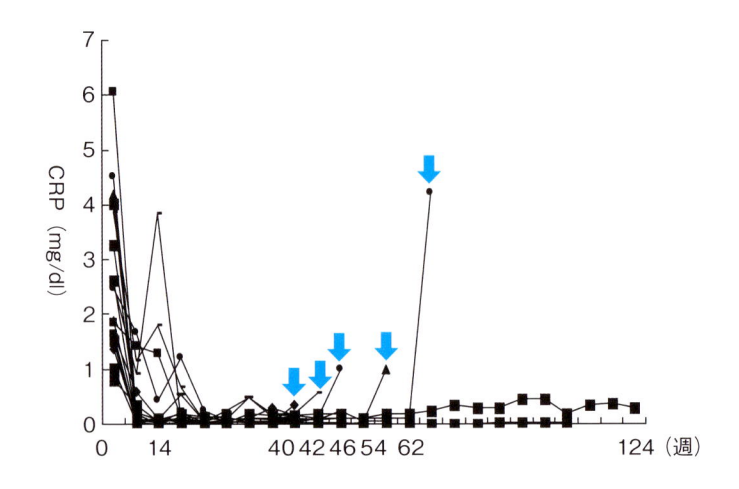

3）中止後寛解持続率

　インフリキシマブ中止後寛解持続率はKaplan-Meier法にて2年後66％であった（**図7**）．薬剤不要寛解を達成した4例はMTX中止後平均18ヵ月にて再燃はなかった．すなわちインフリキシマブの2年寛解持続率（バイオフリー後）は66％である．

図7 インフリキシマブ中止後の寛解持続率

インフリキシマブの2年寛解持続率は66％である．

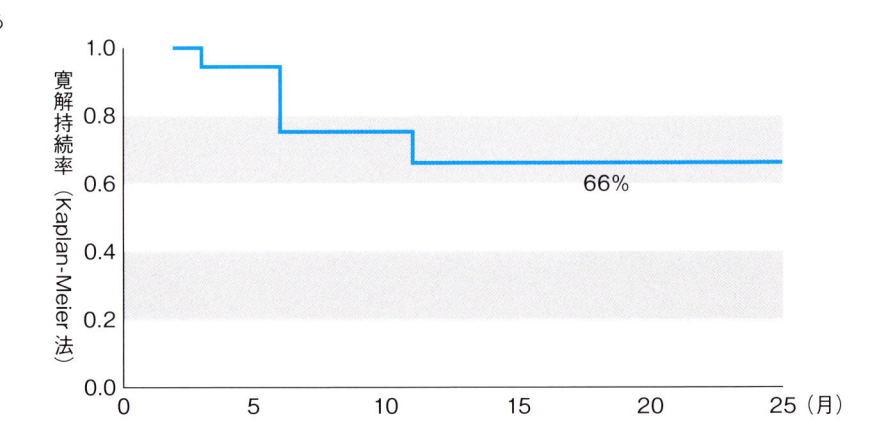

6. 薬剤不要寛解の詳細データ

次に最近のドラッグフリー（薬剤不要寛解）の9例について詳細を述べる（**表3**）．

ドラッグフリーの9例は，平均年齢55.7歳（42〜63歳），平均罹病期間は66ヵ月（3〜312ヵ月），投与前平均DAS28は5.79±0.34，投与前CRPは平均2.47±1.73 mg/dl，ドラッグフリー時DAS28は2.05±0.08（**図8**），CRPは平均0.14±0.136mg/dlであった．投与前MMP-3は平均153±137ng/ml，ドラッグフリー時MMP-3は平均38±18ng/mlであった．RAPAは投与前平均114（40〜320），ドラッグフリー時には48.9（40〜80）であった．

すなわちドラッグフリーの9例中7例で罹病期間が3年以内であり，MMP-3とRAPAが低い症例であった．

早期RAに対するインフリキシマブによるドラッグフリーの報告では，2年以内の罹病期間において早期からMTXとインフリキシマブによる積極的寛解導入を行うことで，4年後にドラッグフリーが継続している症例が18％に及ぶというBest studyの報告がある[14]．その中で薬剤不要寛解に関係している臨床的因子は抗CCP抗体，性別（男性），罹病期間であった．

本研究において，寛解でインフリキシマブを中止にできる症例は罹病期間が短い症例に有意に多く，さらに薬剤不要寛解では9例中7例が3年以内の罹病期間であった．このことから早期RAに対する薬剤不要寛解はインフリキシマブの特徴的，有効な使用法であり治癒へ向かう治療法のファーストステップといえる．

図8 ドラッグフリー後1年までのDAS28の推移

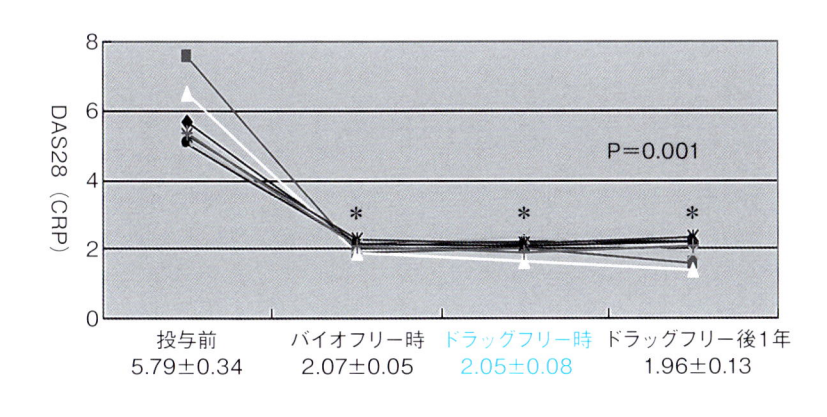

- バイオフリー：インフリキシマブ中止だがMTX内服中．
- ドラッグフリー：MTXやNSAIDsなどすべての薬剤を中止．

	投与前	バイオフリー時	ドラッグフリー時	ドラッグフリー後1年
DAS28 (CRP)	5.79±0.34	2.07±0.05	2.05±0.08	1.96±0.13

$P=0.001$

表3　ドラッグフリー症例：212例中9例（4.2％）

対象	9例（男性1例，女性8例）
年齢	平均55.7歳（42〜63歳）
病期分類	stage II（9例），class2（9例）
罹病期間	平均66ヵ月（3〜312ヵ月）
MTX投与量	5.1mg/週（4〜6mg/週）
ステロイド（プレドニゾロン）投与量	1.1mg/dl（0〜10mg/dl）
インフリキシマブ中止後の観察期間	平均32ヵ月（16〜48ヵ月）
ドラッグフリー後の観察期間	平均21ヵ月（6〜38ヵ月）

症例	性別	stage	class	MTX	PSL	投与日	中止日	CRP (0)	RAPA (0)	MMP-3 (0)	CRP	RAPA	MMP-3	罹病期間（月）
1	女性	II	2	6	0	06/7	06/12	1.36	40	64.6	0.18	40	47.3	33
2	女性	II	2	6	10	05/8	06/5	4.01	40	86.4	0.01	40	40.5	22
3	女性	II	2	4	0	07/2	07/7	6.07	40	45.2	0.02	40	27	3
4	女性	II	2	4	0	07/2	07/5	3.28	40	40	0	40	39	18
5	女性	II	2	6	0	06/8	07/5	0.8	160	266	0.16	40	25	144
6	女性	II	2	4	0	06/9	07/9	1.01	ND	36.4	0.12	40	25	12
7	女性	II	2	4	0	06/7	07/9	1.84	ND	429	0.44	40	26.2	312
8	女性	II	2	6	0	07/6	08/8	1.27	320	145	0.14	80	34	12
9	男性	II	2	6	0	08/7	09/1	2.61	160	260	0.22	80	81	36

インフリキシマブによる治療のポイント

・上記の他，380例以上にインフリキシマブを使用した自験例より，インフリキシマブの治療時の重要なポイントとして以下に示すような点があげられる．

1. 罹病期間の短い症例が投与を中止できる確率が高い．
2. 効果減弱になった場合，早めに増量および期間短縮を考えるか滑膜切除などで早期に対処しないと効果減弱は簡単に回避できない．
3. 1年程してからでも投与時反応がみられることがあるので注意を要する．
4. 血清IL-6高値の症例，すなわちMMP-3が高い症例にインフリキシマブと滑膜切除は有効である．
5. 長期投与の継続性は比較的よくない（自験例にて3年で48％であった．N＝76）．
6. 血清TNF-α，血清IL-6両方とも正常値になれば投与を中止しても再燃しにくい．

・以上の観点から，インフリキシマブの力が十分発揮できるのは，罹病期間が短くRAPAが低く，MTXにて副作用の出ない比較的元気な症例であることがわかる．高齢で肺疾患の既往や心筋梗塞などの既往のある症例は避けた方が望ましい．

7. 有効症例

以下，4年間ドラッグフリーの症例を供覧する．

症例2　51歳，女性，stageⅡ，class 2，罹病期間5ヵ月

- 右手関節痛，右手指関節腫脹，疼痛，両手朝のこわばり．
- 2005年1月：右第Ⅱ指MP関節痛，右手関節痛にてRA発症．
  6月：当科初診．ブシラミン（100mg）2錠/日にて症状改善せず．
  7月：CRP4.01mg/dlにてMTX 4 mg/週，PSL10mg/日開始．
  8月：インフリキシマブ1回目開始．
  12月：PSL 5 mg/日へ減量．
  2006年2月：PSL中止．
  5月：7回目で寛解にて中止．MTX4mg/週，葉酸1錠/週にてコントロール良好．
  2007年1月：MTX 2 mg/週とする．
  3月：内服薬すべて中止しドラッグフリーとなる．2011年5月現在再燃はない．
- 手のX線写真上では，投与前とドラッグフリー達成時を比較しても関節裂隙の狭小化やびらんの進行，手の尺側偏位は認めない．

インフリキシマブ投与前　　　　ドラッグフリー4年後

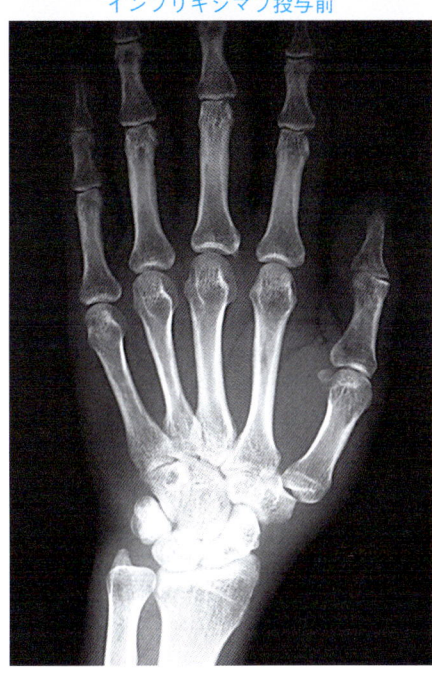

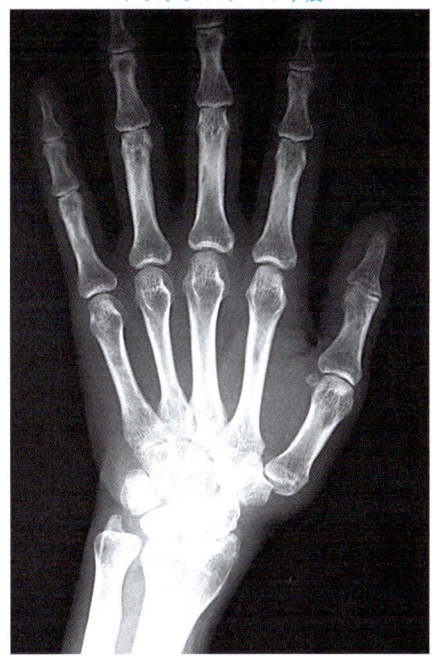

症例2　次ページへ

症例2　前ページの続き

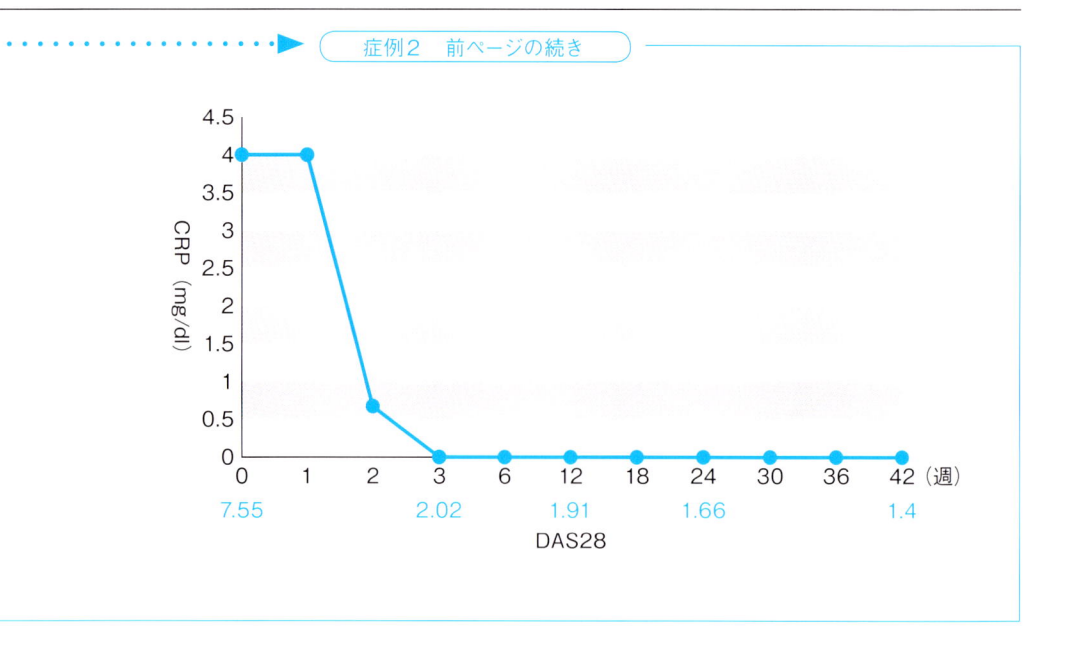

この症例のように早期からMTXを4mg/週で開始し，MTXが安全に内服できることが確認できたら，インフリキシマブを早期に導入することにより，ドラッグフリーの可能性を引き上げることができる．すなわちMTXの効果減弱が一度出てからではすでに遅いという観点が重要である．

有効症例

・ドラッグフリー達成のポイントは，インフリキシマブを早いタイミングで導入することである．

8. 無効症例

以下，インフリキシマブを増量しても効果なく，膝滑膜切除術を施行した症例を供覧する．

症例3 　56歳，女性，stageⅡ，class 2，罹病期間6年

- MTX 8 mg/週，PSL（−），インフリキシマブ増量6 mg/kgを3回，8 mg/kgを2回，10 mg/kgを1回しても効果減弱になる．増量前DAS28が5.84，10 mg/kg増量後DAS28が3.58，CRP0.25mg/dl，TNF-α 6 pg/ml，IL-6 4pg/mlであったが，左膝腫脹疼痛が取れず左膝滑膜切除を施行した．
- 通常インフリキシマブ効果減弱例では，赤色乳頭上滑膜の増生が見られるが，インフリキシマブ増量10mg/kgの効果減弱例では，平たいサボテン様の赤白様滑膜の増生が見られた．こうした滑膜を十分に抑えきることのできていない点がインフリキシマブ増量の限界といえる．

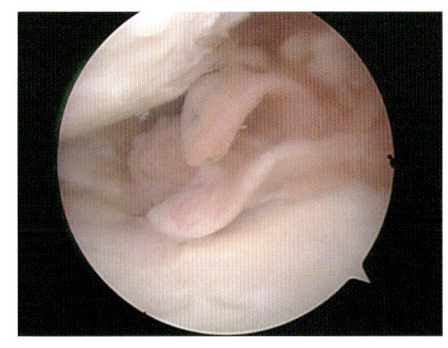

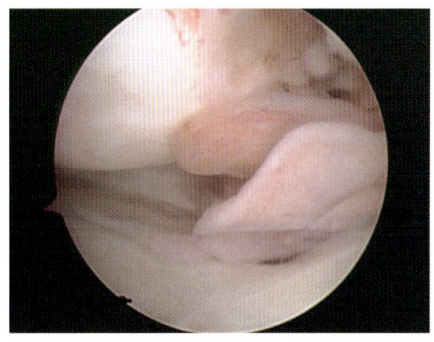

9. 安定的寛解（stable remission）

現在，RAに対して本邦では生物学的製剤5剤が使用可能となっている．すなわち，インフリキシマブ[5]，エタネルセプト（商品名：エンブレル／ファイザー，武田薬品）[13]，トシリズマブ（商品名：アクテムラ／中外製薬）[11]，アダリムマブ（商品名：ヒュミラ／エーザイ，アボット・ジャパン）[2] アバタセプト（商品名：オレンシア／ブリストル・マイヤーズ）[20]であるが，どれも寛解率がDMARDsに比べて高いことが報告されている．ところが寛解を達成できた患者がどこまで寛解を持続できるかの報告はない．本来の薬剤の評価は再燃を考慮した寛解持続率にあり，安定的寛解（stable remission）を目指した治療が望まれる．

1）寛解持続率と再燃時の対処法

　インフリキシマブにて寛解達成後，いかに長期に持続させるかが治療のカギである．

　再燃した5例は平均インフリキシマブ中止期間が19ヵ月と長期であったため1例エタネルセプト，1例トシリズマブ，他の3例は患者の希望が強くインフリキシマブを再投与した．その際インフリキシマブ再投与前にステロイド点滴処置を行い，投与時反応はいずれも起こらなかった．現在もインフリキシマブ継続にて寛解を持続でき効果減弱はみられていない．

　このようにインフリキシマブによる寛解後再燃時には，まずインフリキシマブを考慮することが望ましい．

2）滑膜炎の持続的抑制

　RAの寛解については，1948年Shortら[10]によってはじめて報告されて以来多くの議論がされているが，現在ではDAS28が2.6以下を寛解とするのが一般的である[1]．しかしDMARDsのみでの寛解は，臨床上寛解でもMRI上で滑膜炎が持続していることが報告されており，DAS28のみで寛解を評価することに疑問視される点もある[3]．

　Quinnらは早期RAに対してインフリキシマブを中止して1年後のMRIで滑膜炎が抑制され，2年後も機能的に効果が持続していたと報告している[7]．すなわち生物学的製剤を使用して寛解導入する意義は，この滑膜炎の持続的抑制であるともいえる．これこそが"Treat to target"であるといえる．海外では，インフリキシマブで寛解を達成して半年以上すれば55％は止められるが，止めた後の約半数は再燃するとの報告がある[16]．これは止める基準がゆるい可能性もあり，MMP-3やRAPAが陽性だと再燃する確率は高いとする筆者のデータと共通するところがある[17]．

　しかし最近では，早期RAにおいて1年間だけインフリキシマブを使用して寛解になってインフリキシマブを中止しても，8年後ではMTX単独より寛解率は高かったとの報告もある[15]．

安定的寛解を目指すために

- インフリキシマブによる寛解後再燃時には，まずインフキシマブを考慮することが望ましい．その際には副作用を防止するため，インフリキシマブ投与前にステロイド（生理食塩液100ml＋ソルコーテフ100mg）を投与しておく．
- MMP-3やRAPAが高い症例では再燃する可能性が高いため，十分な低下がみられるまで継続すること．
- 滑膜炎の持続的抑制こそ"Treat to target"であり，生物学的製剤を使用して寛解導入する重要な意義といえる．

おわりに

　RAに対するインフリキシマブによる薬剤不要寛解へ導く治療方法の実際についてを中心に述べた．筆者らは日本人における薬剤不要寛解についてまとめた最初の報告を行い，今後さらに長期成績の報告する予定である．

　インフリキシマブを止められる確率は全体の15％であり，罹病期間が3年以内であれば28％と罹病期間が短い症例に止められる確率が高かった．特に最近ドラッグフリー（薬剤不要寛解）は全体の4.2％まで上がってきており，インフリキシマブは早期に使用することでドラッグフリーを目標にできる生物学的製剤といえる．

■参考文献

1) American College of Rheumatology Subcommittee on Rheumatoid Arthritis Guidelines: Arthritis Rheum 2002; 46: 328-46.
2) Breedveld FC, Weisman MH, Kavanaugh AF, et al: The PREMIER study: A multicenter, randomized, double-blind clinical trial of combination therapy with adalimumab plus methotrexate versus methotrexate alone or adalimumab alone in patients with early, aggressive rheumatoid arthritis who had not had previous methotrexate treatment. Arthritis Rheum. 2006; 54: 26-37.
3) Brown AK, Quinn MA, Karim Z, et al: Presence of significant synovitis in rheumatoid arthritis patients with disease-modifying antirheumatic drug-induced clinical remission: evidence from an imaging study may explain structural progression. Arthritis Rheum 2006; 54: 3761-73.
4) Claire S, Eithne M, Trevor D, et al: Remission induction with etanercept and methotrexate in very early rheumatoid arthritis with sustained remission after etanercept withdrawal. Arthritis Rheum 2008; 58: 2042.
5) Goekoop-Ruiterman YP, de Vries-Bouwstra JK, Allaart CF, et al: Clinical and radiographic outcomes of four different treatment strategies in patients with early rheumatoid arthritis (the Best study): a randomized, controlled trial. Arthritis Rheum 2005; 52: 3381-90.
6) 神戸克明, 井上和彦, 千葉純司, ほか. 関節リウマチに対するインフリキシマブによる寛解導入療法. 日本リウマチ関節外科学会誌 2007; 26: 393-401.
7) Quinn MA, Conaghan PG, O'Connor PJ, et al: Very early treatment with infliximab in addition to methotrexate in early, poor-prognosis rheumatoid arthritis reduces magnetic resonance imaging evidence of synovitis and damage, with sustained benefit after infliximab withdrawal: results from a twelve-month randomized, double-blind, placebo-controlled trial. Arthritis Rheum 2005; 52: 27-35.
8) Ranganath VK, Khanna D, Paulus HE. ACR remission criteria and response criteria. Clinical & Experimental Rheum 2006; 24: 14-21.
9) Saag KG, Teng GG, Patkar NM, et al: American College of Rheumatology 2008 recommendations for the use of nonbiologic and biologic disease-modifying antirheumatic drugs in rheumatoid arthritis. Arthritis Rheum 2008; 59: 762-84.
10) Short CL, Bauer W. The course of rheumatoid arthritis in patients receiving simple medical and orthopaedic measures. New Engl J Med 1948; 238: 142-8.
11) Smolen JS, Maini RN. Interleukin-6: a new therapeutic target. Arthritis Res Ther 2006; 8: 407.
12) St.Clair EW, van der Heijde D, Smolen JS, et al: Combination of infliximab and methotrexate therapy for early rheumatoid arthritis: a randomized, controlled trial. Arthritis Rheum 2004; 50: 3432-43.
13) van der Heijde D, Klareskog L, Rodriguez-Valverde, et al: Comparison of etanercept and methotrexate, alone and combined, in the treatment of rheumatoid arthritis: two-year clinical and radiographic results from the TEMPO study, a double-blind, randomized trial. Arthritis Rheum 2006;

54: 1063-74.
14) Van Der Kooiji SM, Goekoop-Ruiterman YPM, De Vries-Bouwstra JK. Drug-free remission, functioning and radiographic damage after 4 years of response-driven treatment in patients with recent onset rheumatoid arthritis. Ann Rheum Dis., published online 2008: 28.
15) Bejarano V, Conaqhan PG, Quinn MA, et al: Benefits 8 years after a remission induction regime with an infliximab and methotrexate combination in early rheumatoid arthritis. Rheumatology (Oxford) 2010; 28 [Epub ahead of print].
16) Tanaka Y, Takeuchi T, Mimori T, et al: Discontinuation of infliximab after attaining low disease activity in patients with rheumatoid arthritis: RRR（remission induction by Remicade in RA）study. Ann Rheum 2010; 69: 1286-91.
17) 神戸克明，千葉純司，井上靖雄，ほか．関節リウマチに対するインフリキシマブによる薬剤不要寛解．臨床リウマチ 2009; 21: 212-8.
18) 神戸克明，手にとるようにわかる関節リウマチに対するインフリキシマブの使い方，ベクトル・コア，2008.
19) 日本リウマチ学会MTX診療ガイドライン策定小委員会，メトトレキサート（MTX）診療ガイドライン，羊土社，2011.
20) Kremer JM, Genont HK, Moroland LW, et al: Effects of abatacept in patients with methotrexate-resistant active rheumatiod arthritis: a randomized trial. Ann Intern Med 2006; 144: 865-76.

第2章 各製剤の臨床データ

2 エタネルセプトの実際

新潟県立中央病院 整形外科 部長
荒井勝光

はじめに

エタネルセプト（商品名：エンブレル／ファイザー，武田薬品，**図1**）は，ヒトp75 TNF（腫瘍壊死因子）受容体の細胞外ドメインと，ヒトIgG1のFc部分を結合させた二量体の融合タンパク製剤で，完全ヒト型可溶性TNF受容体として，TNF-α とLT-α（Lymphotoxin-α，TNF-β ともいわれる）に結合し，TNFと標的細胞表面の受容体との結合を阻害することで，TNFの生物活性を抑制する．1998年にアメリカで関節リウマチ（以下，RA）の治療薬として承認された．本邦では2005年にRAに適応承認となり，2009年に若年性特発性関節炎（juvenile idiopathic arthritis：JIA）の適応となった．

構造と特徴
- 完全ヒト型可溶性TNF受容体製剤．
- TNF-α とLT-α（TNF-β）を阻害する働きを持つ．

図1 エタネルセプト（商品名：エンブレル）

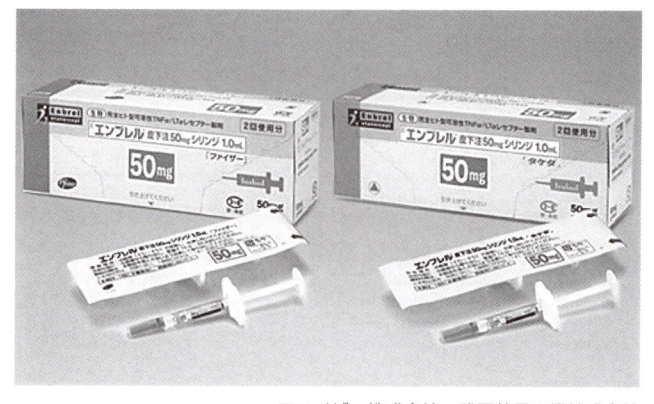

ファイザー株式会社，武田薬品工業株式会社

1. 具体的な適応と禁忌

一般的にはメトトレキサート（以下，MTX）など，既存の疾患修飾性抗リウマチ薬（以下，DMARDs）を用いてもRAがコントロールされない患者，関節破壊の進行している，あるいは進行が予想される患者に対し使用が検討され，副作用を考慮しながら適応を決める．日本リウマチ学会から『関節リウマチ（RA）に対するTNF阻害療法施行ガイドライン（2010年改訂版）』が示されている[1]（表1，2）．

用法・用量としては，10〜25mgを1日1回，週に2回，または，25〜50mgを1日1回，週に1回皮下注射する（図2）．自己注射に移行する場合には，患者の自己注射に対する適正を見極め，十分な指導を実施したあとに移行する．

表1 エタネルセプトの適応

1. 既存のDMARDs（※）通常量を3ヵ月以上継続して使用してもコントロール不良のRA患者．コントロール不良の目安として以下の3項目を満たすもの
    - 圧痛関節数6関節以上
    - 腫脹関節数6関節以上
    - CRP2.0mg/dl以上あるいはESR28mm/hr以上
      これらの基準を満たしていない患者でも，以下2項目のいずれかを認める場合に使用を考慮する．
    - 画像所見における進行性の骨びらんを認める
    - DAS28-ESRが3.2（moderate activity）以上
2. さらに日和見感染症の危険性が低い患者として，以下の3項目も満たすことが望ましい
    - 末梢血白血球数：4,000/mm^{3}以上
    - 末梢血リンパ球数：1,000/mm^{3}以上
    - 血中β-Dグルカン陰性
      ※既存のDMARDsは本邦で推奨度Aとされている，MTX，サラゾスルファピリジン，ブシラミン，レフルノミド，タクロリムスを指す

出典：日本リウマチ学会，関節リウマチ（RA）に対するTNF阻害療法施行ガイドライン（改訂版），2010.

図2 エタネルセプトのプレフィルドシリンジ

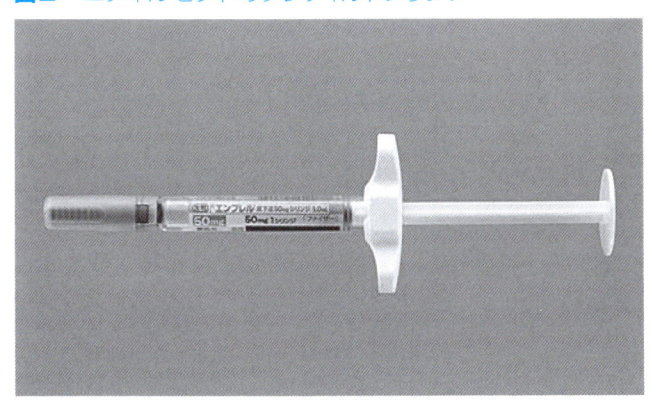

表2 エタネルセプトの投与禁忌および慎重投与

1. **活動性結核を含む感染症を有している**
   - B型肝炎ウイルス（HBV）感染者に対しては，TNF阻害薬投与に伴い，ウイルスの活性化および肝炎悪化が報告されており，投与すべきではない
   - C型肝炎ウイルス（HCV）感染者に対しては，一定の見解は得られていないが，TNF阻害療法開始前に感染の有無に関して検索を行い，陽性者においては慎重な経過観察を行うことが望ましい
   - 非結核性抗酸菌感染症に対しては有効な抗菌薬が存在しないため，同感染患者には投与すべきでない
2. **胸部単純X線写真で，陳旧性肺結核に合致する陰影（胸膜肥厚・索状影・5mm以上の石灰化影）を有する**
   ただし本剤による利益が危険性を上回ると判断された場合には，必要性およびリスクを十分に評価し，慎重な検討を行ったうえで本剤の開始を考慮する
3. **結核の既感染者**
   ただし本剤による利益が危険性を上回ると判断された場合には，必要性およびリスクを十分に評価し，慎重な検討を行ったうえで本剤の開始を考慮する
4. **NYHA分類（※）Ⅲ度以上のうっ血性心不全を有する．Ⅱ度以下は慎重な経過観察を行う**
   - Ⅰ度：心臓病を有するが，自覚的運動能力に制限がないもの
   - Ⅱ度：心臓病のため，多少の自覚的運動能力の制限があり，通常の運動によって，疲労・呼吸困難・動悸・狭心痛などの症状を呈するもの
   - Ⅲ度：心臓病のため，著しい運動能力の制限があり，通常以下の軽い運動で症状が発現するもの
   - Ⅳ度：心臓病のため，安静時でも症状があり，最も軽い運動によっても，症状の増悪がみられるもの

   ※NYHA（New York Heart Association）：心機能分類（1964年）
5. **悪性腫瘍，脱髄疾患を有する**

出典：日本リウマチ学会，関節リウマチ（RA）に対するTNF阻害療法施行ガイドライン（改訂版），2010．

適応と禁忌
- 既存のDMARDsを用いてもRAのコントロール不良の患者に適応．
- 感染症，結核に注意．

2．投与前検査

重篤な有害事象は感染症が最多である．特に結核，日和見感染のスクリーニングをしっかり行う．異常があれば各専門医にコンサルトする（**表3**）．

肺炎のリスク因子は，高齢，既存肺疾患，ステロイド薬使用である．

表3 投与前検査ならびに確認事項

- 問診（既往歴）：結核（家族歴も確認），ニューモシスチス肺炎，間質性肺炎，非結核性抗酸菌症，悪性腫瘍，ウイルス肝炎
- 胸部単純X線検査，胸部CT検査（可能な限り実施）
- KL-6（正常値：500U/ml未満）
- β-Dグルカン（基準値：10あるいは20pg/ml以下）
- 末梢血白血球数（基準値：4000/mm^{3}以上）
- 末梢血リンパ球数（基準値：1000/mm^{3}以上）
- ツベルクリン反応検査，クォンティフェロン検査（可能であれば実施）：結核は問診，胸部単純X線（CT）検査を合わせて総合的に評価する
- 肺炎のリスク因子の確認：高齢，既存肺疾患，ステロイド薬使用
- B型，C型ウイルス肝炎のスクリーニング
- 血清アルブミン値
- 血清クレアチニン値

- 呼吸器感染症の予防のために，インフルエンザワクチンは可能な限り接種．65歳以上の高齢者には肺炎球菌ワクチン接種も考慮
- ニューモシスチス肺炎のリスク因子を有する患者にはST合剤などの予防投与を考慮する
- 結核感染リスクが高い患者では，開始3週間前からイソニアジド（INH）内服（原則として300mg/日，低体重者には5mg/kg/日）を6～9ヵ月間行う

投与前検査
- 感染症，特に結核，日和見感染のスクリーニングをしっかり行う．
- 肺炎のリスク因子には高齢，既存肺疾患，ステロイド薬使用がある．

3. 注意すべき合併症

　重篤な有害事象は感染症が多くを占める（**表4**）．投与中は十分に感染症に注意を払う必要がある．発熱や咳などの症状を自覚したら主治医にすぐ連絡するように指導する．日本リウマチ学会からは，TNF阻害療法中における発熱，咳，呼吸困難に対するフローチャート（**図3**）が発表されており，参考となる．また，普段から各専門医に相談できる体制をつくっておくことも重要である．

図3 TNF阻害療法中における発熱，咳，呼吸困難に対するフローチャート

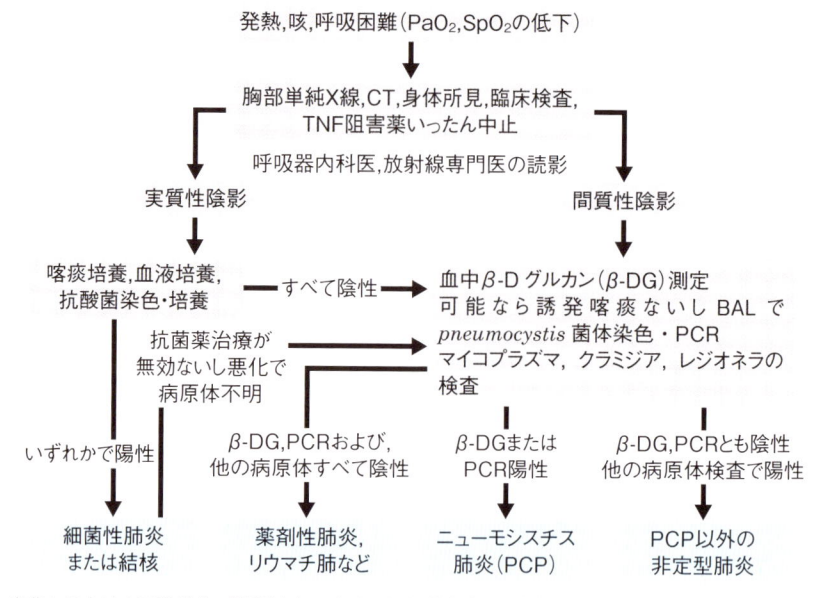

発熱,咳,呼吸困難(PaO$_2$,SpO$_2$の低下)
↓
胸部単純X線,CT,身体所見,臨床検査,
TNF阻害薬いったん中止

呼吸器内科医,放射線専門医の読影

実質性陰影 / 間質性陰影

喀痰培養,血液培養,抗酸菌染色・培養 — すべて陰性 → 血中β-D グルカン(β-DG)測定 可能なら誘発喀痰ないしBALで *pneumocystis* 菌体染色・PCR マイコプラズマ,クラミジア,レジオネラの検査

抗菌薬治療が無効ないし悪化で病原体不明

- いずれかで陽性 → 細菌性肺炎または結核
- β-DG,PCRおよび,他の病原体すべて陰性 → 薬剤性肺炎,リウマチ肺など
- β-DGまたはPCR陽性 → ニューモシスチス肺炎(PCP)
- β-DG,PCRとも陰性 他の病原体検査で陽性 → PCP以外の非定型肺炎

出典：日本リウマチ学会．関節リウマチ（RA）に対するTNF阻害療法施行ガイドライン（改訂版），2008.

合併症

- 感染症に注意を払う．
- 各専門医にすぐに相談ができる体制をつくることも重要．

4．副作用

1）投与期間別にみた副作用の発現状況

　国内の市販後全例調査では，最終的に13,894例が安全性評価対象，13,023例が有効性評価対象となった[2,3]．副作用（エタネルセプトの関与が完全に除外できない有害事象）は，全体で3,714例（26.7％）に認め，重篤な副作用は636例（4.6％）であった．

　副作用の発現時期は投与後4週で発現頻度が高く，その後，低下する傾向が認められた．重篤な副作用の発現頻度も投与後4週で最も高かったが，いずれの時期においてもあまり頻度に変動はなかった（**図4**）．

図4　投与期間別にみた副作用の発現状況

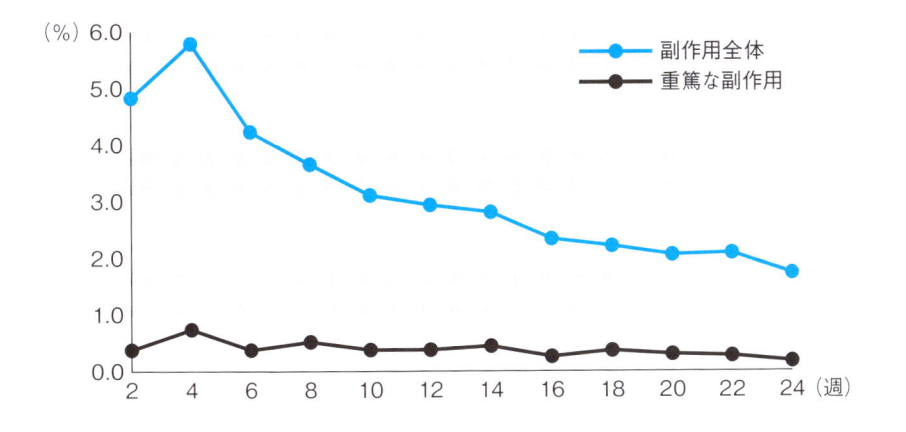

出典：エンブレル適正使用情報Vol.9.

2）副作用の内訳

①副作用の種類と頻度

　非重篤な副作用としては，注射部位反応4.38％，発疹2.17％，鼻咽頭炎1.71％の順に多かった（**表4**）．

表4　有害事象（上位10事象）

	有害事象	全体	重篤	非重篤
1	注射部位反応	609（4.38％）	（0.00％）	609（4.38％）
2	発疹	307（2.21％）	5（0.04％）	302（2.17％）
3	鼻咽頭炎	242（1.74％）	4（0.03％）	238（1.71％）
4	肝機能異常	228（1.64％）	11（0.08％）	217（1.56％）
5	発熱	222（1.60％）	34（0.24％）	188（1.35％）
6	上気道の炎症	202（1.45％）	（0.00％）	202（1.45％）
7	そう痒症	190（1.37％）	1（0.01％）	189（1.36％）
8	肺炎	180（1.30％）	114（0.82％）	66（0.48％）
9	気管支炎	151（1.09％）	13（0.09％）	138（0.99％）
10	帯状疱疹	113（0.81％）	22（0.16％）	91（0.65％）

出典：エンブレル適正使用情報Vol.9.

　重篤な副作用の多くは感染症であり，重症感染症が2.4％で，肺炎0.82％，敗血症0.18％，ニューモシスチス肺炎0.17％，帯状疱疹0.16％であった．間質性肺疾患は0.52％でみられた（**表5**）．
　投与にあたり，副作用の重篤化予防のため早期発見・早期治療が重要で，患者に対しては，発熱，呼吸困難，咳嗽などの症状発現時のエタネルセプトの休薬や，すみやかな医療機関受診など十

分な指導が必要である．

表5 重篤な有害事象（上位10事象）

	有害事象	重篤
1	肺炎	114（0.82%）
2	間質性肺疾患	72（0.52%）
3	発熱	34（0.24%）
4	敗血症	25（0.18%）
5	ニューモシスチス肺炎	24（0.17%）
6	帯状疱疹	22（0.16%）
7	尿路感染	16（0.12%）
8	腎盂腎炎	14（0.10%）
9	気管支炎	13（0.09%）
10	細菌性関節炎	13（0.09%）

出典：エンブレル適正使用情報Vol.9.

②リスク因子

重篤感染症のリスク因子としては多変量解析の結果，年齢，肺疾患既往・合併，非重篤感染症合併，糖尿病合併，結核既往歴，身体機能低下（Class 3＋4），副腎皮質ステロイド薬併用が有意な因子であった．一方で，MTX併用はリスク因子とはならなかった（**図5**）．

図5 重篤感染症のリスク因子分析（多変量解析）

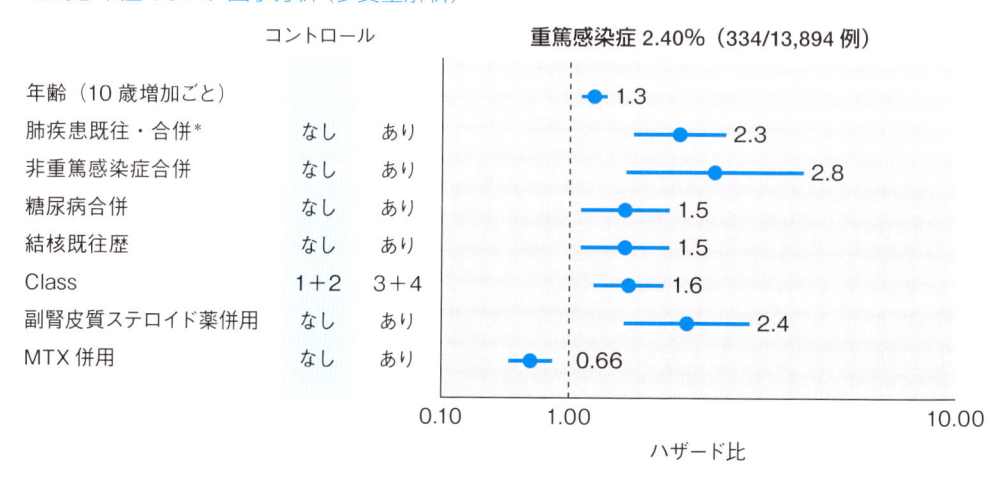

	コントロール		重篤感染症 2.40%（334/13,894例）
年齢（10歳増加ごと）			1.3
肺疾患既往・合併*	なし	あり	2.3
非重篤感染症合併	なし	あり	2.8
糖尿病合併	なし	あり	1.5
結核既往歴	なし	あり	1.5
Class	1＋2	3＋4	1.6
副腎皮質ステロイド薬併用	なし	あり	2.4
MTX併用	なし	あり	0.66

ハザード比

＊：間質性肺炎，濾胞性細気管支炎，閉塞性肺疾患，非結核性抗酸菌症

出典：エンブレル適正使用情報Vol.9.

また，肺炎のリスク因子で同様に有意差があったのは，性別，年齢，肺疾患既往・合併，非重篤感染症合併，副腎皮質ステロイド薬併用であった（**図6**）．

図6 肺炎のリスク因子分析（多変量解析）

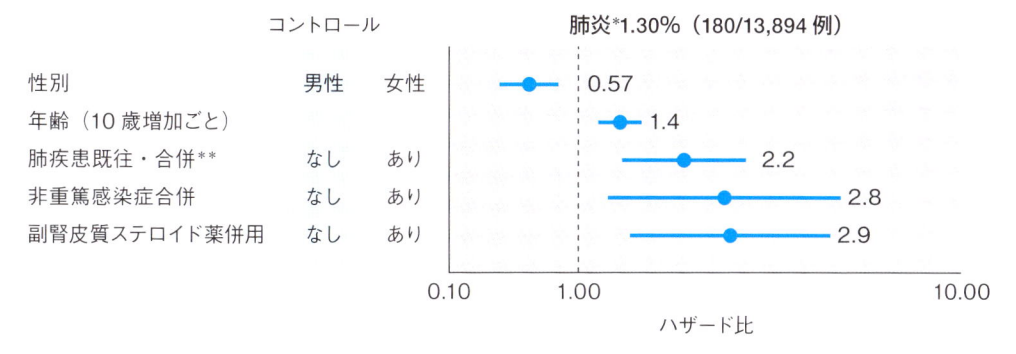

	コントロール			肺炎*1.30%（180/13,894 例）
性別	男性	女性		0.57
年齢（10 歳増加ごと）				1.4
肺疾患既往・合併**	なし	あり		2.2
非重篤感染症合併	なし	あり		2.8
副腎皮質ステロイド薬併用	なし	あり		2.9

ハザード比（0.10 〜 10.00）

＊ ：肺炎，細菌性肺炎，気管支肺炎，クラミジア性肺炎，インフルエンザ性肺炎，マイコプラズマ性肺炎，ブドウ球菌性肺炎，肺炎球菌性肺炎，ヘモフィルス性肺炎 174 例
　　＋カンジダ性肺炎，真菌性肺炎，クリプトコッカス性肺炎 6 例
＊＊：間質性肺炎，濾胞性細気管支炎，閉塞性肺疾患，非結核性抗酸菌症

出典：エンブレル適正使用情報Vol.9．

③死亡事例

エタネルセプトとの因果関係が否定できない死亡事例は58例で，そのうち感染症が25例（43.1％：肺炎11例，ニューモシスチス肺炎6例，敗血症5例など），間質性肺炎が9例（15.5％），突然死・不明が7例（12.1％）の順であった．標準化死亡率比解析の結果では，エタネルセプト投与に関連して死亡リスクの上昇は認められなかったと結論されている．

④ニューモシスチス肺炎，結核，間質性肺炎の発生率

エタネルセプトを含むTNF阻害薬における本邦での市販後全例調査において，ニューモシスチス肺炎の多発が報告されており，高齢・既存の肺疾患・ステロイド薬併用などの同肺炎のリスク因子を有する患者ではST合剤などの予防投与を考慮する．

結核は，確定10例，疑いが2例の計12例で，全体の0.09％であった．そのうち肺外結核は4例であった．2例に抗結核薬の予防投与があった．結核はTNF阻害薬で最も注意する副作用であったが，イソニアジド（INH）の予防投与が定着し，その頻度は減少している．またTNF阻害薬の種類により，結核発生率の差が指摘されている．イギリスの生物学的製剤使用登録データベースによれば，エタネルセプト使用時の結核発生率は39/100,000人/年で，インフリキシマブの136例，アダリムマブの144例に比べ，1/3〜1/4と少なかった[4]．したがって，抗TNF抗体製剤と比べ結核の発生リスクは低い可能性がある．

間質性肺炎の発生は，81例で全体の0.58％であった．MTXなどの併用薬の影響や既存のリウマチ肺の増悪，新規発生が含まれる．

⑤悪性腫瘍

　悪性腫瘍は30例（0.22％）であった．TNF阻害療法については，従来から悪性疾患の発生リスクの増加が懸念されており，抗TNF-αモノクローナル抗体治療では悪性疾患の発生増加を指摘する報告もある[5]．RA治療におけるエタネルセプトの悪性疾患発生リスクを調べるために9つのtrialをメタ解析した結果では，コントロールの悪性腫瘍発生率（incidence rate：IR）は6.66/1,000人/年であったのに対し，エタネルセプトではIRが10.47/1,000人/年と高く，危険率は1.84（95％ CI, 0.79-4.28）で，統計学的には有意差がなかったが，エタネルセプトと悪性腫瘍の関連は完全に否定はできなかった[6]．引き続きの検討が必要である．

　なお，2010年4月27日付で添付文書が改訂となり，本剤を含むTNF阻害薬を使用した小児や若年成人においても，悪性リンパ腫などの悪性腫瘍が報告されているという記載が追加となった．

副作用
- 副作用全体では投与早期に発現が多いが，重篤な副作用はいずれの時期でも起こるので注意が必要．
- すでに重篤な感染症および肺炎のリスク因子がわかっているので参考にしていただきたい．

5. 効果減弱に対する方法

　海外の臨床試験，国内の市販後全例調査の結果から，エタネルセプト単独療法よりもMTXとの併用療法の有効性が高いと報告されている[3,7,8,9]．エタネルセプト単独療法中で，MTXの使用が可能であればMTXを併用する．また，併用するMTXについては用量依存的にDAS28寛解率が高くなる傾向を認めた（**図7**）．

図7 MTX併用量（週間投与量）別にみたDAS28＜2.6の割合（24週時）

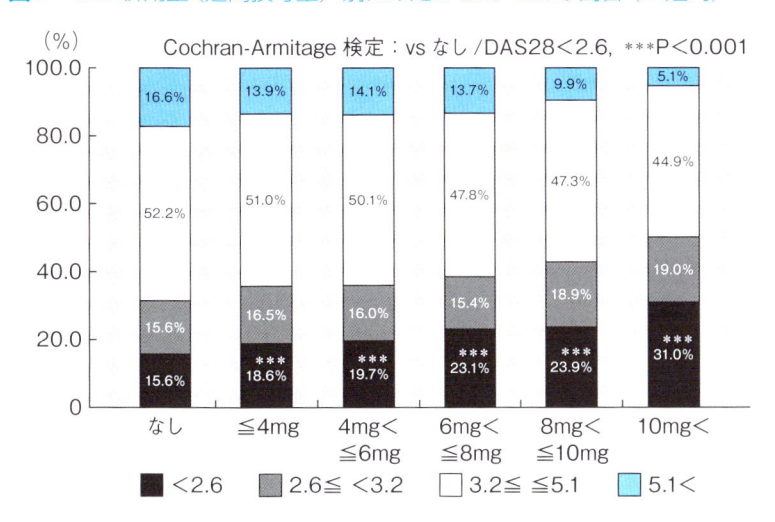

Cochran-Armitage 検定：vs なし／DAS28＜2.6, ***P＜0.001

MTX併用量	＜2.6	2.6≦＜3.2	3.2≦＜5.1	5.1＜
なし	15.6%	15.6%	52.2%	16.6%
≦4mg	18.6%***	16.5%	51.0%	13.9%
4mg＜≦6mg	19.7%***	16.0%	50.1%	14.1%
6mg＜≦8mg	23.1%***	15.4%	47.8%	13.7%
8mg＜≦10mg	23.9%***	18.9%	47.3%	9.9%
10mg＜	31.0%***	19.0%	44.9%	5.1%

国内の市販後全例調査時におけるMTXのRAに対する国内の承認用量の上限は8mg/週である．MTXの他にDMARDsを併用している症例を含む．

出典：エンブレル適正使用情報Vol.9.

　インフリキシマブ（商品名：レミケード／田辺三菱製薬）治療中の効果減弱については，滑膜切除の有効性が報告されている[10]が，エタネルセプト治療中の効果減弱に対する滑膜切除についてのまとまった報告はないようである．関節破壊が強い場合は人工関節置換術，関節形成術が考慮される．

　効果減弱例では，他の生物学的製剤への変更が考慮される．エタネルセプトからトシリズマブ（商品名：アクテムラ／中外製薬）への変更の際は，エタネルセプト中止後，トシリズマブの効果が出る2〜3ヵ月間は，RAの疾患活動性が著しく高くなることがあるので注意を要する．

効果減弱に対する方法
- MTXとの併用療法がエタネルセプト単独療法よりも有効性が高い．
- MTXは用量依存的に有効性が高くなる．
- トシリズマブへの変更の際，トシリズマブの効果が出る2〜3ヵ月は，RAの疾患活動性が著しく高くなることがあるので注意．

6. 有効症例

1）有効性の評価

①DAS28の推移

　市販後全例調査13,023例のDAS28-ESRの推移は，投与前5.87が4週目には有意に低下し，その後も有意に維持され，24週では

3.77となっていた（**図8**）．

EULAR改善基準では，good+moderate responseが4週で77.1％，24週で84.3％（good response31.6％，moderate response52.7％）となっていた（**図9**）．

DAS28が2.6未満は，4週で9.3％，24週で18.9％を占めた（**図10**）．

図8 DAS28（ESR，CRP）による有効性の評価（LOCF法）

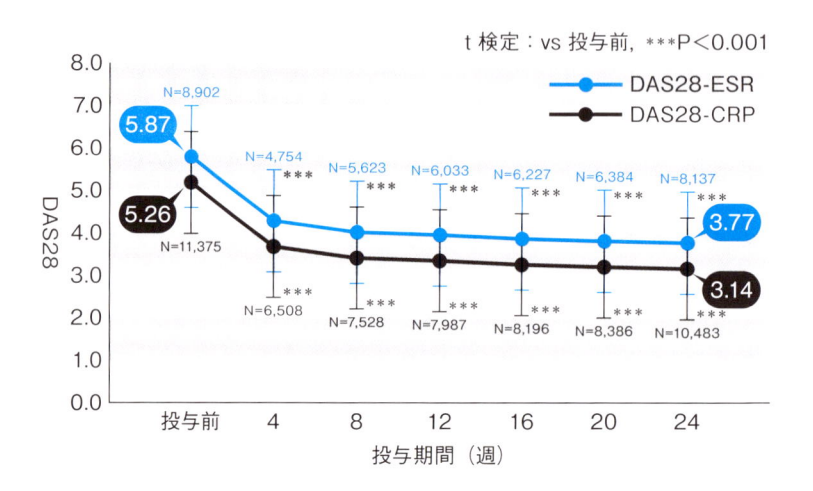

t検定：vs 投与前，***P＜0.001

出典：エンブレル適正使用情報Vol.9．

図9 EULAR改善基準（DAS28-ESR）の推移（LOCF法）

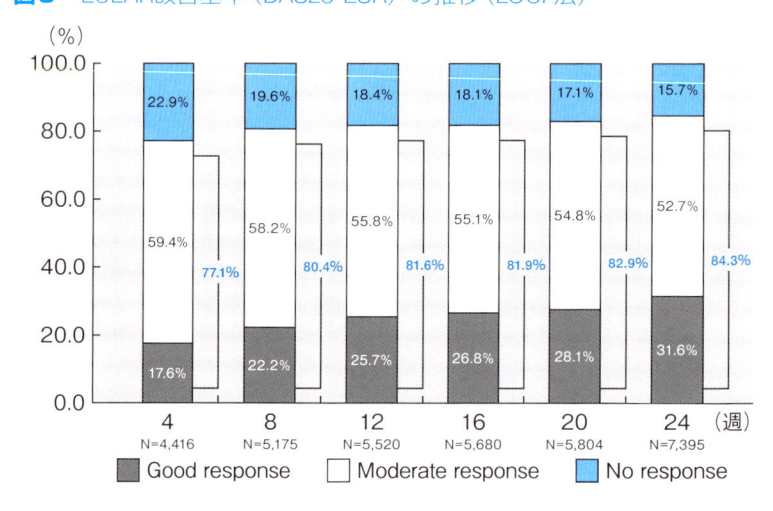

出典：エンブレル適正使用情報Vol.9．

図10 DAS28-ESRの推移

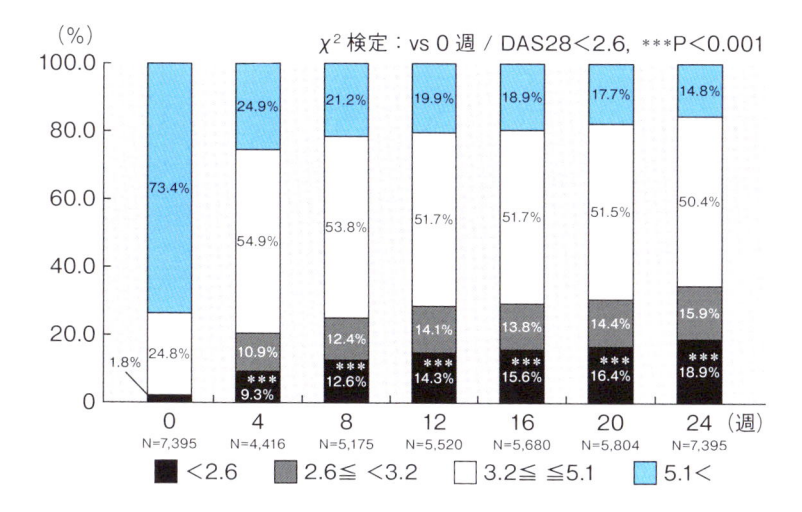

出典：エンブレル適正使用情報Vol.9.

②DAS28＜2.6に対する投与前の患者背景因子

投与後24週でDAS28＜2.6に達する患者背景要因を，ロジスティック回帰モデルで調整すると，投与前の要因でオッズ比として有意差を認めたのは，女性に比べ男性1.28，65歳以上と比べて65歳未満1.35，StageⅢ以上と比べてⅡ以下1.65，Class 3以上と比べ2以下1.64，MTXなしと比べ8 mg/週以下で1.23，8 mg/週より多いと1.52，DAS28≦5.1群がDAS28＞5.1と比べ3.10であった（**図11**）．

図11 DAS28＜2.6に対する患者背景要因の調整したオッズ比とその95% CI

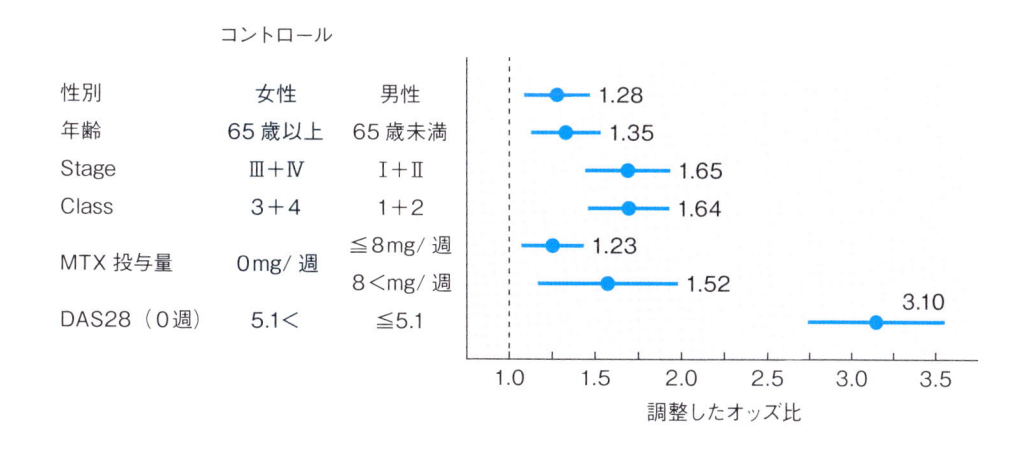

出典：エンブレル適正使用情報Vol.9.

市販後全例調査では，インフリキシマブからの移行例についても調査され，24週で15.5％がDAS28＜2.6を満たした．

有効症例
・投与開始4週で有効性が発現．
・24週で31.6％にgood response．
・投与前の患者背景により有効性に違いがある．

2）海外大規模臨床試験についての報告

TEMPO試験のデータベースからの解析でも，疾患活動性がhigh disease activityの症例よりも，moderate disease activityの症例において有効性が高かったと報告されている[11]．海外大規模臨床試験については多くの報告があるが，COMET試験[9, 12]，TEMPO試験[7, 13]について紹介する．

①COMET試験（MTX＋プラセボ　対　MTX＋エタネルセプト）

RA罹病期間が3ヵ月以上2年未満で，MTX未使用の中等度から重症RAにおいて，MTX＋プラセボとMTX＋エタネルセプトの治療効果を二重盲検試験で比較した．年齢は平均51.4歳，罹病期間は平均9ヵ月，DAS28は各群とも平均6.5，抗CCP抗体陽性率は約70％であった．

結果，52週でDAS28＜2.6に達したのは，MTX＋エタネルセプトで50％，MTX単独で28％であった．Low disease activityに達したのは，MTX＋エタネルセプトで64％，MTX単独で41％であった．52週でX線写真上の関節破壊進行度を平均総modified Sharp/ van der Heijde score（mTSS）[14～16]で評価すると，MTX＋エタネルセプトで0.27，MTX単独で2.44であった．構造的寛解率（ΔmTSS≦0.5の割合）はMTX＋エタネルセプトで80％，MTX単独で59％と有意差を示した．身体機能評価では，HAQ（health assessment questionnaire）スコア≦0.5の割合は，MTX＋エタネルセプトで55％，MTX単独で39％と有意差を示した．

早期RAでは，MTX＋エタネルセプト療法はMTX単独よりも疾患活動性，関節破壊，身体機能改善において，有効性を示した（**表6**）．

表6 COMET試験による52週での試験結果

	MTX＋エタネルセプト	MTX単独	有意差
DAS28 2.6未満到達率	50%	28%	P＜0.001
Low disease activity 到達率	64%	41%	P＜0.001
X線写真上の平均関節破壊進行度（mTSS）	0.27	2.44	P＜0.01
構造的寛解率（ΔmTSS≦0.5の割合）	80%	59%	P＜0.0001
HAQスコア≦0.5の割合	55%	39%	P＝0.0004

　COMET試験は，さらに52週終了後に治療法を4群（MTX＋エタネルセプトは，①MTX＋エタネルセプト（EM→EM）と②エタネルセプト（EM→E）の2群に割り付け，MTXは，③MTX＋エタネルセプト（M→EM）と④MTX（M→M）に割り付け）に変更し，104週（2年目）に同様に評価された．

　2年目1年間のDAS28＜2.6の割合は，MTX＋エタネルセプト継続群57％と，1年目MTXで2年目にエタネルセプト追加群58％が，2年間MTX単独群35％と比べ有意に高かった．

　関節破壊進行抑制効果（治療開始時からのmTSS進行≦0.5：構造的寛解）は，MTX＋エタネルセプト継続群の90％に認められ，他群と比べ有意に高かった（**図12**）．2年間の関節破壊進行度，HAQスコアもMTX＋エタネルセプト継続群の有効性が認められた（**図13**）．

　最初の1年間（52週）がMTX＋エタネルセプトで，2年目にMTX＋エタネルセプト継続群と，MTX中止エタネルセプト単独群に割り当てられた2群の比較では，DAS28寛解率，関節破壊の進行制御率は，いずれもMTX＋エタネルセプト継続群に有効性が認められた．このことから，MTX投与可能な患者に対してはエタネルセプトを単独で投与せず，MTXを併用すべきと考えられた．

図12 COMET試験2年目（104週）構造的寛解率（⊿mTSS≦0.5）（LOCF法）

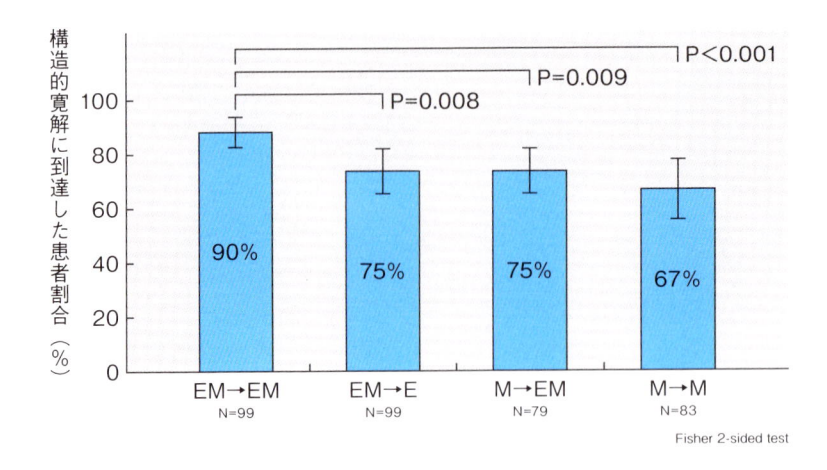

構造的寛解に到達した患者割合（%）

- EM→EM N=99 : 90%
- EM→E N=99 : 75% (P=0.008)
- M→EM N=79 : 75% (P=0.009)
- M→M N=83 : 67% (P<0.001)

Fisher 2-sided test

出典：Emery P, Breedveld F, van der Heijde D, et al: Two-year clinical and radiographic results with combination etanercept-methotrexate therapy versus monotherapy in early rheumatoid arthritis: a two-year, double-blind, randomized study. Arthritis Rheum 2010; 62(3): 674-82.

図13 COMET試験2年目（104週）2年間のmTSSの推移（LOCF法）

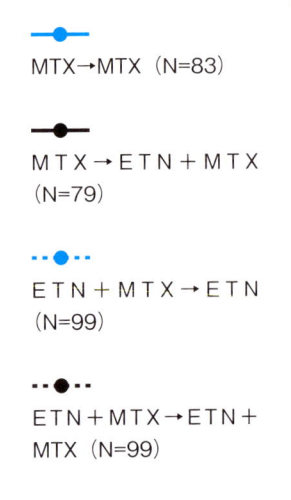

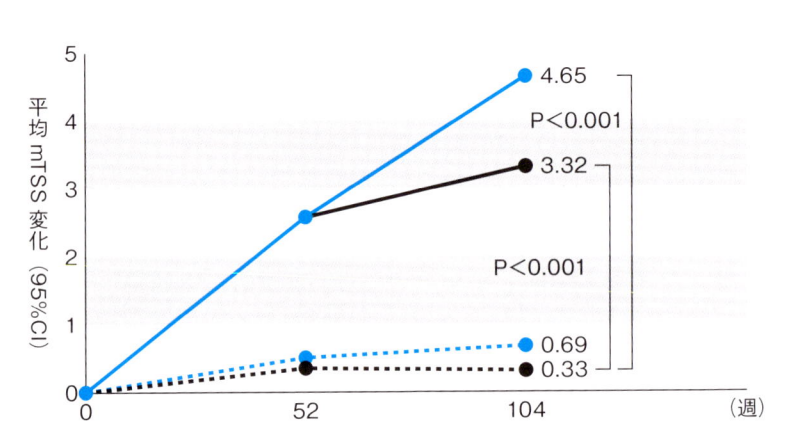

- MTX→MTX（N=83）
- MTX→ETN＋MTX（N=79）
- ETN＋MTX→ETN（N=99）
- ETN＋MTX→ETN＋MTX（N=99）

平均mTSS変化（95%CI）

- MTX→MTX: 4.65
- MTX→ETN＋MTX: 3.32
- ETN＋MTX→ETN: 0.69
- ETN＋MTX→ETN＋MTX: 0.33

$P<0.001$

出典：Emery P, Breedveld F, van der Heijde D, et al: Two-year clinical and radiographic results with combination etanercept-methotrexate therapy versus monotherapy in early rheumatoid arthritis: a two-year, double-blind, randomized study. Arthritis Rheum 2010; 62(3): 674-82.

②TEMPO試験（MTX単独　対　エタネルセプト単独　対　MTX＋エタネルセプト）

MTXを除くDMARDs不応例の活動性RAを対象にMTX，エタネルセプト（ETN），MTX＋エタネルセプト（ETN）に無作為に分け，3年間にわたる二重盲検試験が行われた．平均罹病期間は6.3～6.8年と早期例に限った試験ではない．

結果，治療継続率はMTX＋エタネルセプトで有意に高く，無効による脱落例はMTX＋エタネルセプトで有意に低かった．

DAS28＜2.6達成率はMTX＋エタネルセプトで他の2群と比べ有意に高かった．HAQは，MTX＋エタネルセプト，エタネルセプトでMTX群より有意に改善し3年間持続した．

また，関節破壊進行抑制効果をmTSSで評価すると，MTX＋エタネルセプトにおいては治療開始24週に登録時よりも減少し，3年間持続していた．関節破壊の進行抑制効果があることと治癒機転が働いていることが示唆された（**図14**）．治療開始時から3年間でmTSSの変化が0.5以下の割合は，MTX＋エタネルセプトで76％，エタネルセプト単独で61％，MTXで51％であった（**図15**）．

以上から，平均罹病期間6年でもMTX＋エタネルセプトで1年後に約40％の患者にDAS28寛解が誘導でき，平均mTSSで関節破壊進行抑制が起こり，3年間継続されることが示された．

図14 TEMPO試験3年間における関節破壊進行抑制効果（LOCF法）

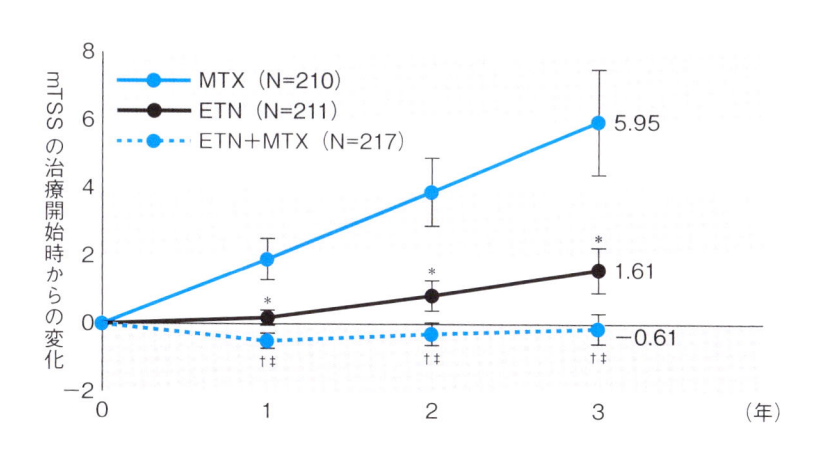

*$P<0.05$, vs MTX
†$P<0.05$, vs MTX
‡$P<0.05$, vs ETN

出　典：van der Heijde D, Klareskog L, Landewé R, et al: Disease remission and sustained halting of radiographic progression with combination etanercept and methotrexate in patients with rheumatoid arthritis. Arthritis Rheum 2007; 56(12): 3928-39.

図15 TEMPO試験3年間における累積確率からみた関節破壊

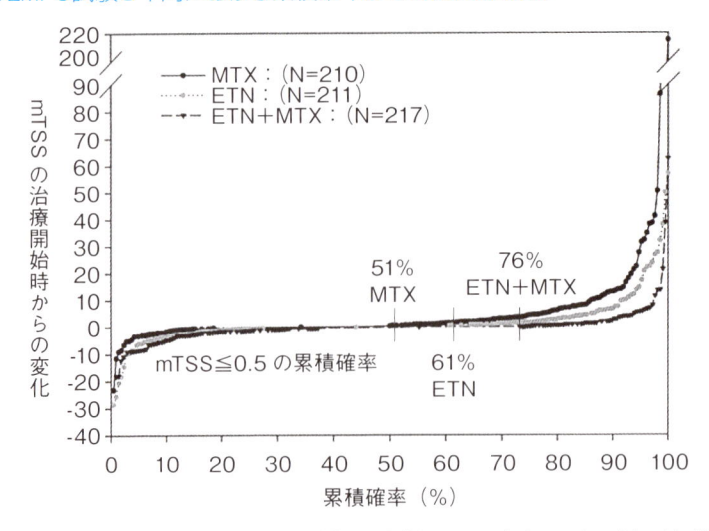

出典：van der Heijde D, Klareskog L, Landewé R, et al: Disease remission and sustained halting of radiographic progression with combination etanercept and methotrexate in patients with rheumatoid arthritis. Arthritis Rheum 2007; 56(12): 3928-39.

症例1　58歳，女性，stageⅢ，class 2，罹病期間8年

- 50歳RA発症.
- 58歳時にMTX 8 mg/週が無効となり，high disease activity，CRP5.1mg/dl．説明と同意のもとにエタネルセプト50mg/週＋MTX 8 mg/週を開始．投与開始1ヵ月でCRPは陰性化し，moderate responseで経過した.
- 投与前のMMP-3は391ng/dlであったが，2ヵ月で正常範囲内となり維持された.
- 投与前に服用していたプレドニゾロン5 mg/日は漸減し，エタネルセプト＋MTX開始後1年3ヵ月で中止となった.
- 投与1年10ヵ月のX線写真で，骨びらんの改善と骨棘形成を認めた.
- 投与2年2ヵ月のX線写真（立位）で関節裂隙も保たれていた．エタネルセプト＋MTXで膝関節の改善が起こったと考えられた.

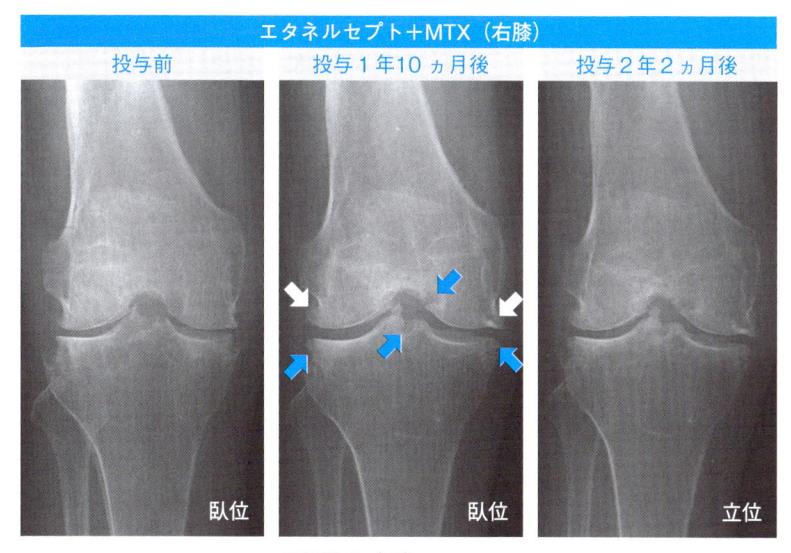

エタネルセプト＋MTX（右膝）

投与前　／　投与1年10ヵ月後　／　投与2年2ヵ月後
臥位　／　臥位　／　立位

骨棘形成（⇨）
骨びらん改善（➡）

症例2　51歳，女性，stageⅣ，class 2，罹病期間7年

- 44歳RA発症．
- 48歳時に両手関節の滑膜切除術と部分固定術の手術歴あり．
- MTXを投与していたが，51歳時にhigh disease activity，CRP5.4mg/dlとなり，説明と同意のもとにエタネルセプト50mg/週＋MTX 8mg/週開始．
- 投与開始1ヵ月でCRPは陰性化し，moderate responseで推移し，8ヵ月で投与前と比べgood responseとなった．
- 投与前のMMP3は432ng/dlであったが，1ヵ月で93となり，その後は90前後で維持された．投与9ヵ月のX線写真で，右中指PIP関節の骨びらんの改善を認めた[17]．

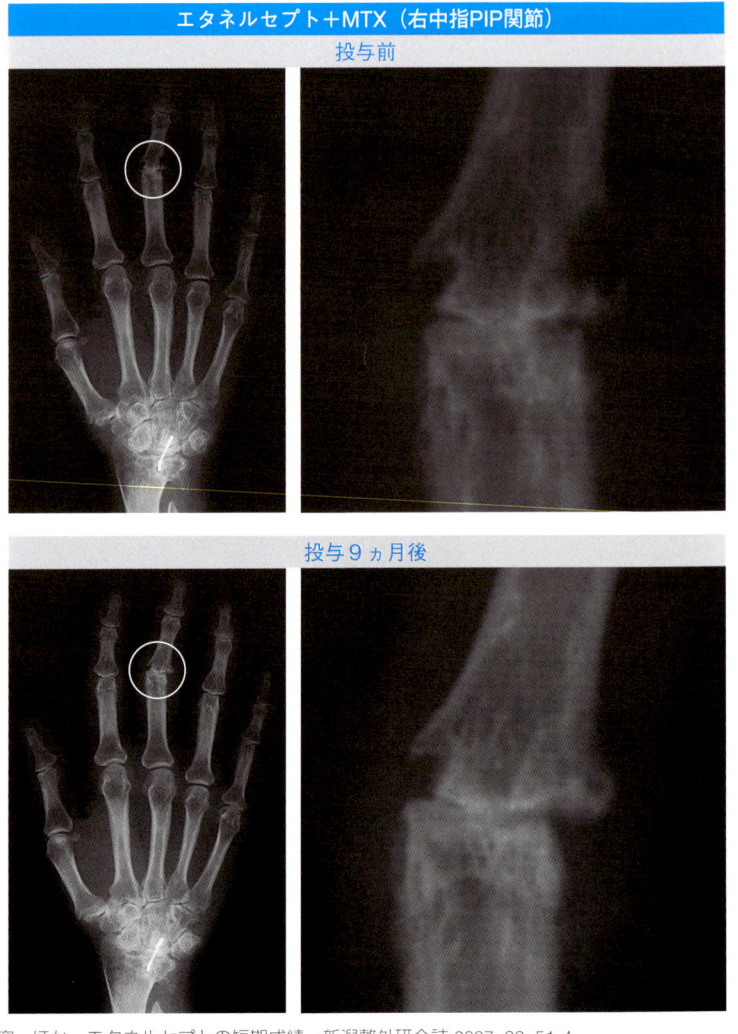

エタネルセプト＋MTX（右中指PIP関節）
投与前
投与9ヵ月後

出典：佐野博繁，荒井勝光，村井丈寛，ほか．エタネルセプトの短期成績．新潟整外研会誌 2007; 23: 51-4.

症例3　61歳，女性，stageⅡ，class 2，罹病期間4年

- 57歳RA発症．
- MTX 8 mg/週にてlow disease activity となったが，61歳，発症4年時には，左中足部から後足部の疼痛腫脹のみが残存していた．
- ESR 9 mm/h，VAS10mm，CRP0.14mg/dl，足部はDAS28の評価関節でないため，疼痛，腫脹関節が0となり，DAS28は2.86．X線写真の経過で同部位の骨破壊の進行と，MRIで骨髄内の輝度変化と関節液の貯留を認めたため（**図A**），説明と同意のもとにエタネルセプト50mg/週＋MTX 8 mg/週を開始した．
- 投与後2ヵ月で同部位の痛みは軽減し，X線写真で骨びらんの改善を認めた（**図B**）．MMP-3は投与前91.9ng/dlが36.4と正常値となり，その後，維持された．
- 投与後1年で同部の疼痛腫脹がなくなり，X線写真で骨びらんの改善を認め，車のクラッチ操作も可能となり仕事に復帰した．

図A　関節面の不整化と骨びらん（左足）

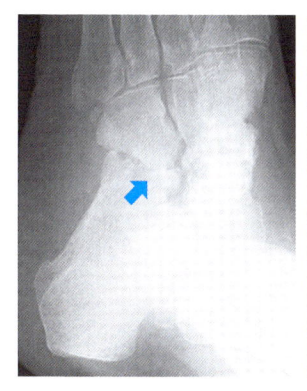

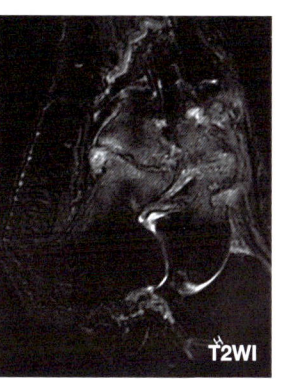

図B　X線写真の経過にみる骨びらんの改善（左足）

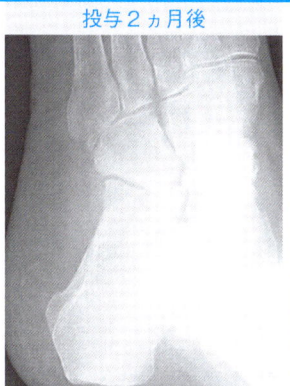

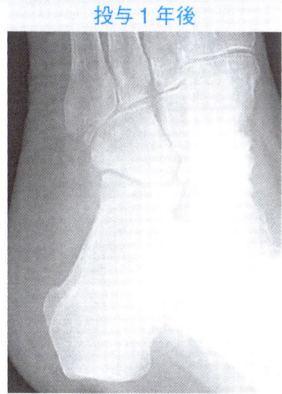

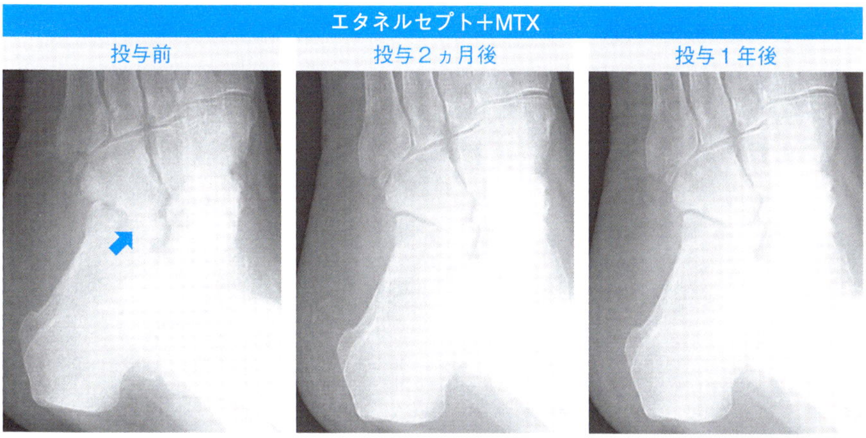

エタネルセプト＋MTX		
投与前	投与2ヵ月後	投与1年後

> **症例4** 32歳，女性，stageⅡ，class 2，罹病期間10年

- 22歳RA発症．
- インフリキシマブの一次無効例．
- 32歳のエタネルセプト50mg/週＋MTX 8 mg/週の導入時には，DAS28が7.48，CRP11.6mg/dl，ESR132mm/hのhigh disease activityであった．
- 投与 8 週でmoderate response，投与16週でgood response，CRP陰性となり，現在までの 3 年 8 ヵ月間維持されている．
- X線写真の経過では，橈骨・手根関節，手根中央関節の関節裂隙の鮮明化，遠位橈尺関節の鮮明化，骨びらんの改善を認めた．

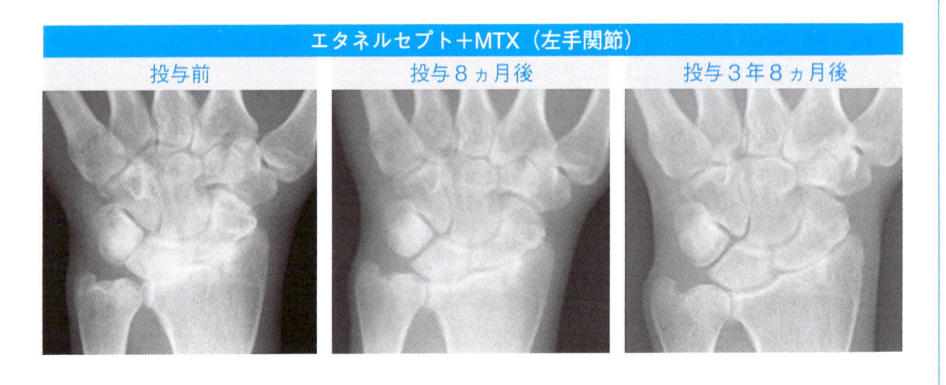

エタネルセプト＋MTX（左手関節）
投与前 ／ 投与 8 ヵ月後 ／ 投与 3 年 8 ヵ月後

7. 無効症例

国内の市販後全例調査[3]において，24週でのno responseは15.7％（**図 9**），24週におけるDAS28＞5.1は14.8％であった（**図10**）．投与開始時にDAS28＞5.1の症例は，24週で19.2％がDAS28＞5.1のままであった．もともと疾患活動性が高い症例，stage，classが進んでいる症例，MTXが使えない症例は無効になる可能性がある．

自験例においてMTX＋エタネルセプト76例とエタネルセプト単独40例の計116例を調査した．結果，投与期間平均 2 年，最長 4 年10ヵ月で，1 次無効中止が13例（11％），2 次無効中止が 6 例（5 ％）で，合計の経過中の無効中止は19例（16％）であった[18]．

また，エタネルセプトあるいはインフリキシマブを投与開始後 1 年以上経過した91例について調査した[19]．結果，投与中に関節形成手術が必要となった症例は21例34関節（手術群：股関節 7，膝関節 7，足関節 2，肩・肘 7，手関節・指 5，足趾 6：投与開始から平均14.8ヵ月で手術）で，手術なしで経過した症例（非手術群：投与開始から平均23ヵ月で評価）は70例であった．手術

群，非手術群ともに，TNF阻害薬開始前のDAS28，経口ステロイド内服量に差はなかったが，経過観察時において非手術群は手術群と比べ，DAS28の改善度が有意に高く，経口ステロイド薬が有意に減量されていた（**図16**）．TNF阻害薬の使用経過中に関節形成術が必要となることを防ぐためにはタイトコントロールを維持することが重要であった．

図16 手術群，非手術群のTNF阻害薬開始時をもとにした評価時の治療反応性

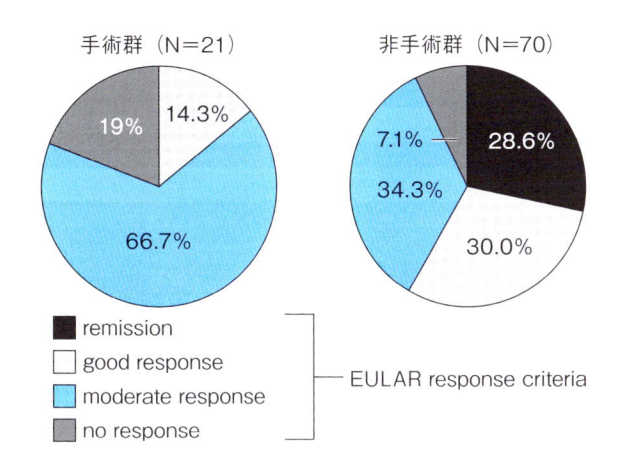

手術群（N＝21）
- 14.3%
- 66.7%
- 19%

非手術群（N＝70）
- 28.6%
- 30.0%
- 34.3%
- 7.1%

EULAR response criteria
- remission
- good response
- moderate response
- no response

出典：Sano H, Arai K, Murai T, et al: Tight control is important in patients with rheumatoid arthritis treated with an anti-tumor necrosis factor biological agent: prospective study of 91 cases who used a biological agent for more than 1 year. Mod Rheumatol 2009; 19(4): 390-4.

無効症例

- TNF阻害薬を用いても，タイトコントロールの維持が重要．
- エタネルセプト投与前に関節アライメントの異常があると，エタネルセプトを使用しても悪化することがある．

症例5　58歳，男性，stageⅣ，class 3，罹病期間2年

- 56歳RA発症．
- 発症早期からhigh disease activityであったため早期からMTX 8 mg/週を使用したがno response．発症1年9ヵ月でインフリキシマブ＋MTXを開始したがno responseであり3ヵ月で中止．ただちにエタネルセプト50 mg/週＋MTX 8 mg/週に変更（58歳）したがno responseでhigh disease activityのまま経過した（**図A**）．
- 両膝関節の腫脹は続き骨関節破壊が進行し，エタネルセプト開始後1年2ヵ月で人工膝関節置換術（TKA）となった（**図A**）[17]．MRIも関節腫脹，骨関節破壊の所見を呈している（**図B**）腫脹が続いた左肘関節もLarsenⅡからⅣに骨破壊が進行した．
- 61歳でトシリズマブに変更し，63歳の現在:moderate disease activityである．エタネルセプト＋MTXを用いてもno responseで，関節腫脹が続き，関節破壊は進行した．

図A　X線所見の推移と手術所見

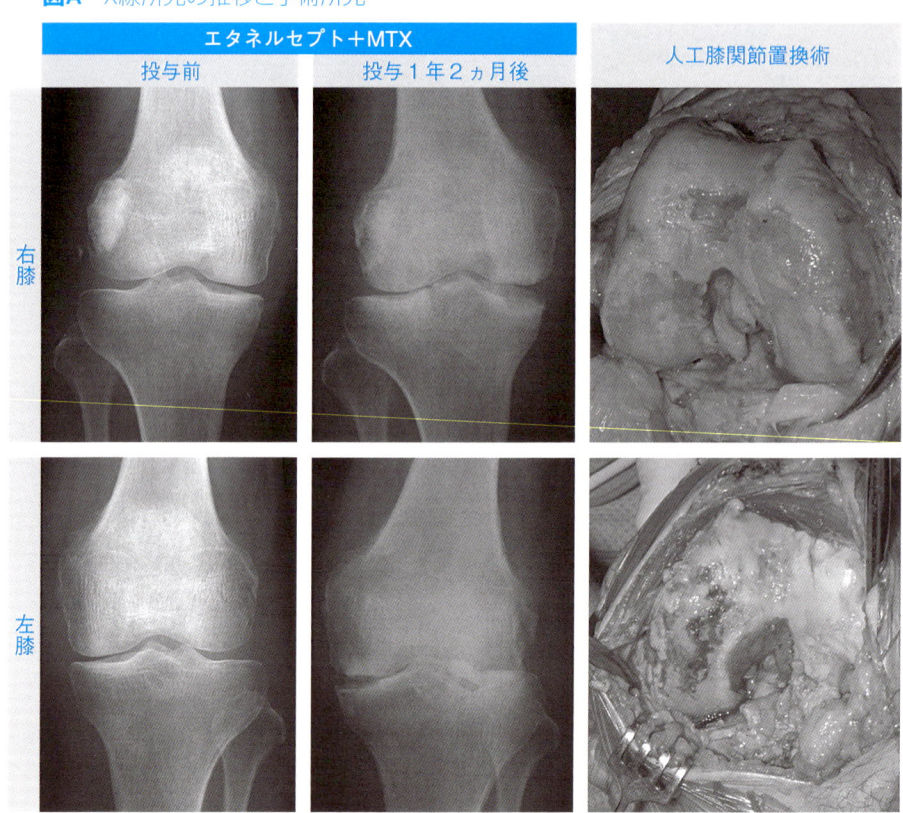

図B MRI所見の推移（T1WI）

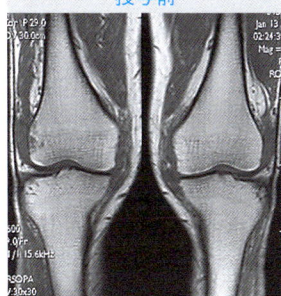

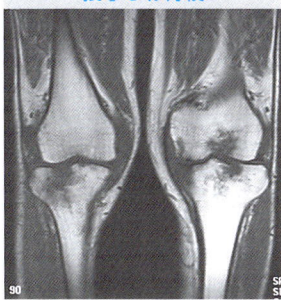

インフリキシマブ		エタネルセプト＋MTX
投与前	投与3ヵ月後	投与1年2ヵ月後
	no responseのためエタネルセプト＋MTXに変更	no responseで関節破壊が進みTKAを施行．

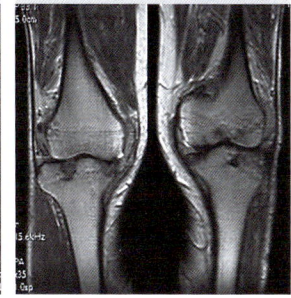

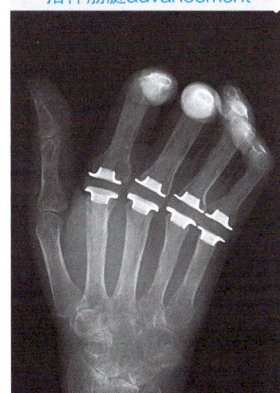

症例6　60歳，女性，stageⅣ，class 2，罹病期間11年

- 49歳RA発症．
- 60歳時にhigh disease activityとなり，MTX単独からエタネルセプト50 mg/週＋MTX 8 mg/週に変更．変更時に右手MP関節に尺側変位を認めていた．変更後は，moderate responseで推移したが，変更後1年で手指変形が増悪した．
- 日常生活動作（ADL）の悪化から，手指2〜5 MP関節に対しSwanson人工関節を用いた関節形成術と母指MP関節滑膜切除＋短母指伸筋腱advancementを行った．エタネルセプト投与前に関節のアライメント異常があると，エタネルセプトを使用しても悪化することがある．

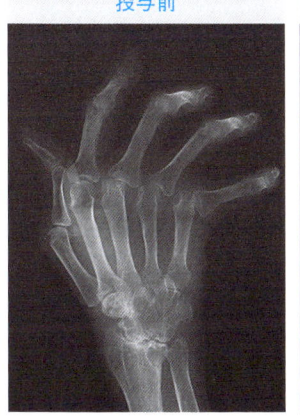

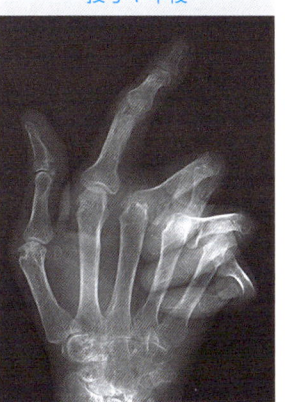

エタネルセプト＋MTX（右手）		Swanson人工関節置換術・母指MP関節滑膜切除＋短母指伸筋腱advancement
投与前	投与1年後	
	moderate response．	

症例7　51歳，女性，stageⅣ，class 2，罹病期間7年

- 有効症例で提示した**症例2**である．
- 指の骨びらんは改善し（**症例2**），右第5MTP関節の骨びらんも改善した一方で，エタネルセプト50mg/週＋MTX 8mg/週導入後，1年4ヵ月のX線写真で前足部のアライメントが悪化し変形が進行した．
- 投与前に左第2MTP関節のアライメント不良を認めていたが，外反母趾の進行とともに悪化し脱臼を生じた．右も外反母趾角の増大が認められ，両足底に有痛性の胼胝が出現した．**症例6**と同様に関節アライメントの悪化例である．

エタネルセプト＋MTX
投与前

投与1年4ヵ月後

外反母趾角の増大と左第2MTP関節の脱臼（⇨），足底胼胝の出現．一方で右第5MTP関節で骨びらんの改善がみられる（○）．

8. 継続率について

アメリカのWeinblatt MEらは，エタネルセプト導入後の10年継続率は，発症後3年以内にエタネルセプトを導入したearly症例で29％，long standing症例で37％と報告している．副作用による中止はearly症例で21％，long standing症例で22％，効果減弱はearly症例で13％，long standing症例で21％であった[20]．スウェーデンではMTX＋エタネルセプトの5年継続率が65％[21]，イタリアでは3年継続率が62.5％[22]と報告されている．

金子はMTX＋エタネルセプト153例，エタネルセプト単独75例を検討し，Kaplan-Meier法を用いた解析で，3年の継続率は，MTX＋エタネルセプトで81.6％，エタネルセプト単独で73.2％と報告している[23]．

自験例のMTX＋エタネルセプト76例，エタネルセプト単独40例のKaplan-Meier法を用いた解析では，1年でMTX＋エタネルセプトの継続率が83.9％，2年で77.5％，エタネルセプト単独で，1年でMTX＋エタネルセプトが82.0％，2年で71.4％であった[18]．

継続率
- 海外では，10年継続率は30～40％，5年継続率は65％と報告されており，本邦では，3年継続率はMTXとの併用で80％前後と報告されている．

おわりに

エタネルセプトは完全ヒト型可溶型TNF受容体製剤で，TNF-αとLT-α（TNF-β）をブロックする皮下注射製剤である．既存のDMARDsを用いてもコントロールが不良の患者に適応があり，感染症に注意を払うことが重要となる．

MTXとの併用療法がエタネルセプト単独療法よりも有効性が高く，投与開始4週で有効性が発現する．

臨床症状だけでなく，X線的変化の改善例や日常生活動作の改善例も認め，仕事に復帰する有効例も存在する．投与中は疾患活動性を確認し，タイトコントロールを維持することが重要である．

■参考文献

1）日本リウマチ学会：関節リウマチ（RA）に対するTNF阻害療法施行ガイドライン（2010年改訂版）．
www.ryumachi-jp.com/info/guideline_TNF_100930.html
2）Koike T, Harigai M, Inokuma S, et al: Postmarketing surveillance of the safety and effectiveness of etanercept in Japan. J Rheumatol 2009; 36(5): 898-906.
3）ワイス株式会社，武田薬品工業株式会社：エンブレル適正使用情報Vol.9全例調査結果について，2008年12月．
4）Dixon WG, Hyrich KL, Watson KD, et al: B S R B R Control Centre Consortium, Symmons DP; BSR Biologics Register: Drug-specific risk of tuberculosis in patients with rheumatoid arthritis treated with anti-TNF therapy: results from the British Society for Rheumatology Biologics Register (BSRBR). Ann Rheum Dis 2010; 69(3): 522-8.
5）Bongartz T, Sutton AJ, Sweeting MJ, et al: V: Anti-TNF antibody therapy in rheumatoid arthritis and the risk of serious infections and malignancies: systematic review and meta-analysis of rare harmful effects in randomized controlled trials. JAMA 2006; 295(19): 2275-85.
6）Bongartz T, Warren FC, Mines D, et al: Etanercept therapy in rheumatoid arthritis and the risk of malignancies: a systematic review and individual patient data meta-analysis of randomised controlled trials. Ann Rheum Dis 2009; 68(7): 1177-83.
7）van der Heijde D, Klareskog L, Landewé R, et al: Disease remission and sustained halting of radiographic progression with combination etanercept and methotrexate in patients with rheumatoid arthritis. Arthritis Rheum 2007; 56(12): 3928-39.
8）Kameda H, Ueki Y, Saito K, et al: Etanercept (ETN) with methotrexate (MTX) is better than ETN monotherapy in patients with active rheumatoid arthritis despite MTX therapy: a randomized trial. Mod Rheumatol 2010; 20: 531–8.
9）Emery P, Breedveld F, van der Heijde D, et al; Combination of Methotrexate and Etanercept in Early Rheumatoid Arthritis Trial Group: Two-year clinical and radiographic results with combination etanercept-methotrexate therapy versus monotherapy in early rheumatoid arthritis: a two-year, double-blind, randomized study. Arthritis Rheum 2010; 62(3): 674-82.
10）Kanbe K, Inoue K. Efficacy of arthroscopic synovectomy for the effect attenuation cases of infliximab in rheumatoid arthritis. Clin Rheumatol 2006; 25(6): 877-81.
11）Keystone E, Freundlich B, Schiff M, et al: Patients with moderate rheumatoid arthritis(RA) achieve better disease activity states with etanercept treatment than patients with severe RA. J Rheumatol 2009; 36(3): 522-31.
12）Emery P, Breedveld FC, Hall S, et al: Comparison of methotrexate monotherapy with a combination of methotrexate and etanercept in active, early, moderate to severe rheumatoid arthritis（COMET）: a randomised, double-blind, parallel treatment trial. Lancet 2008; 372(9636):

375-82.
13) Klareskog L, van der Heijde D, de Jager JP, et al: TEMPO (Trial of Etanercept and Methotrexate with Radiographic Patient Outcomes) study investigators: Therapeutic effect of the combination of etanercept and methotrexate compared with each treatment alone in patients with rheumatoid arthritis: double-blind randomised controlled trial. Lancet 2004; 363(9410): 675-81.
14) van der Heijde D. How to read radiographs according to the Sharp/van der Heijde method. J Rheumatol 1999; 26(3): 743-5.
15) van der Heijde D, van Riel PL, Nuver-Zwart IH, et al: Effects of hydroxychloroquine and sulphasalazine on progression of joint damage in rheumatoid arthritis. Lancet 1989; 1(8646): 1036-8.
16) van der Heijde D, Landewé R, Klareskog L, et al: Presentation and analysis of data on radiographic outcome in clinical trials: experience from the TEMPO study. Arthritis Rheum 2005; 52(1): 49-60.
17) 佐野博繁, 荒井勝光, 村井丈寛, ほか. エタネルセプトの短期成績. 新潟整外研会誌 2007; 23: 51-4.
18) 近藤直樹, 荒井勝光, 藤澤純一, ほか. 当院リウマチ外来における生物学的製剤の継続性と有効性の検討. 日整会誌 2010; 84: 380.
19) Sano H, Arai K, Murai T, et al: Tight control is important in patients with rheumatoid arthritis treated with an anti-tumor necrosis factor biological agent: prospective study of 91 cases who used a biological agent for more than 1 year. Mod Rheumatol 2009; 19(4): 390-4.
20) Weinblatt ME, Bathon JM, Kremer JM, et al: Safety and efficacy of etanercept beyond 10 years of therapy in North American patients with early and long-standing rheumatoid arthritis. Arthritis Care Res 2011; 63(3): 373-82.
21) Kristensen LE, Saxne T, Nilsson JA, et al: Impact of concomitant DMARD therapy on adherence to treatment with etanercept and infliximab in rheumatoid arthritis. Results from a six-year observational study in southern Sweden. Arthritis Res Ther 2006; 8(6): 174.
22) Marchesoni A, Zaccara E, Gorla R, et al: TNF-alpha antagonist survival rate in a cohort of rheumatoid arthritis patients observed under conditions of standard clinical practice. Ann N Y Acad Sci 2009; 1173: 837-46.
23) 金子敦史. TNF阻害先行2剤の効果と問題点の比較検討～継続率, RA関連年間手術施行頻度, 死亡例～. 臨床リウマチ 2009; 21: 363-9.

第2章 各製剤の臨床データ

3 トシリズマブの実際

独立行政法人 国立病院機構 大阪南医療センター 免疫疾患センター 部長
橋本　淳

はじめに

　すでに生物学的製剤が使用されるようになり，欧米では10年以上，日本でも7年以上が経過し，いずれの薬剤も使用経験が積まれ，安全かつ効果的な使用の"コツ"も次第にわかりつつある時期となっている．逆に慣れることによって，安易で不用意な使用による問題も出てきやすい時期になっているとも考えられる．また，いずれの生物学的製剤も優れた効果が確認されてきており，それらの，head-to-headの比較試験による科学的検証なしで，効果や安全性の優劣を述べることは難しい．現実のところは，それぞれうまく使い慣れた薬剤を各人の第一選択とする程度の個人的根拠に，科学的比較検証がない中で従いつつある面も否定できない．しかしその経験を，しっかりとした科学的検証データとして積み上げていく努力がさまざまな形で行われつつある時期である．

図1　トシリズマブ（商品名：アクテムラ）

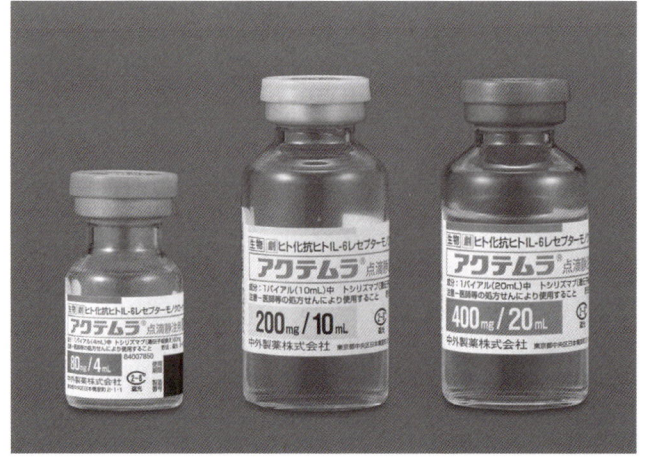

中外製薬株式会社

トシリズマブ（商品名：アクテムラ／中外製薬，**図1**）に関する臨床試験の結果は，これまでに，SAMURAI[1]・CHARISMA[2]・OPTION[3]・TOWARD[4]・RADIATE[5]・SATORI[6]，STREAM[7] AMBITION[8]，LITHE[9] と数多く報告され，複数の試験によりその優れた臨床効果・関節破壊抑制効果（**図2**）・安全性が確認されている．また，本邦での市販後の実臨床データもREACTION study[10] として報告され，同様にその優れた臨床効果と安全性が確認されている．

　トシリズマブは二次無効がみられず，投与継続率が非常に高いことが一つの特徴であるが，本邦での市販後実臨床のデータがまとめられたREACTIONのデータからみると，6ヵ月間の投与継続率は79.5％で，効果不十分による中止が5.2％，副作用による中止が11.4％であった．より効果と安全性に優れた治療を考えた実臨床での治療を考えた場合，このような頻度でみられた効果不十分例と副作用発生例をいかに減らすか，どのような工夫をするべきであるかを学ぶことが大切である．

　このような中で本項では，少しでもよりよいRA治療につながるよう，トシリズマブに関して論文情報や症例から学んだことなどを含めて記載する．

図2 total Sharp/van der Heijdeスコアでみた，52週間のX線学的関節変化の累積確率散布図

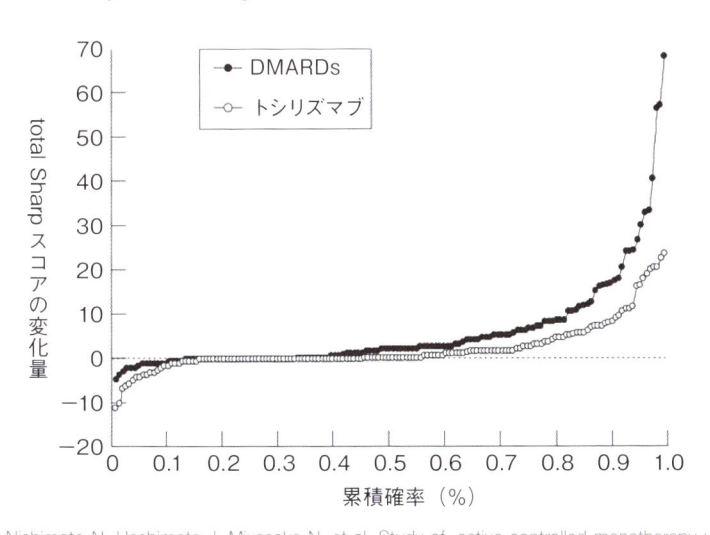

トシリズマブ単独投与群で従来のDMARDs群よりも関節破壊の進行が抑制されている．

出　典：Nishimoto N, Hashimoto J, Miyasaka N, et al. Study of. active controlled monotherapy used for rheumatoid arthritis, an IL-6 inhibitor (SAMURAI):. evidence of clinical and radiographic benefit from an x ray reader-blinded randomised. controlled trial of tocilizumab. Ann Rheum Dis 2007; 66(9): 1162-7.

1. 作用機序と薬物動態

はじめに「具体的な適応」以降の各論の理解のために，トシリズマブの特徴を述べる．

トシリズマブは抗IL-6受容体抗体で，IL-6の受容体への結合を競合的に阻害することでその作用を遮断する．大きな特徴のひとつとして，血中に増加したIL-6の作用により肝臓で産生亢進した炎症性タンパク質CRPの血中濃度が，トシリズマブによるIL-6作用の遮断により，急速に正常化することがあげられる．これ自体は，はじめのうちはRAの病勢を沈静化させたかどうかということと何ら関係なく生ずることであり，血中や組織中に存在するIL-6とIL-6受容体（可溶型，膜型）の量およびトシリズマブの量的なバランスで決まることである．つまり，RAの病態の中で増加した血中IL-6濃度の作用を遮断するに足りるトシリズマブがあればCRPは陰性化し，足りなければ血中CRP濃度は陰性化しない．

Nishimotoらは，血清中の遊離トシリズマブが1μg/ml以上残存する場合は，95％以上のsIL-6R（可溶性IL-6受容体）分子がトシリズマブと結合しており（**図3**），IL-6作用はほぼすべて遮断され血中CRP濃度は陰性化する（**図4**）ことを，第Ⅰ/Ⅱ相試験の際に各分子の血中濃度の解析から明らかにしている[11]．それゆえ，この論文の中でNishimotoらは，CRPの変化が，IL-6作用を遮断する有効血中トシリズマブ濃度が得られているかの臨床的な指標となることを意味すると述べている．

図3 血清中の遊離トシリズマブ濃度とトシリズマブと結合したsIL-6Rの比率（sIL-6R in IC）の関係

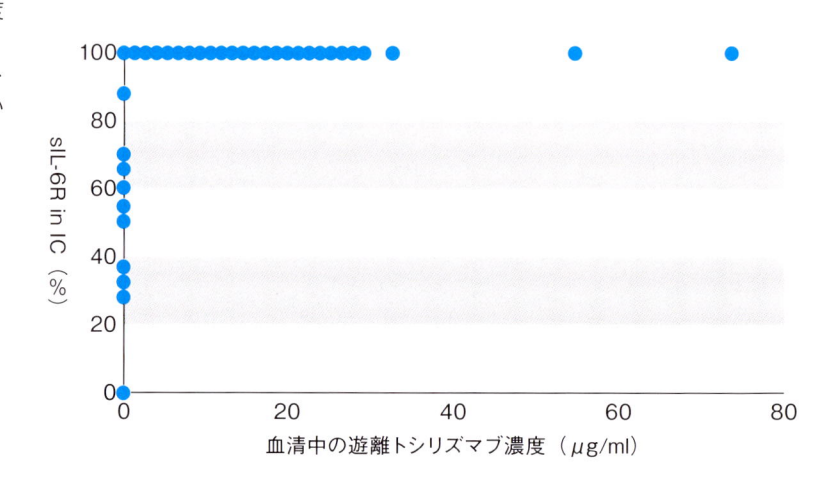

遊離トシリズマブ濃度が1μg/ml以上の場合，sIL-6Rの95％以上がトシリズマブと結合している．

出典：Nishimoto N, Terao K, Mima T, et al: Mechanisms and pathologic. significances in increase in serum interleukin-6 (IL-6) and soluble IL-6 receptor after. administration of an anti-IL-6 receptor antibody, tocilizumab, in patients with rheumatoid. arthritis and Castleman disease. Blood. 2008; 112(10): 3959-64.

図4 血清中の遊離トシリズマブ濃度とCRPとの関係

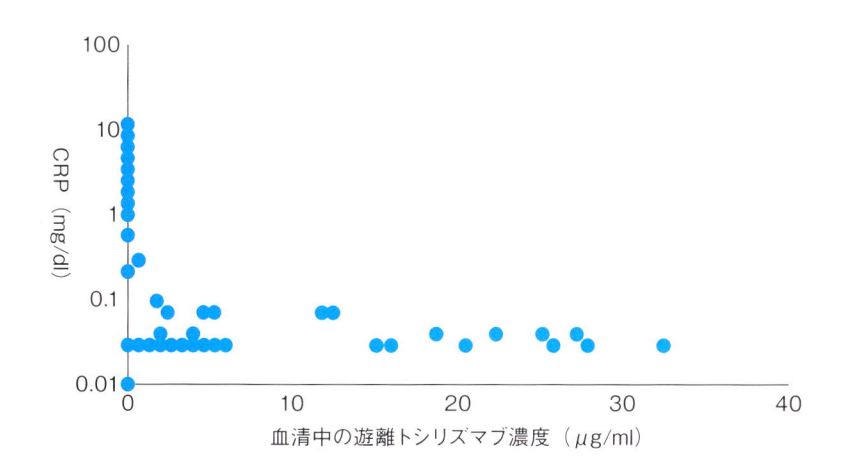

遊離トシリズマブ濃度が1μg/ml以上の場合，CRPは0.1以下と陰性化している．

出典：Nishimoto N, Terao K, Mima T, et al: T. Mechanisms and pathologic. significances in increase in serum interleukin-6 (IL-6) and soluble IL-6 receptor after. administration of an anti-IL-6 receptor antibody, tocilizumab, in patients with rheumatoid. arthritis and Castleman disease. Blood. 2008; 112(10): 3959-64.

　RAの病態の中で，血中や関節液中のIL-6の濃度が上昇しており，その作用により関節炎，骨破壊，関節破壊，貧血など多くのRAでみられるさまざまな病態が惹起されている．

　RAにみられるCRPの産生促進は，肝臓へのIL-6の直接的ワンステップの作用である．一方RAにみられる貧血は，IL-6による肝臓でのhepcidinの産生の増加，その結果の血中鉄レベルの低下といった複数ステップを経て，また骨破壊は，IL-6による増殖滑膜細胞や骨髄間質細胞などのRANKLの産生促進，それによる破骨細胞形成促進，あるいは増殖滑膜細胞でのVEGF産生の促進，その結果の血管新生促進，それに伴う破骨細胞の前駆細胞である単球の供給など，概念的には多重経路，より多くのステップを経て，種々の病態形成に至ると考えられる．関節炎も然りと考えられるが，複数ステップを経る病状の改善はIL-6作用遮断後，CRPの陰性化よりも時間を要するものと理解できる．

　トシリズマブによってIL-6作用が遮断され続ければ，CRP陰性化より遅れながら，これらRAにみられるさまざまな症状も改善してくる．さらにはIL-6作用が遮断され続けることで，IL-6の産生亢進をもたらしていた病態，すなわちサイトカインネットワークの異常は是正され，IL-6の血中濃度も低下してくる．トシリズマブの継続的投与によりIL-6の血中濃度が低下すれば，IL-6作用を遮断するために必要なトシリズマブ濃度は低くなるので，1回のトシリズマブ投与がIL-6の作用を遮断し続ける効果（CRPを陰性化の持続で判断できる）の持続期間は長くなる．

　トシリズマブがCRPを陰性化させる効果は，病勢の沈静化と関

係なく生ずるという点は「投与開始初期には」という意味であり，CRP陰性化を持続することで病勢は沈静化し，より低濃度のトシリズマブでIL-6の作用を遮断できるという意味では，CRPを陰性化させる効果は病勢の沈静化によって，より容易になるという関係にある．

また，これまでの臨床試験では，観察期間が24週のAMBITION[8]，OPTION[3]，TOWARD[4]，RADIATE[5]でのDAS28寛解率が30％前後であるのに対し，観察期間が1年，2年，5年と長いSAMURAI[7]，LITHE[9]，STREAM[7]では，それぞれ59％，47.2％，55.3％と高くなっており，その理由の一つは，このようなIL-6作用の継続的遮断による臨床効果の拡散性と蓄積性と考えることができる．

このように，CRPを常に陰性に保つことを指標に投与継続することで臨床的改善を安心して待つことができ，結果的にタイトな病状コントロールを得ることが可能となる．その反対にCRPが持続的陰性を維持していない場合は，臨床的改善も十分には期待しにくいと考えられる．

一方，投与開始初期にRAの病勢の沈静化とは独立して，CRPを正常化させるというトシリズマブの特徴は，CRPの低下と臨床的症状の改善の総合評価を行うDAS28-CRPでのRAの病勢評価法では，改善の過大評価につながるという評価法の問題点を新たに示すこととなった[12,13]．このことは，検査値での評価と臨床症状の評価の分離という方向への対応がとられつつあるところであるが，臨床症状の評価法であるCDAI（clinical disease activity index）でトシリズマブの評価を行っても，抗リウマチ薬（以下，DMARDs）に比較して臨床症状改善効果が優れること，寛解率が他の生物学的製剤と同様に高いことが確認されている[13,14]．

トシリズマブの特徴：薬理作用

- 投与開始初期には，RA病勢の沈静化と関係なくCRP濃度が陰性化する．このCRPの変化が，IL-6作用を遮断する有効血中トシリズマブ濃度が得られているかの臨床的な指標となる．複数ステップを経る病状の改善は，IL-6作用遮断後，CRPの陰性化よりも時間を要するが，拡散性と蓄積性を持って臨床効果が得られて行く．
- CRP陰性化で確認できるIL-6作用の遮断がトシリズマブにより継続されていれば，RAの病勢も沈静化し，より低濃度のトシリズマブでIL-6の作用を遮断できるようになる．

2つ目の特徴は，トシリズマブが投与後の薬物動態的理解と血中IL-6の上昇する病態の理解により，意外と理論的に考えた対応をしやすい薬剤であるということである．

　IL-6，可溶性IL-6受容体の血中濃度ともに，RAでは上昇していることが知られているが[15〜21]．病態に伴うその上昇の振り幅はIL-6の方が大きく，可溶性IL-6受容体の上昇の程度は小さい[11]．また，投与されるトシリズマブ濃度（血中μgオーダー）は，可溶性IL-6受容体濃度（血中ngオーダー）を遥かに超えた量であること，トシリズマブの効果は，IL-6の受容体への結合を競合的に阻害することであること[11]により，トシリズマブのIL-6作用の遮断効果は，主にIL-6の産生量とトシリズマブの血中濃度によって決まると考えられる．

　トシリズマブの第Ⅰ/Ⅱ相試験では，段階的に安全性を確認しながら2 mg/kg，4 mg/kg，8 mg/kgと投与量を上げるスケジュールで行われ，それぞれの投与量でのトシリズマブの血中濃度の推移が報告されている．トシリズマブ投与後，その血中濃度は投与直後のピークから減少し，1回目投与後の半減期は2 mg/kg，4 mg/kg，8 mg/kgの場合に，それぞれ74.4±18.3時間（約3日），96.9±50.2時間（約4日），160.2±34.3時間（約7日）であり，投与量が増えるほどトシリズマブの血中半減期は延長する（**図5**）．また，8 mg/kgの初回投与後の半減期が160.2±34.3時間（約7日）であるのに対して，3回目投与後の半減期は241.8±71.4時間（約10日）と，投与回数が増えると半減期が延長することも示されている（**図6**）[22]．

図5　トシリズマブ投与量と半減期の関係

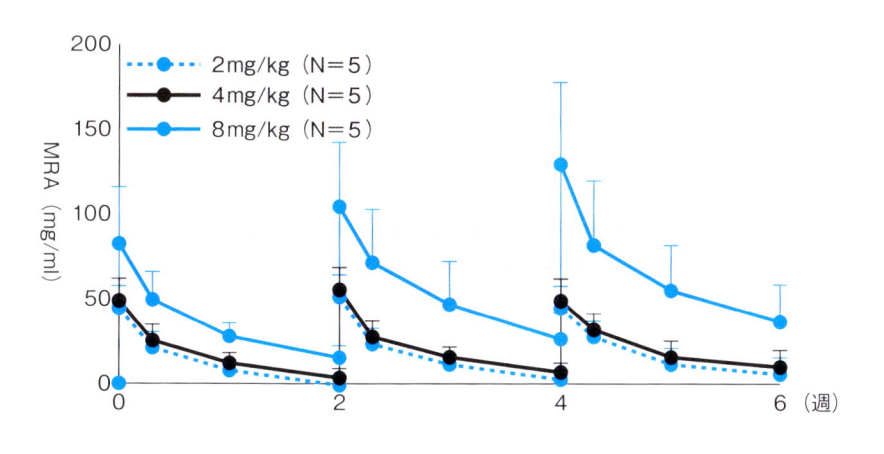

投与直後に得られた濃度から急速に減少するが，投与量が多いほど2週後の血中濃度は高く，1回目，2回目，3回目投与と回を重ねるほど血中濃度は高くなる．

出典：Nishimoto N, Yoshizaki K, Maeda K, et al: Toxicity,. pharmacokinetics, and dose-finding study of repetitive treatment with the humanized. anti-interleukin 6 receptor antibody MRA in rheumatoid arthritis. Phase I/II. clinical study. J Rheumatol. 2003; 30(7): 1426-35.

縦軸：半減期t1/2（時間），横軸：MRA（トシリズマブ）の投与回数

4 mg/kg，8 mg/kg投与では，トシリズマブの投与回数1回目，2回目，3回目と半減期は長くなる．

図6　トシリズマブ投与回数と半減期の関係

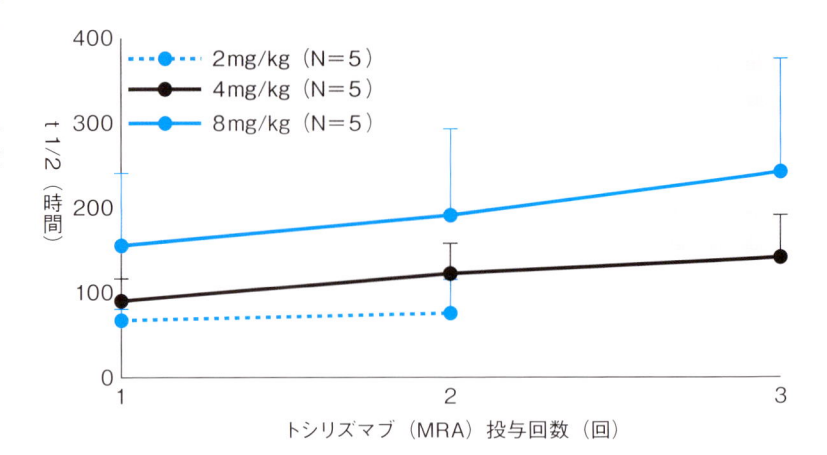

出典：Nishimoto N, Yoshizaki K, Maeda K. et al. Toxicity,. pharmacokinetics, and dose-finding study of repetitive treatment with the humanized. anti-interleukin 6 receptor antibody MRA in rheumatoid arthritis. Phase I/II. clinical study. J Rheumatol. 2003; 30(7): 1426-35.

　また，OPTION，TOWARD，RADIATE，AMBITIONの4つの試験で得られた血液データから，トシリズマブ投与後の薬物動態を検討したFreyらのモデルでは，血中トシリズマブ濃度の減少は細網内皮系による一定速度でのリニアクリアランスと，血中，組織内のIL-6受容体との結合によるノンリニアクリアランスを介することが示されている（**図7**）[23]．

図7　トシリズマブの血清中濃度

血中トシリズマブ濃度が低い時はノンリニアクリアランスが主であり，トシリズマブ濃度が高い場合はリニアクリアランスが主である．

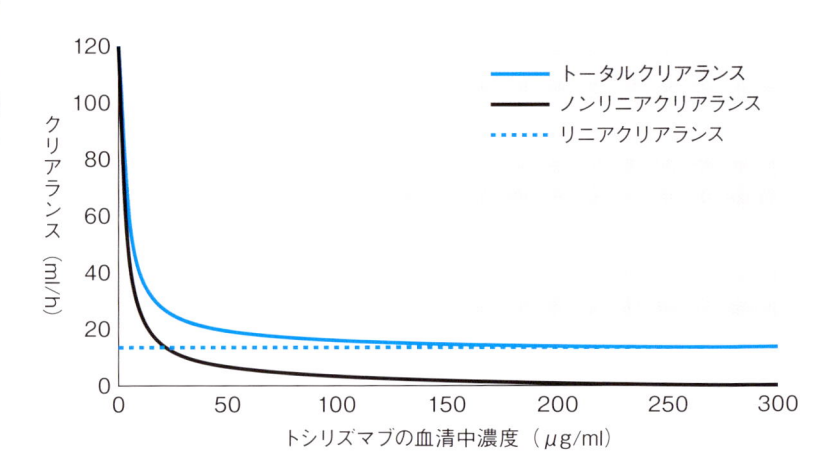

出典：Frey N, Grange S, Woodworth T. Population pharmacokinetic. analysis of tocilizumab in patients with rheumatoid. arthritis. J Clin Pharmacol. 2010; 50(7): 754-66.

このようにトシリズマブの投与後の血中濃度は，投与直後をピークとして急速に低下し，4週後の次の投与直前がトラフ値となる．

　一方，IL-6の産生は，RAや感染症，悪性腫瘍，手術侵襲などさまざまな原因により増加する．RAによるIL-6の血中濃度上昇は，平均的には60pg/ml程度であり，2SDを超える非常に高い例でも高々200pg/ml前後である．感染症においては軽微なものではRAよりも低い上昇であるが，その程度により1,000pg/mlを超える上昇がみられる．手術侵襲でも心臓や消化管などの大手術では500pg/mlを超える上昇がみられる．

　Nishimotoらは，RA患者では血中のIL-6受容体と結合していない遊離トシリズマブ濃度が1μg/ml以上余っている場合，ほぼすべての可溶性IL-6受容体はトシリズマブと結合し，CRPは陰性が保たれていることを示している[11]．トシリズマブの初回投与後，いったん陰性化したCRPが4週後に再陽性化する例が経験的には2割程度あるが，これらの患者では遊離の余っているトシリズマブ濃度が1μg/ml以下のトシリズマブ不足状態なっていると考えられる．このような場合でも，トシリズマブを4週に1回投与を継続することで，投与4週後の血中トシリズマブ濃度のトラフ値は徐々に上昇することや[22]，RAの病勢の沈静化とともにRAに伴うIL-6産生量は減少することから考えると経時的に効果増強が期待できるが，初期投与量の増量や投与間隔短縮などの対応が理論的には望ましい．

　このような血中のトシリズマブとIL-6濃度の薬物動態的理解は，後述するように感染症などのRA以上にIL-6濃度の上昇する病態の合併の際のCRPの動きを理解するためにも大変有用である．

トシリズマブの特徴：薬物動態

- トシリズマブは投与後の薬物動態学的理解とIL-6の上昇する病態の理解により，理論的に考えた対応をしやすい薬剤である．
- トシリズマブの血中半減期は，2～8mg/kg，1～3回目投与までの比較では投与量や投与回数が増えるとほど延長する．

2. 具体的な適応

　基本的には，少なくとも一剤のDMARDsによる治療を3ヵ月以上行っても，十分な効果が得られていないRA症例で用いることは他の生物学的製剤と同様である．

そのうえで，日本リウマチ学会が作製している『関節リウマチ（RA）に対するトシリズマブ使用ガイドライン（2010年改訂版）』では，コントロール不良の目安として，疼痛関節数6個以上，腫脹関節数6個以上，CRP 2 mg/dl以上あるいは血沈28mg/時間以上，あるいは，これらの基準を満たさない患者においても，画像上進行性の骨びらんを認める，DAS28-ESRが3.2（moderate activity）のいずれかを認める場合に考慮するとされている．

　また，日和見感染に対する安全性を配慮して，末梢血白血球4,000/mm^{3}以上，末梢血リンパ球数1,000/mm^{3}以上，血中β-Dグルカン陰性の3つの条件を満たすことが望ましいとされている．さらに，すでに活動性の感染症を有している患者は，感染症の治療を最優先すること，慢性活動性EBウィルス感染，B型感染ウィルス感染者には投与を避けるとされている．

　すでに一般臨床使用され3年近くになり，これらの条件を参考にしながら，早期からタイトに積極的かつ安全に，うまくRAをコントロールする工夫が蓄積されてきていると考えられる．

　例えば，「疼痛関節数6個以上，腫脹関節数6個以上，CRP 2 mg/dl以上あるいは血沈28mg/時間以上」の条件がなくても，単純X線写真での経時的評価をきちんと行いながら患者治療を行っていれば，DMARDs治療中に進行性の骨びらんを見逃すことなくとらえる機会は多く，きちんとした定期的画像評価は，早い時期からのしっかりした病勢コントロールを行ううえでは大変に役立つ．

　一方，他の生物学的製剤と異なる点は，トシリズマブの本邦で行われた臨床試験は，すべてメトトレキサート（以下，MTX）を併用しないトシリズマブの単剤治療で行われ，トシリズマブ単剤であっても臨床効果，関節破壊進行抑制効果の両者が，従来のDMARDs治療に比較して格段に優れていたことである．それゆえ，MTXが副作用などの理由で使用困難な例では，トシリズマブは第一選択として考える薬剤である点が大きな特徴といえる．

具体的な適応

- 他の生物学的製剤同様，一剤のDMARDsによる治療を3ヵ月以上行っても，十分な効果が得られていないRA症例．同時に日本リウマチ学会のガイドラインで示す条件に従う．
- またトシリズマブは，MTXが副作用などの理由で使用困難な例では，第一選択として考える薬剤である．

3. 注意すべき合併症

1）呼吸器感染症と消化管穿孔

　いずれの報告でも，重篤な合併症の中で感染症が最多の合併症であり[10, 24]その回避が最も重要である．呼吸器感染症は，どの生物学的製剤でも注意すべき感染症であるが，トシリズマブの臨床試験の際に消化管穿孔を起こした症例が報告されているので，憩室炎の既往や合併例には十分に注意を行う（『関節リウマチ（RA）に対するトシリズマブ使用ガイドライン（2010年改訂版）』．

　この消化管穿孔に関しては，トシリズマブ市販前後から注意喚起啓蒙がかなりなされたためか，Nishimotoらの臨床6試験のメタ解析のデータで，トシリズマブとの関連が否定できない消化管穿孔は3例/2,188人年[24]，Yamanakaらの市販後の229名6ヵ月間のデータで発生はなく[10]低頻度に抑えられている．症状がトシリズマブにより抑えられることに十分留意しながら，今後とも早期発見に注意深くなることは必要であると考える．

2）投与開始前のチェック

　投与開始前のチェックとして，我々は他の生物学的製剤と同様に，感染症に関する問診，足趾・足底の感染症・胼胝の目視確認，ツベルクリン反応検査，クォンティフェロン検査，β-Dグルカン，B型肝炎抗原および抗体，C型肝炎抗原，胸部単純X線写真，胸部HRCT，経皮的酸素飽和度SpO_2測定をルーチンで行っている．

　また，Hirabayashiらの報告[25]にあるように，投与前に周炎や鼻汁・鼻閉，痔疾の診断治療も行い，徹底した感染症の事前排除を行うことで，より安全な治療が可能となる．

　このような，見過ごしがちな感染症の治療も行ったうえでのトシリズマブ治療は，その継続性や効果のうえでもきわめて優れていることが報告されている．よりよいRA患者治療を目指すためには基本的な対応の一つとして取り入れるべき方法であり，すでにトシリズマブを継続使用中の患者でも，このような頻度の高い感染症の定期的チェックは大切と考える．

3）投与開始初期のチェック
　　（トシリズマブ投与4週後にCRPが陰性化していない例）

　投与開始初期に注意すべき例は，トシリズマブ1回目の投与4週後，つまり2回目の投与前の血液検査でCRPが陰性化していな

い場合である.

　前述したように,トシリズマブ投与後血中のトシリズマブ濃度は低下した際に,血中のIL-6が高い病態のRA患者では,すでに4週目でトシリズマブがIL-6作用を完全に遮断できない例,つまり初回投与3週後まではCRP陰性化しているが,4週後で再上昇して少し陽性となる例が経験的には2割程度で存在する.トシリズマブ濃度が8 mg/kg投与では4週後までIL-6の作用の持続的遮断をするには不十分で,血中IL-6の初期濃度が高いRA症例であることが考えられる.

　ここで注意すべき落とし穴として,初回投与4週後のCRPが陰性化していない例であった場合に,もう一つの可能性として,CRPが始めから下がりきらずに陽性が持続していた可能性が考えられる.血中IL-6濃度の高い例でも,200pg/ml程度の上昇であるRA患者で,不十分例があるトシリズマブ初回投与量では,血中IL-6濃度の上昇がさらに著しい病態が併存していた場合に,はじめからIL-6作用の遮断不十分で,CRPが陰性化しないということが起こり得る.感染症では,その重症度により非常に大きなひろがりをもってIL-6産生は増加し,IL-6の血中濃度は数10から1000pg/ml以上までさまざまな程度の上昇に至る.IL-6産生腫瘍が隠れていても同様のことが生ずる.したがって,トシリズマブを初回投与患者の投与4週後CRP陽性の場合に,RAの病勢が強くいったん陰性化したCRPが4週後には再上昇した可能性とは別に,比較的重篤な感染症やIL-6産生腫瘍などが不顕性に併存してCRP陽性が持続していた可能性も考えておく必要がある.この2つの可能性を区別するために,我々は初回投与4週後のCRP陽性例に対しては,2回目投与2～3週後にCRP陰性化の有無を確認するようにしている.トシリズマブ投与3週後もCRPの陰性化がみられない場合はトシリズマブ投与を中止し,隠れた感染症などの併存病態の再検索を行うようにしている.

　頻回受診が可能な患者であれば,始めから初回投与3週後にCRP値を確認してもよいと考える.

4) 投与継続中のチェック

　一方,投与継続中にみられる合併症で最も多い感染症の中で重篤なものは,肺炎(1.28/100pt-yr),帯状疱疹(0.64/100pt-yr),蜂巣織炎(0.59/100pt-yr)であったことを,Nishimotoらは臨床6試験のメタ解析により報告している[24].

　感染症合併を疑う際に,CRP,発熱,全身倦怠感といった感染徴候は,トシリズマブによって抑止あるいは抑制される[26]こと

に留意する．また，トシリズマブでタイトコントロール中に関節手術を行ったあともCRP上昇や体温上昇が抑制される[27]事実を十分に留意し，トシリズマブで抑制されにくい症状から感染徴候を早期にとらえるコツを知っておくと便利である．

　感染症ではIL-6産生増加が生ずるが，IL-6産生亢進が軽微な比較的軽い感染の場合には，RAに対する投与量のトシリズマブが，感染症に伴い産生増加したIL-6の作用も遮断し，CRPは陰性のまま持続する可能性が考えられる．しかし，このような軽微な感染症の場合でも[28]，WBC数はそれまでの経過と比較して鋭敏に上昇しすることを，我々はトシリズマブ使用下に生じた蜂巣織炎2例の経験から学ぶことができた．

　ただし2例とも正常上限を超えることはなく，その患者の先行するWBC数の推移との比較が大切であった．また，これら2例のいずれも継続的なトシリズマブ投与によりCRP陰性になっているにもかかわらず，蜂巣織炎発症時に局所の熱感や発赤，疼痛がみられ，熱感，発疹，疼痛といった症状はトシリズマブにより完全には抑制されないことも同時に学ぶことができた．

　この経験から，一定間隔継続的なトシリズマブ投与によりRAがコントロールされ，CRPは持続的陰性となっている中でWBC上昇がみられた場合に，早期の感染症合併徴候と考えて対応すべきであると考えている．さらに，少しでもCRP上昇があれば，より重篤な感染症や悪性腫瘍など，IL-6上昇を来す他の病態の存在を考えることが大切である．

　このような知識は，どの部位の感染であっても共通に利用できるものである．肺炎や上気道感染に関しては，咳，痰，息切れ，SpO_2の変動などにより判断するが，実際の臨床の場でWBC数がその推移の中で上昇がみられたことを先に認識して，よりしっかりした問診となり呼吸器症状をとらえられることも経験する．体表から確認し得る感染に関しては，部位がどこであっても局所熱感・発赤，新たな関節腫脹・疼痛などの感染性関節炎を疑う徴候はないか，胼胝・爪周囲炎などへ局所感染の徴候はないかも必要に応じて素早く診察する．WBC数の推移が正常範囲内であれ上昇した場合は，呼吸器や四肢の感染以外にも，副鼻腔炎の悪化や歯周炎・歯肉炎の有無，消化管症状に関しても確認する．患者問診や観察はRA治療時の基本であり，血液データしか確認しない医療に陥ってはならないことは，どの薬剤を用いていても同じである．

注意すべき合併症

- 特に注意すべきは呼吸器感染症だが，トシリズマブでは「消化管穿孔」を起こした症例があるので，憩室炎の既往や合併例には十分注意する．
- トシリズマブ投与4週後にCRPが陰性化していない場合，比較的重篤な感染症やIL-6産生腫瘍などが隠れている可能性も考慮し，投与2〜3週時点でCRP陰性の確認が必要．
- またCPRが持続的陰性となっている中でも，WBC数の上昇がみられた場合は，早期の感染合併徴候と考えて対応すべきである．
- 投与継続中の合併症には肺炎，帯状疱疹，蜂巣織炎があったとの報告がある．なお感染症合併を疑う際には，トシリズマブで抑制されにくい咳，痰，発赤，熱感，疼痛などの各症状をとらえるための問診と診察が大切である．

4. 副作用

本邦での本剤の臨床試験，市販後全例調査の中間解析結果において，感染症が最多の重篤有害事象であり[2]．市販後全例調査解析の結果より，呼吸器系疾患の既往・合併，本剤投与開始時の5mg/日を超える副腎皮質ステロイドの使用（プレドニゾロン換算），罹病期間10年以上，Steinbrocker機能分類Class 3または4，65歳以上の高齢者といった因子が重篤感染症の危険因子であった．

感染症以外に，留意すべきこととしては日本リウマチ学会の『関節リウマチ（RA）に対するトシリズマブ使用ガイドライン（2010年改訂版）』に下記のように記載されている．

「製造販売後全例調査中間解析結果において心機能障害の危険因子として，心機能障害の既往・合併があげられるとの予備的成績が得られた．このため，心機能障害の合併・既往のある患者では，必要に応じて心筋梗塞二次予防に関するガイドライン（2006年改訂版）などを参考にして慎重に投与する．なお，本剤投与により，コレステロール，中性脂肪などの脂質系の検査項目の上昇がしばしば認められるため[4]，必要に応じて，高脂血症治療ガイドラインに則り高脂血症治療薬の投与を行うことが推奨される」

なお，コレステロールの上昇に関しては，重篤な合併症につながることはないことが示されている[24]．

5. 効果減弱に対する方法

分散に関する情報を示すことなく，平均値だけを表現する情報伝達があまりに多くなったことの弊害として，平均値として，あ

る薬剤により関節破壊の進行が「0」になったというようなデータをみると，期待感も影響してほとんどすべての患者に効くといった印象を覚えがちである．しかし，平均値だけでなく分散，散布図をきちんと理解しながら[29]これまでの臨床検討の結果をみれば，いずれの生物学的製剤の臨床効果も関節破壊抑制効果も完璧なものではなく，一定の効果があったところで関節破壊の進行が残る患者，腫脹関節が残る患者も多数存在する[30]というのが実際のエビデンスである．

トシリズマブに関しても持続的CRP陰性化に至り，臨床症状も著しく改善しながら，単関節，寡少関節に腫脹疼痛が残存することがある．トシリズマブ単独治療で効果不十分例では，MTXの併用を考えることが一つの方法であろう．これまでの臨床試験の結果からは，トシリズマブ単剤での治療でも臨床症状の抑制や関節破壊進行の抑制効果は良好であるが，MXT併用でのACR50，70の達成率が単独よりもよいこと[31]，市販後全例調査のデータで，MTX併用の方が24週までの継続率がよい[10]など，MTX併用の付加的効果を示すデータがいくつか示されている．

また，部位が肘関節や膝関節などであれば，Kanbeらがインフリキシマブでの治療例で報告しているように[32]，鏡視下滑膜切除術が非常に有効な効果をもたらすことが，トシリズマブでも同様に経験される．**症例**はトシリズマブにより多くの症状が改善し，はCRP持続的陰性化にありながら，肘関節のみ滑膜炎症が残存していた例に鏡視下肘関節滑膜切除術を行ったところ，肘関節の疼痛，伸展制限はなくなり，230と高値を示していたMMP-3も100以下に低下した例である．

いったん得られた効果が再び減弱するかどうかという点に関しては，トシリズマブの場合はCRPの陰性を保ちながら継続投与ができている限り，効果減弱することを経験していない．

いったんよくなった症状の再燃を経験するのは，感染症合併などによりトシリズマブの投与を一時中断することなどで生ずる場合と，症状が改善したことによる身体活動量の増加によって，すでに少し変形を生じていた関節に疼痛や腫脹が再燃するという例である．

効果減弱に対する方法
・MTXの併用を考えることが一つの方法．
・部位が肘や膝関節であれば，滑膜切除術も有効な方法といえる．

症例 35歳，女性，stageⅡ，class 1，罹病期間1年5ヵ月

- トシリズマブにより，CRPの持続的陰性化と多関節の疼痛・腫脹の軽快が得られたが，唯一，左肘関節の腫脹と運動時痛が残存し，マイナス5度の伸展制限がみられた（**図A左**）．
- 肘関節鏡で肘頭窩の滑膜増殖が確認され（**図B**），滑膜切除術を行うことで，肘関節はほぼ完全伸展可能となり（**図A右**），運動時痛も軽快した．また血液データ上，術前230であったMMP-3は100以下に低下が得られた（**図C**）．

図A 術前・術後における左肘関節の伸展

術前：マイナス5度の伸展制限がみられる．
術後：滑膜切除術により，ほぼ完全伸展可能となった．

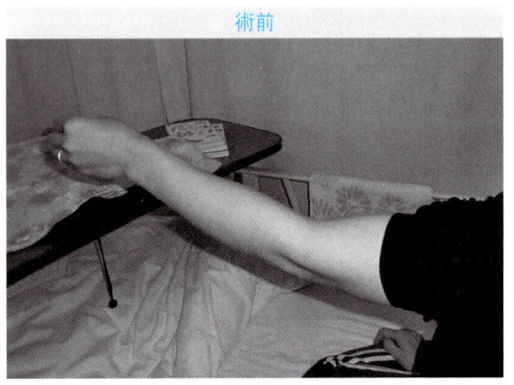

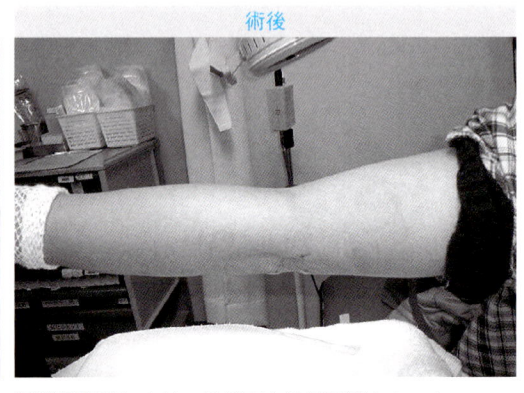

図B 滑膜切除術（肘関節）

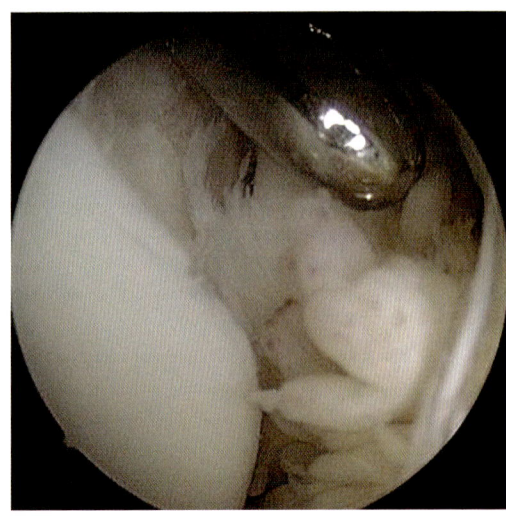

肘頭窩に増殖した滑膜がみられる．

図C 術前・術後における血液データの変化

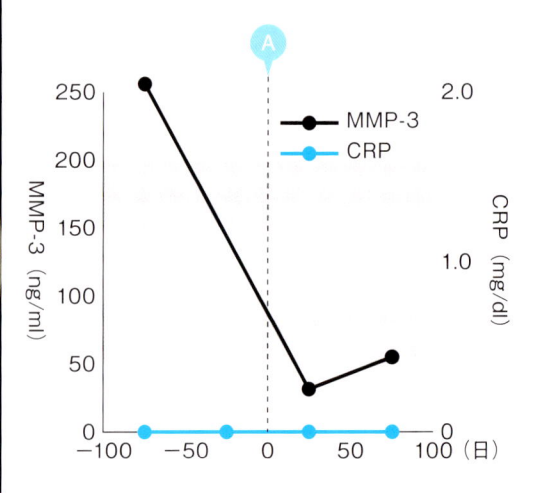

Ⓐ関節鏡視下滑膜切除術

6. 有効症例

　本邦で行われたSAMURAI試験（発症5年以内のRA患者で，関節破壊進行抑制効果をトシリズマブ単独治療とDMARDs［多剤併用可］間で比較した，無作為割り付け前向き1年間の試験）の際に，1年後の関節破壊の進行と3ヵ月後の血液データとの関連を検討した．

　この結果，投与開始3ヵ月後のCRPが陰性化していない例では，関節破壊進行の抑制がCRP陰性化している例よりも有意に悪いことが明らかとなった．つまり，トシリズマブが有効である例は持続的にCRP陰性が得られている例であると考えられる．また，骨びらんの進行抑制に関しては，MMP-3の低下が得られた例ほど効果があることが明らかとなった[33]．

　同じSAMURAI試験のDMARDs群の観察開始時のさまざまな評価項目の中で，1年後の関節破壊進行の程度と関連のあるものを選択するという検討を行った．その結果，DMARDs治療では観察開始時にすでに関節裂隙狭小化がみられる，BMIが小さい（やせ），尿中DPD/PYDが大きい，尿中CTX-IIが高い患者では関節破壊進行が大きいことが明らかとなった[34]．さらにトシリズマブでは，従来のDMRADsでは関節破壊進行が強いと予測されるような因子を持った患者でも，関節破壊の進行を抑制することが明らかとなった[35]．このようにDMARDs治療では関節破壊進行が予想されるような因子を持った患者に，トシリズマブは有用かつ有効である．

　一方，Kawashiriらは，トシリズマブCDAI寛解に至った例で投与開始時の検査の特徴を解析したところIgM-RF高値が特徴であったことを報告しており[36]，このような例がトシリズマブの有効症例である可能性を示唆している．

　またトシリズマブの有効性は，CRP陰性に維持できる使用を行うかどうかにより規定される面があるので，感染症を繰り返す例では，十分な投与を行うことができず効果が得られにくいという例を経験する．

　つまり，トシリズマブを用いてCRP持続的陰性を保つようなタイトなコントロールを行いやすい例は，前述した重症感染症の危険因子（呼吸器系疾患の既往・合併，本剤投与時の5 mg/日を超える副腎皮質ステロイド，罹病期間10年以上，Steinbrocker機能分類Class 3または4，65歳以上の高齢者）がない患者ということになり，罹病早期で若い患者であることが，有効に使用しやすい患者であることが理解できる．

有効症例

- 持続的にCRP陰性が得られている例や，感染症の合併なく使用できる場合に有効である．
- 骨びらん進行抑制に関しては，MMP-3の低下が得られた例で有効．
- 従来のDMARDsで効果の弱い例でも，関節破壊進行を抑制できる．
- また有効症例には，IgM-RFが高値という特徴も示唆されている．

7. 無効症例

　無効症例は前項の有効症例の逆であり，CRP陰性を持続させるような使用が困難な例であり，感染症を繰り返す例である．したがって無効症例を減らすためには，投与開始前に感染症の発見と根治を行ったうえでトシリズマブを投与し，投与継続中は感染症の予防および早期診断・治療を行うことである．高い有効率を示したHirabayashiらの報告にみるように[25]，感染症の徹底した排除のもとにトシリズマブを行うことが，高い効果と安全性を得るうえで重要であると考える．

　また，トシリズマブ初回投与後3週時にCRP陰性化がみられたのち，4週でトシリズマブ不足となり，CRPの再上昇をみる例に対しては，3週間隔投与を初期の間に1～2回行うことで，その後4週投与でもうまくコントロールできることが経験される．

無効症例

- CRP陰性を持続させるような使用が困難な例であり，感染症を繰り返すような例．

8. 継続率について

　継続率は薬物療法の総合的な効用を示しているが，トシリズマブの継続率はYamanakaらの報告で市販後の実臨床で24週（6ヵ月）で79.5％，Nishimotoらの本邦で行われた臨床試験のメタアナリシスの報告では3年で72.4％，5年で64.3％の継続率であり（図8），いずれも非常に高い継続率である．それは，トシリズマブでCRPの持続的陰性を図る投与が継続できれば，効果減弱が経験されないことが寄与していると考える．

　感染症の予防に対しては，どの生物学的製剤でもそうであるが，その薬剤の使用に習熟することにより，リスクが減ってくる．今後は慣れに伴う安易な使用や感染徴候の確認不十分に陥らない限り，うまく使用継続できる例が増えると考えられる．

図8 臨床試験のメタアナリシスの報告による継続率

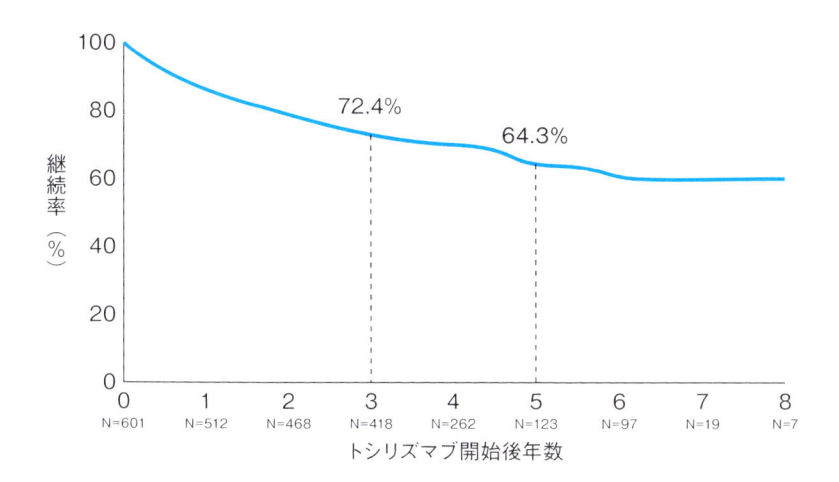

縦軸：継続率（%）
横軸：トシリズマブ開始後年数

- 0年: N=601
- 1年: N=512
- 2年: N=468
- 3年: N=418（72.4%）
- 4年: N=262
- 5年: N=123（64.3%）
- 6年: N=97
- 7年: N=19
- 8年: N=7

出典（一部改変）：Nishimoto N, Ito K, Takagi N. Safety and efficacy profiles of tocilizumab monotherapy in Japanese patients with rheumatoid arthritis: metaanalysis of six initial trials and five long-term extensions. Mod Rheumatol 2010; 20(3): 222-32.

長期にわたり高い継続率である.

　一方，トシリズマブに関して，4週間隔を継続することでCRP，MMP-3ともに正常化，疼痛・腫脹関節消失，X線写真の進行なしの寛解に至った例では，投与終了することも考えられるが，投与間隔を少しずつ延長することも実臨床上有用である．その場合，CRPの陰性が得られている条件で投与間隔延長を行い，中期的に臨床症状やX線写真上の構造的破壊の進行もないことを確認していくことになるが，経済的負担，通院の負担を軽減することが期待できる．このような使用法も今後多くの経験が積まれることで，その有用性や妥当性が検討されていくことが期待できる．

継続率について
・おおむね高い継続率を示しており，このことはCRPの持続的陰性を図る投与ができれば，効果減弱が経験されない点と関連していると思われる．

おわりに

　トシリズマブが本邦でRAの適応として承認されて3年経過した．この間に，いくつかの新しい論文情報や多くの臨床経験が積まれ，より安全により効果的に使用する方法について情報を共有することは大変重要である．それゆえ，この項では論文情報だけにとどまらず，症例経験から学んだ情報も含めて記載した．今後さらに多くの経験を集めて検証すべき点もあろうと考えるが，少しでも参考になる点があればと思う．

■参考文献

1) Nishimoto N, Hashimoto J, Miyasaka N, et al: Study of active controlled monotherapy used for rheumatoid arthritis, an IL-6 inhibitor (SAMURAI): evidence of clinical and radiographic benefit from an x ray reader-blinded randomised controlled trial of tocilizumab. Ann Rheum Dis 2007; 66 (9): 1162-7.

2) Maini RN, Taylor PC, Szechinski J, et al: Double-blind randomized controlled clinical trial of the interleukin-6 receptor antagonist, tocilizumab, in European patients with rheumatoid arthritis who had an incomplete response to methotrexate. Arthritis Rheum 2006; 54(9): 2817-29.

3) Smolen JS, Beaulieu A, Rubbert-Roth A, et al: Effect of interleukin-6 receptor inhibition with tocilizumab in patients with rheumatoid arthritis (OPTION study): a double-blind, placebo-controlled, randomised trial. Lancet 2008; 371(9617): 987-97.

4) Genovese MC, McKay JD, Nasonov EL, et al: Interleukin-6 receptor inhibition with tocilizumab reduces disease activity in rheumatoid arthritis with inadequate response to disease-modifying antirheumatic drugs: the tocilizumab in combination with traditional disease-modifying antirheumatic drug therapy study. Arthritis Rheum 2008; 58(10): 2968-80.

5) Emery P, Keystone E, Tony HP, et al: IL-6 receptor inhibition with tocilizumab improves treatment outcomes in patients with rheumatoid arthritis refractory to anti-tumour necrosis factor biologicals: results from a 24-week multicentre randomised placebo-controlled trial. Ann Rheum Dis 2008; 67(11): 1516-23.

6) Nishimoto N, Miyasaka N, Yamamoto K, et al: Study of active controlled tocilizumab monotherapy for rheumatoid arthritis patients with an inadequate response to methotrexate (SATORI): significant reduction in disease activity and serum vascular endothelial growth factor by IL-6 receptor inhibition therapy. Mod Rheumatol 2009; 19(1): 12-9.

7) Nishimoto N, Miyasaka N, Yamamoto K, et al: Long-term safety and efficacy of tocilizumab, an anti-IL-6 receptor monoclonal antibody, in monotherapy, in patients with rheumatoid arthritis (the STREAM study): evidence of safety and efficacy in a 5-year extension study. Ann Rheum Dis 2009; 68(10): 1580-4.

8) Jones G, Sebba A, Gu J, et al. Comparison of tocilizumab monotherapy versus methotrexate monotherapy in patients with moderate to severe rheumatoid arthritis: the AMBITION study. Ann Rheum Dis Dis 2010; 69(1): 88-96.

9) Kremer JL, Blanco R, Brzosko M, et al: Tocilizumab inhibits structural joint damage in rheumatoid arthritis patients with inadequate responses to methotrexate at 1 year: The LITHE study. Arthritis Rheum 2010.

10) Yamanaka H, Tanaka Y, Inoue E, et al: Efficacy and tolerability of tocilizumab in rheumatoid arthritis patients seen in daily clinical practice in Japan: results from a retrospective study (REACTION study). Mod Rheumatol 2010.

11) Nishimoto N, Terao K, Mima T, et al: Mechanisms and pathologic significances in increase in serum interleukin-6 (IL-6) and soluble

IL-6 receptor after administration of an anti-IL-6 receptor antibody, tocilizumab, in patients with rheumatoid arthritis and Castleman disease. Blood 2008; 112(10): 3959-64.
12) Kawashiri SY, Kawakami A, Iwamoto N, et al: Disease activity score 28 may overestimate the remission induction of rheumatoid arthritis patients treated with tocilizumab: comparison with the remission by the clinical disease activity index. Mod Rheumatol 2011.
13) Smolen JS, Aletaha D. Interleukin-6 receptor inhibition with tocilizumab and attainment of disease remission in rheumatoid arthritis: the role of acute-phase reactants. Arthritis Rheum 2011; 63(1): 43-52.
14) Nishimoto N, Takagi N. Assessment of the validity of the 28-joint disease activity score using erythrocyte sedimentation rate (DAS28-ESR) as a disease activity index of rheumatoid arthritis in the efficacy evaluation of 24-week treatment with tocilizumab: subanalysis of the SATORI study. Mod Rheumatol 2010; 20(6): 539-47.
15) Hirano T, Matsuda T, Turner M, et al: Excessive production of interleukin 6/B cell stimulatory factor-2 in rheumatoid arthritis. Eur J Immunol 1988; 18(11): 1797-801.
16) Dasgupta B, Corkill M, Kirkham B, et al: Serial estimation of interleukin 6 as a measure of systemic disease in rheumatoid arthritis. J Rheumatol 1992; 19(1): 22-5.
17) Kokkonen H, Soderstrom I, Rocklov J, et al: Up-regulation of cytokines and chemokines predates the onset of rheumatoid arthritis. Arthritis Rheum 2010; 62(2): 383-91.
18) Knudsen LS, Klarlund M, Skjodt H, et al. Biomarkers of inflammation in patients with unclassified polyarthritis and early rheumatoid arthritis. Relationship to disease activity and radiographic outcome. J Rheumatol 2008; 35(7): 1277-87.
19) Kotake S, Sato K, Kim KJ, et al: Interleukin-6 and soluble interleukin-6 receptors in the synovial fluids from rheumatoid arthritis patients are responsible for osteoclast-like cell formation. J Bone Miner Res 1996; 11(1): 88-95.
20) Houssiau FA, Devogelaer JP, Van Damme J, et al: Interleukin-6 in synovial fluid and serum of patients with rheumatoid arthritis and other inflammatory arthritides. Arthritis Rheum 1988; 31(6): 784-8.
21) Holt I, Cooper RG, Hopkins SJ. Relationships between local inflammation, interleukin-6 concentration and the acute phase protein response in arthritis patients. Eur J Clin Invest 1991; 21(5): 479-84.
22) Nishimoto N, Yoshizaki K, Maeda K, et al: Toxicity, pharmacokinetics, and dose-finding study of repetitive treatment with the humanized anti-interleukin 6 receptor antibody MRA in rheumatoid arthritis. Phase I/II clinical study. J Rheumatol 2003; 30(7): 1426-35.
23) Frey N, Grange S, Woodworth T. Population pharmacokinetic analysis of tocilizumab in patients with rheumatoid arthritis. J Clin Pharmacol 2010; 50(7): 754-66.
24) Nishimoto N, Ito K, Takagi N. Safety and efficacy profiles of tocilizumab monotherapy in Japanese patients with rheumatoid arthritis: meta-

analysis of six initial trials and five long-term extensions. Mod Rheumatol 2010; 20(3): 222-32.
25) Hirabayashi Y, Ishii T, Harigae H. Clinical efficacy of tocilizumab in patients with active rheumatoid arthritis in real clinical practice. Rheumatol Int 2010; 30(8): 1041-8.
26) Fujiwara H, Nishimoto N, Hamano Y, et al: Masked early symptoms of pneumonia in patients with rheumatoid arthritis during tocilizumab treatment: a report of two cases. Mod Rheumatol 2009; 19(1): 64-8.
27) Hirao M, Hashimoto J, Tsuboi H, et al: Laboratory and febrile features after joint surgery in patients with rheumatoid arthritis treated with tocilizumab. Ann Rheum Dis 2009; 68(5): 654-7.
28) Hirao M, Nampei A, Shi K, et al: Diagnostic features of mild cellulitis phlegmon in patients with rheumatoid arthritis treated with tocilizumab: a report of two cases. Mod Rheumatol 2011 1 [Epub ahead of print].
29) 橋本淳，論文情報における分散や散布図の重要性，文光堂，木村友厚編，リウマチ診療の要点と盲点，143，2010.
30) 橋本淳，サイトカイン制御と関節破壊抑制，文光堂，木村友厚編，リウマチ診療の要点と盲点，140-42，2010.
31) Singh JA, Beg S, Lopez-Olivo MA. Tocilizumab for rheumatoid arthritis: a cochrane systematic review. J Rheumatol 2011; 38(1): 10-20.
32) Kanbe K, Inoue K. Efficacy of arthroscopic synovectomy for the effect attenuation cases of infliximab in rheumatoid arthritis. Clin Rheumatol 2006; 25(6): 877-81.
33) Hashimoto J, Garnero P, Miyasaka N, et al: Early. changes in biochemical markers of cartilage turnover and. synovial inflammation predict the effects of Tocilizumab. monotherapy on One-year radiographic progression in patients. with early rheumatoid arthritis. 944. ACR/ARHP Annual. Scientific Meeting 2006.
34) Hashimoto J, Garnero P, van der Heijde D, et al: A combination of biochemical markers of cartilage and bone turnover, radiographic damage and body mass index to predict the progression of joint destruction in patients with rheumatoid arthritis treated with disease-modifying anti-rheumatic drugs. Mod Rheumatol 2009; 19(3): 273-82.
35) Hashimoto J, Garnero P, van der Heijde D, et al: Humanized anti-interleukin-6-receptor antibody (tocilizumab) monotherapy is more effective in slowing radiographic progression in patients with rheumatoid arthritis at high baseline risk for structural damage evaluated with levels of biomarkers, radiography, and BMI: data from the SAMURAI study. Mod Rheumatol 2010.
36) Kawashiri SY, Kawakami A, Iwamoto N, et al: In rheumatoid arthritis patients treated with tocilizumab, the rate of clinical disease activity index (CDAI) remission at 24 weeks is superior in those with higher titers of IgM-rheumatoid factor at baseline. Mod Rheumatol 2011.

第2章 各製剤の臨床データ

4 アダリムマブの実際

独立行政法人 国立病院機構 名古屋医療センター 整形外科・リウマチ科 医長
金子敦史

はじめに

　メトトレキサート（以下，MTX）の普及，生物学的製剤の登場により，最近では関節リウマチ（以下，RA）の治療は，「寛解」や「治癒」といった高いゴール設定が語られる時代となってきた．特にアンカードラッグであるMTXが，本邦でもRAの第1選択薬として週16mgまで使用可能となり，日本におけるRAの薬物治療戦略に大きな福音を与えることとなった．

　また，生物学的製剤も2008年に新規2剤（トシリズマブ，アダリムマブ），2010年に新規1剤（アバタセプト）が加わり，治療法の選択肢も増えている．

　本項ではそのような中，第4の生物学的製剤として，第3のTNF阻害薬として，そして国内初の完全ヒト型抗TNF-αモノクローナル抗体製剤として，2009年から市販が開始されたアダリムマブ（商品名：ヒュミラ／エーザイ，アボット・ジャパン，**図1**）について，筆者が属する教室の多施設共同研究（Tsurumai Biologics Communication：TBC）の6ヵ月の臨床成績を中心に，本薬剤のベストユースについて概説する．

図1 アダリムマブ（商品名：ヒュミラ）

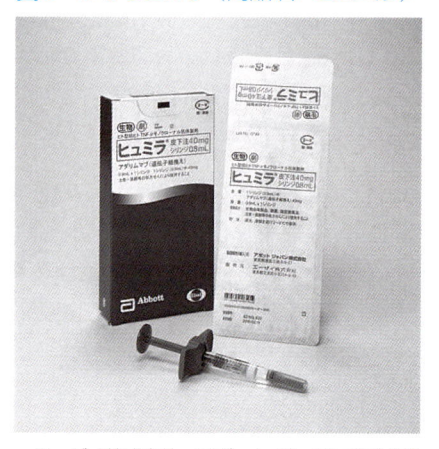

エーザイ株式会社，アボット ジャパン株式会社

1. 概要

1) 本邦と海外での使用状況

　アダリムマブは，本邦では2008年4月にRA治療薬の承認が得られ，市販後すでに2年が経過した．現在，国内ではアダリムマブの有効性，安全性のエビデンスは確立しておらず，国内の承認条件として他のTNF阻害薬同様，市販後全例調査（post-marketing surveillance：PMS）が義務付けられ，現在，日本リウマチ学会，製薬会社，担当医で進められている．また2010年1月，尋常性乾癬，関節症性乾癬にも承認が得られ，皮膚科医を中心に新たな分野での臨床応用も開始されている．

　一方，アメリカおよびヨーロッパではRAに2002年および2003年に承認され，市販後7～8年が経過し多くのRAを対象に臨床試験も実施されており，高いエビデンスが構築されている[1,2,3]．特にヨーロッパでアダリムマブは高い評価を受け，最近ではトップシェアを占める生物学的製剤となっている．RA以外にも，乾癬性関節炎，強直性脊椎炎，クローン病，乾癬，若年性特発性関節炎にもヨーロッパでは追加承認され，現在アダリムマブは世界82ヵ国，42万人以上に使用されている．

2) 構造と特徴

　アダリムマブは遺伝子組換え技術を利用して作られた，正確にいえばpharge-display library法を用いて作成された，完全ヒト型抗TNF-αモノクローナル抗体である．構造的にはヒトIgG1とほぼ同じ，分子量は148kDaであり，血中半減期は約14日とされ，原則2週に1回の投与が推奨されている（**図2**）．

　また，抗体成分であるタンパク配列が完全ヒト由来であるため，キメラ型抗TNF-αモノクローナル抗体（インフリキシマブ：レミケード）よりも理論的に生体適合性が高く（より過敏症を起こしにくい），また，融合タンパク受容体製剤（エタネルセプト：エンブレル）と比較しても，標的分子は同じTNFでありながら，受容体製剤対モノクローナル製剤という点で異なる（**表1**）．

構造
　・アダリムマブは100％ヒトの成分でできている．国内初の完全ヒト型抗TNF-αモノクローナル抗体である．

アダリムマブは，特異的に抗TNFをターゲットにしたヒトモノクローナル抗体であり，MTX併用，または単剤療法による長期投与で使用され，高い認容性があり，低いアレルギー性反応発現（＜1％），約14日の半減期，RA患者の皮下に注射にて投与する．

図2 アダリムマブの構造と特徴

- 完全ヒト型抗TNF-αモノクローナル抗体（構造的にはヒトIgG1とほぼ同じ）
- 分子量は148kDa
- 約14日の血中半減期
- 可溶性TNF-αの中和作用
- TNF-α産生細胞上の膜型TNF-αと結合し，補体活性化を介してTNF-α産生細胞を壊す作用（細胞障害作用ADCC）

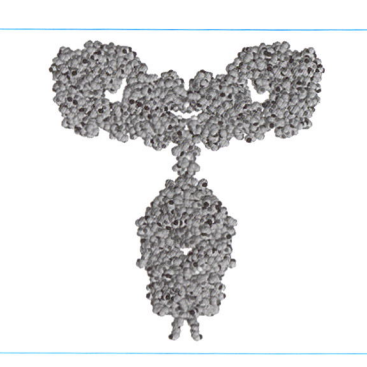

出典：Data on file. Abbott Park, Ill: Abbott Laboratories.

表1 関節リウマチ治療に使用される，TNFを標的とした各生物学的製剤の特徴

	インフリキシマブ（レミケード）	エタネルセプト（エンブレル）	アダリムマブ（ヒュミラ）
標的分子	TNF-α	TNF-α/-β	TNF-α
製剤	キメラ型，モノクローナル抗体	可溶性TNF受容体とIgGのリコンビナント，融合タンパク	ヒト型モノクローナル抗体
作用機序	TNF-αの中和　TNF-α産生細胞傷害	TNF-α/-βの中和	TNF-αの中和　TNF-α産生細胞傷害
半減期	8～10日	4.2日	10～14日
用法	点滴静注，0, 2, 6週目と以後1回/8週	皮下注，2回/週	皮下注，1回/2週
MTXとの併用	必要	しなくてもよい（ただしMTX併用を推奨）	しなくてもよい（ただしMTX併用を推奨）
中和抗体	あり（HACA）	なし	あり（AAA）
1回の用量	3 mg/kg	25 mg	40 mg
注意すべき副作用	投与時反応，感染症など	注射部位反応，感染症など	注射部位反応，感染症など
国内での状況	2003年7月発売	2005年3月発売	2008年6月発売

　アダリムマブの作用機序は，可溶性のTNF-αを中和するだけでなく，TNF-α産生細胞上の膜型TNF-αとも結合し，補体活性化を介してTNF-α産生細胞を壊す作用（抗体依存性細胞障害作用：ADCC）にある．受容体製剤であるエタネルセプトでは後者の作用はない．また，100％ヒトの成分でできていることは，現在国内で治験が進められている次世代の抗TNF-αモノクローナル抗体製剤（ゴリムマブ，セルトリズマブ ペゴルなど）の先駆的な薬剤であり，筆者は患者に勧める際，その点を特に強調している．

　アダリムマブは2週に1回の投与で開始し，主治医の判断で患者自身による自己注射への移行が可能な生物学的製剤である．そのため，点滴製剤の使用が難しいクリニックでの使用，病診連携による普及にも寄与できる，利便性が高い薬剤といえる．

アダリムマブ処方の実際
- アダリムマブ1シリンジ40mg，2週に1回皮下注射．
- ※MTX非併用下では2シリンジ80mg，2週に1回の増量が認められている．

同種・類似薬（先行2剤）との使い分け
- 完全ヒト型抗体であることから，キメラ型抗体で懸念される重篤なアナフィラキシー症状は少ない．
- 皮下注射製剤であることから，投与経路が点滴製剤に比べ簡便である．投与間隔が2週間に1回で利便性が高い．通院投与，自己注射投与のいずれも選択が可能である．
- ただし先行2剤に比べ，投与早期に有効性が得られず，一次無効となる．

2. 具体的な使用方法と注意点

投与法は2週間に1回0.8ml（40mg）の皮下注射を行う．すでに溶解された液体製剤が充填されているプレフィルドシリンジ（**図3**）を使用する．1週間に2回の皮下注射が標準とされているエタネルセプトと比較するとコンプライアンスに優れている．ただ，アダリムマブはpHが4.9～5.5の弱酸性であることから，注射時の疼痛に特別な配慮が必要である．

一般的に注射時疼痛は，針刺入における皮膚の傷害による局所の痛み（針刺入時痛），注入される薬液の特性（温度やpHなど），化学反応による違和感，異物注入に伴う皮下・骨格筋組織の異常な感覚によるものに影響を受けるが，アダリムマブの注射時疼痛は薬液の特性に起因することが多く，初回投与時には疼痛を訴えることが少なくない．

自験例では1例，初回投与時に注射時疼痛の説明を行わず皮下注射を行ったところ，予想以上の疼痛のため注射のあとに体調を崩し，2回目以降の投与を拒否された例を経験した．アダリムマブの場合，医師，看護師サイドは初回投与を受ける患者側への心理的な配慮が必要である．しかし，有効性が確認され注射を受けることに慣れれば，特に不満を訴えることはほとんどない．

また，安全かつ効率的に投与するために行うべき投与前検査を**表2**に示す．

図3 アダリムマブのプレフィルドシリンジ

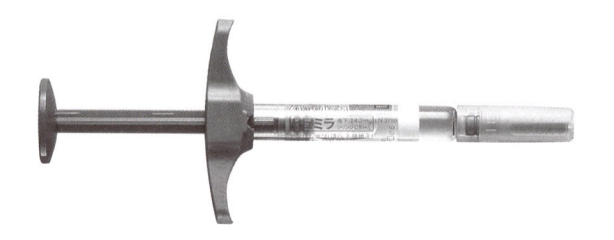

表2 投与前検査

- クォンティフェロン検査あるいはツベルクリン反応検査
- 胸部単純X線写真,胸部CT（できればHRCT）
- 血清アルブミン検査
- 血清クレアチニン値 e-GFR/シスタチンC
- 総白血球数：4,000/mm^{3}以上
- リンパ球数：1,000/mm^{3}以上が望ましい
- β-Dグルカン
- KL-6またはSP-D
- ds-DNA抗体
- HBs抗原,HCV抗体
- （+HBcAb/HBs Ab/HBV-DNA）de novo肝炎対策

出典（一部改変）：石黒直樹,本荘茂,金子敦史,ほか.整形外科医のためのインフリキシマブ安全使用のマニュアル.日関外誌 2010; 29: 1-17.

疼痛への配慮

- アダリムマブはpHが4.9〜5.5の弱酸性であることから,皮下注射時,特に初回投与時には疼痛に特別な配慮が必要である.
- しかし有効性が確認され,注射を受けることに慣れれば,特に不満を訴えることはほとんどない.

3. 名古屋大学整形外科教室関連施設の多施設共同研究（アダリムマブの6ヵ月臨床成績）

　それでは市販から2年が経過し,現時点での実臨床におけるアダリムマブの実際はどうであろうか.本項では,筆者が所属する名古屋大学整形外科教室の関節リウマチ研究グループ（Tsurumai Biologics Communication：TBC）の多施設共同研究による6ヵ月臨床成績を紹介する.

　TBCは,薬物療法,外科療法,リハビリテーションをトータルにマネージメントする23施設,31の専門医から成るRA専門医の集団である.今回はTBC23施設内から情報を集約し,アダリムマブの6ヵ月臨床成績を分析した.対象は2008年7月から2010

年2月までにTBC参加施設でアダリムマブを投与したRA症例203例（**表3**）である．

調査方法は，主要評価項目としてDAS28-ESRおよびEULAR改善基準をLOCF法で算出した．さらに脱落理由，有害事象，薬剤継続率を調査した．脱落例については，その理由を一次無効，二次無効，安全性に理由に分けて検討した．

表3 TBC参加施設でアダリムマブを投与したRA症例（N=203）：2008年7月～2009年12月31日

背景因子	全体	MTX		生物学的製剤前治療	
		併用	非併用	ナイーブ	切り替え
症例数（%）	203(100%)	161(79%)	42(21%)	127(63%)	76(37%)
年齢	57±14	56±14	63±11	57±14	59±13
男女比（%）女性／男性	165(81%)／38(19%)	134(83%)／27(17%)	31(74%)／11(26%)	109(86%)／18(14%)	56(74%)／20(26%)
罹病期間（年）	13±11	12±10	15±12	13±11	11±10
Stage（I／II／III／IV）	26/35/64/78	21/31/53/56	5/4/11/22	17/22/41/47	9/13/23/31
Class（1/2/3/4）	26/106/66/5	22/86/49/4	4/20/17/1	16/70/40/1	10/36/26/4
ステロイド内服（%）	120(59%)	89(55%)	31(74%)	71(56%)	49(64%)
合併症あり(%)	86(42%)	58(36%)	28(67%)	49(39%)	37(49%)
既往歴あり(%)	82(40%)	65(40%)	17(40%)	51(40%)	31(41%)
アレルギー歴あり(%)	15(7%)	10(6%)	5(12%)	2(2%)	13(17%)
喫煙歴あり(%)	23(11%)	19(12%)	4(2%)	13(10%)	10(13%)
血清クレアチニン値（mg/dl）	0.65±0.36	0.60±0.14	0.86±0.69	0.65±0.42	0.64±0.18

次に，層別解析として，MTXの併用の有無，過去の生物学的製剤使用の有無で4群に分け比較検討を行った．同様に主要評価項目としてDAS28-ESR・EULAR改善基準を検証した．副次評価項目として，Kaplan-Meier法による薬剤継続率，安全性，脱落理由を比較検討した．

1）DAS28-ESRによる臨床的寛解率

TBC参加施設でアダリムマブを投与したRA症例，全203例のうち，アダリムマブを開始後6ヵ月以上経過した175例のDAS28-ESRの推移を，特に臨床的寛解（DAS28-ESRが2.6以下）に注目して検討した（**図4**）．

アダリムマブは先行2剤のTNF阻害薬に比べ，投与早期の有効性に劣るといわれる．そのためか4週時の寛解率はわずか11.1％，低疾患活動性と合わせても計21.5％であるが，その後は徐々に増加し，24週では臨床的寛解率は27.0％に達していた．統計学的にも有意差を持って（χ^2 test：P＜0.001）治療開始時に比べ24週時の寛解率の上昇が証明された．また，低疾患活動性と合わせると計45.9％がDAS28 3.2以下を達成していた（**図4**）．

図4 DAS28-ESRによる寛解率の推移

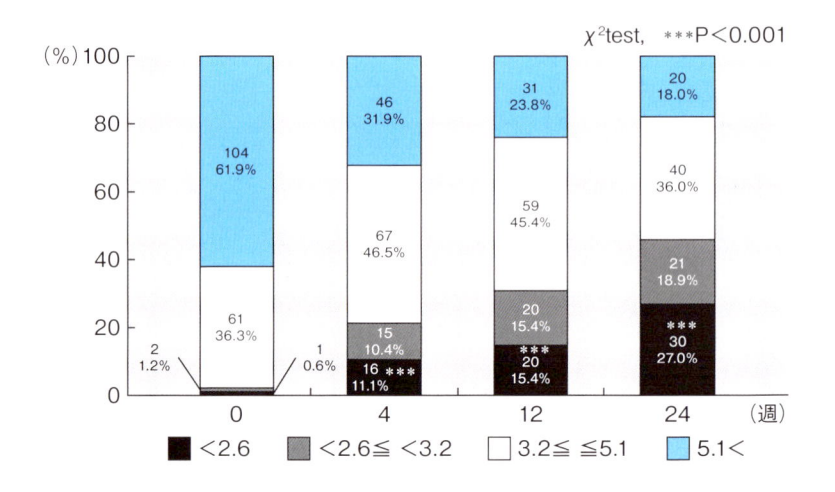

さらに，DAS28-ESRを用いたEULAR改善基準による薬効検定では，moderate response以上に至った症例は開始後4週で55.9％，12週で70.7％，24週で79.6％と徐々に改善率が向上していた（**図5**）．

図5 EULAR改善基準の推移

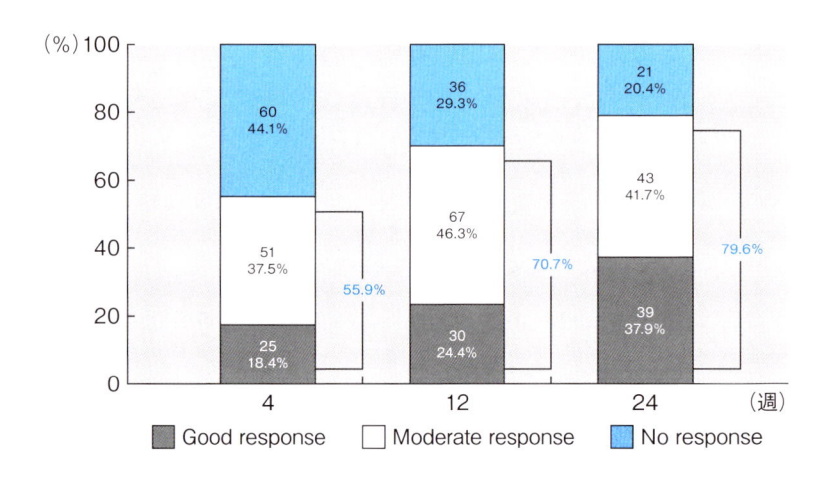

次に層別解析の結果（図6, 7）から，どのような患者群が最も有効率が高かったかを検討した．

24週の時点で臨床的寛解率が最も高かった群は，ナイーブ＋MTXあり群で28％（図6A），次に切り替え＋MTXあり群で20％（図6C），3番目はナイーブ＋MTXなし群で13％（図6B），最も低かったのは切り替え＋MTXなし群で0％（図6D），この群では臨床的寛解に至った症例はなかった（図6）．

図6 LOCF法で解析したDAS28-ESR：24週の4群比較

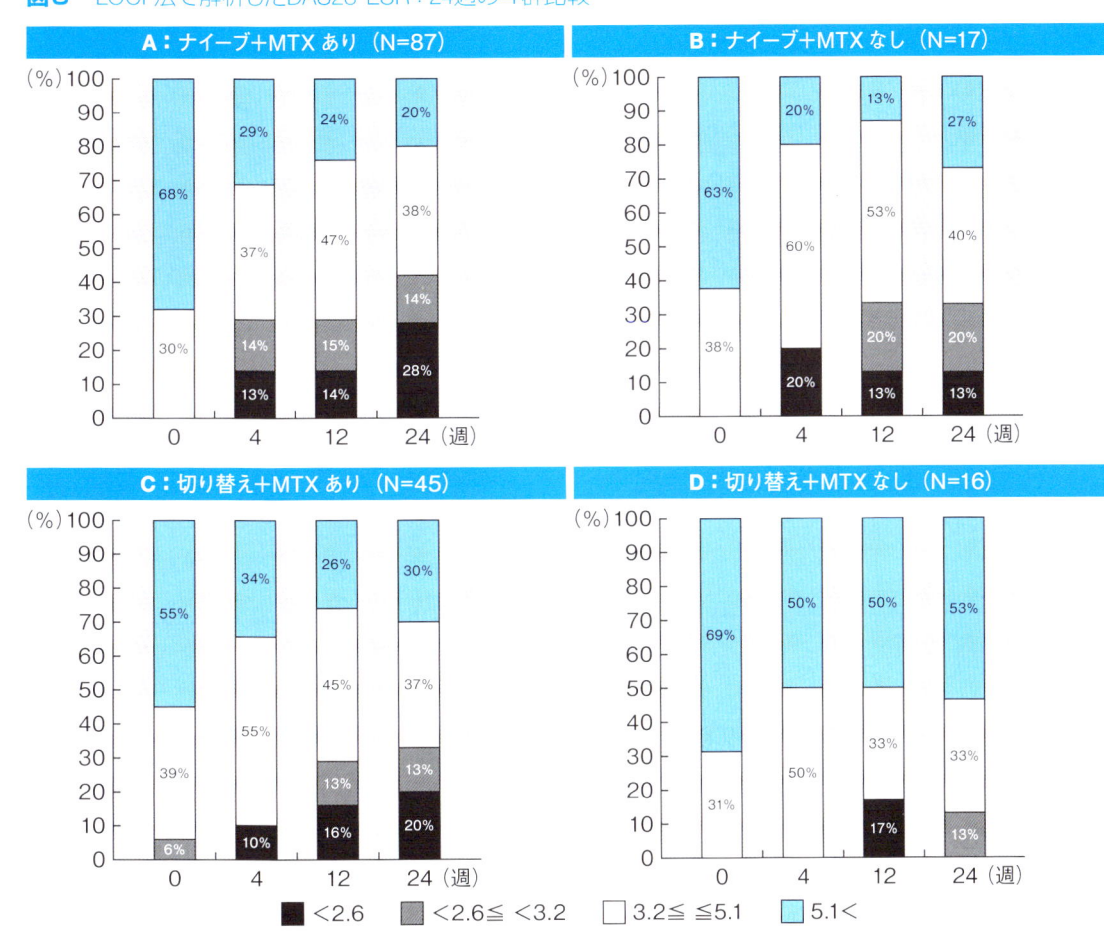

一方，EULAR改善基準で24週の時点でgood responseは，ナイーブ＋MTXあり群で39％（図7A），次にナイーブ＋MTXなし群で33％（図7B），3番目は切り替え＋MTXあり群で22％（図7C），最も低かったのは切り替え＋MTXなし群（図7D）でgood responseの症例はなかった．統計学的にも有意差を持って（χ^2 test：P＜0.001）治療開始時に比べ，24週時の切り替え＋MTXなし群では他の群に比べgood responseの率が低かった（図7）．

図7 LOCF法で解析したEULAR改善基準：24週の4群比較

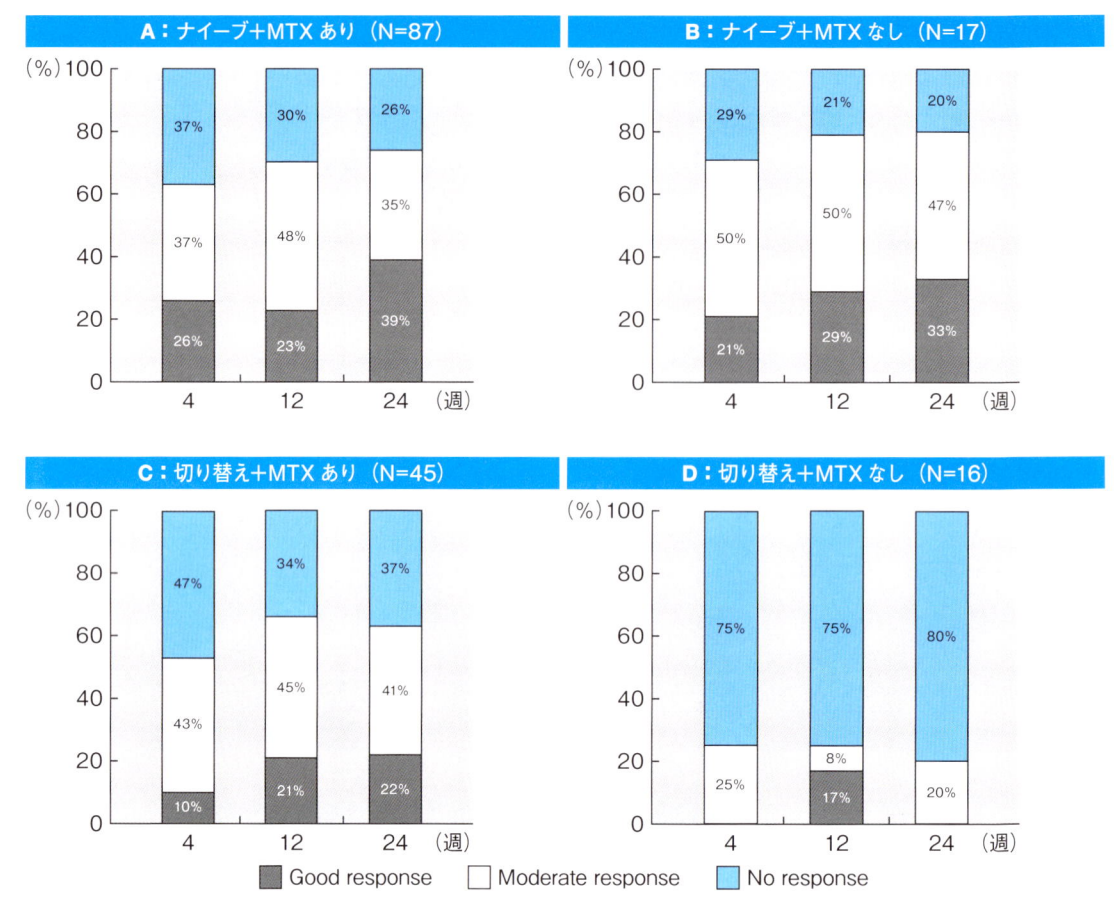

A：ナイーブ＋MTXあり（N=87）

B：ナイーブ＋MTXなし（N=17）

C：切り替え＋MTXあり（N=45）

D：切り替え＋MTXなし（N=16）

■ Good response　□ Moderate response　■ No response

　総じてアダリムマブは投与早期の有効性にやや欠けるが，開始後3～6ヵ月で全体の7割以上がmoderate あるいは good responseに至り，高い有効性が認められた．また，層別解析ではナイーブ＋MTXあり群が臨床的寛解率，EULAR改善基準による改善率が最も良好であった．一方，MTX非併用例，切り替え例ではやや有効性が低下し，最も成績が悪かったのは切り替え＋MTXなしであり，特に臨床的寛解に至った例もなく治療の進め方に問題があり，推奨できない使用法であると思われた．

2）脱落理由

　脱落理由は全203例を対象として調査した．患者群を上記と同様4群に分け，さらに切り替え群は前治療薬をインフリキシマブからの変更か，エタネルセプトからの変更かに分け，全6群とした（**表4**）．また，脱落時期を0～4週，4～12週，12週～24週，24～52週，52週以降に分け，脱落理由を一次無効・二次無効・安

全性に分けて検討した．**表4**では，全体の5％以上の中止が認められた脱落理由を青色の数字で示した．

表4 脱落理由（一次無効・二次無効・安全性）：例数（%）

アダリムマブ治療開始後の期間	ナイーブ+MTXあり	ナイーブ+MTXなし	IFX*+MTXあり	IFX*+MTXなし	ETN*+MTXあり	ETN*+MTXなし
0週≦×＜4週						
一次無効	0 (0)	0 (0)	0 (0)	0 (0)	0 (0)	0 (0)
二次無効	0 (0)	0 (0)	0 (0)	0 (0)	0 (0)	0 (0)
安全性	1 (1)	2 (8.7)	0 (0)	0 (0)	3 (11.1)	2 (15.4)
4週≦×＜12週						
一次無効	6 (5.7)	0 (0)	2 (8.7)	0 (0)	2 (7.4)	3 (23.1)
二次無効	0 (0)	1 (4.3)	0 (0)	0 (0)	0 (0)	0 (0)
安全性	2 (1.9)	0 (0)	0 (0)	0 (0)	1 (3.7)	0 (0)
12週≦×＜24週						
一次無効	1 (1)	0 (0)	0 (0)	0 (0)	0 (0)	1 (7.7)
二次無効	2 (1.9)	0 (0)	1 (4.3)	0 (0)	1 (3.7)	1 (7.7)
安全性	2 (1.9)	1 (4.3)	0 (0)	0 (0)	0 (0)	0 (0)
24週≦×＜52週						
一次無効	0 (0)	0 (0)	0 (0)	0 (0)	1 (3.7)	0 (0)
二次無効	2 (1.9)	0 (0)	2 (8.7)	0 (0)	1 (3.7)	0 (0)
安全性	1 (1)	1 (4.3)	0 (0)	0 (0)	0 (0)	0 (0)
52週≦×						
一次無効	0 (0)	0 (0)	0 (0)	0 (0)	0 (0)	0 (0)
二次無効	0 (0)	0 (0)	0 (0)	0 (0)	1 (3.7)	0 (0)
安全性	0 (0)	0 (0)	1 (4.3)	0 (0)	0 (0)	0 (0)

全体の5％以上の中止が認められた脱落理由は青色の数字で示した．
＊：切り替え症例のアダリムマブ投与前に，IFX（インフリキシマブ）あるいはETN（エタネルセプト）いずれかの治療を受けていたサブグループ．

　結果，開始後4週以内の脱落理由は，すべて安全性を理由としたものであった．詳細は注射部位反応から体幹，全身に広がった広範囲薬疹による薬剤アレルギーが多くを占めた．層別解析ではMTXなし群，特にエタネルセプトからの切り替え例が開始後4週以内に中止になる率が高かった．

　次に開始後4〜12週以内の脱落理由は1次無効が多かった．これはナイーブ＋MTXあり群，切り替え（INF, ETN）＋MTXあり群，切り替え（ETN）＋MTXなし群に多く認められた．12週以降の脱落理由は二次無効が散見されたが，特に際立って多いことはなかった．

　つまり脱落理由の多くは，開始後早期の注射部位反応などの皮膚アレルギーと感染症，そして3ヵ月以内の1次無効であった．また，経済的理由で3例が中止を希望された．

脱落理由
- 開始後早期の注射部位反応などの皮膚アレルギーと感染症．
- 3ヵ月以内の1次無効．

3）有害事象

有害事象に関する調査結果を**表5，6**に示す．

主たる有害事象は，注射部位反応などの皮膚アレルギー，感染症，間質性肺病変・器質化肺炎などの呼吸器障害であった．その中で中止に至った有害事象は，ナイーブ＋MTXあり群で87例中3例，内訳は白血球減少1例，薬疹1例，気管支拡張症にPCP合併1例，ナイーブ＋MTXなし群では17例中1例が器質化肺炎であった．切り替え＋MTXあり群では45例中3例に白血球減少1例，薬疹1例，口唇ヘルペス1例で中止，切り替え＋MTXなし群では16例中1例が掻痒症で中止となっていた（**表5**）．

表5 投与中止に至った有害事象（N＝20）

1．薬疹・アレルギーなど
   - 薬疹，全身性皮疹（2例），体幹部発疹，注射部位反応（効果不良により中止），皮疹（2例），掻痒症
2．感染症
   - 結核，IP・PCP（疑い），アスペルギルス肺炎（疑い），器質化肺炎（2例），肺炎（効果不良により中止），口唇ヘルペス・感冒
3．その他
   - 白血球減少（2例），注射恐怖症，口腔乾燥・眼乾燥，非ホジキンリンパ腫

また，入院を要した有害事象（いわゆる重篤な有害事象）は9例9件であった．呼吸器系合併症3件，感染症2件，関節症状の悪化2件，整形外科的合併症2件であった．

総じて有害事象については，6ヵ月の検討で，特に死亡例もなく，皮膚アレルギー，感染症，呼吸器病変の悪化に限局され，腫瘍関連も非ホジキンリンパ腫の合併を1例認めるのみで，予想の範囲内であり，先行2剤のTNF阻害薬の有害事象の発生状況と同様か，それ以下と思われた（**表6**）．

表6 入院を要した有害事象（N＝9）

No.	年齢	性別	有害事象名	MTX併用	アダリムマブ開始から発現までの期間	その後の薬剤の投与状況
1	68歳	女性	間質性肺炎 PCP	あり	3ヵ月	中止
2	59歳	女性	器質化肺炎	なし	3ヵ月	中止
3	36歳	女性	器質化肺炎	あり	16ヵ月	中止
4	54歳	女性	肺炎	あり	3ヵ月	継続
5	77歳	女性	尿路感染症	あり	5ヵ月	継続
6	62歳	女性	左橈骨遠位端骨折	あり	3ヵ月	継続
7	73歳	女性	人工関節周辺骨折	あり	4ヵ月	継続
8	81歳	男性	RAの悪化	なし	2週	中止
9	61歳	男性	関節病変の悪化	あり	4ヵ月	継続

4）継続率について

　全203例のKaplan-Meier法による薬剤継続率を**図8**に示す．全症例では6ヵ月で75.3％，1年で71.8％であった．4群の薬剤継続率の比較では，ナイーブ＋MTXあり群は6ヵ月で83.7％，1年で78.8％，ナイーブ＋MTXなし群は6ヵ月で81.8％，1年で77.3％，切り替え＋MTXあり群では6ヵ月で65.5％，1年で60.1％，切り替え＋MTXなし群では6ヵ月で55％，1年で50％であった．全体的には継続率はナイーブ群が比較的良好で，切り替え群では低かった．Log-rank testによる各群の有意差検定では，ナイーブ＋MTXあり群と切り替え＋MTXなし群の間で継続率に強い有意差（P＝0.0009）が認められ，ナイーブ＋MTXあり群と切り替え＋MTXあり群の間で（P＝0.0309），ナイーブ＋MTXなし群と切り替え＋MTXなし群の間で（P＝0.0304），弱い有意差が認められた．

　総じてアダリムマブは，ナイーブ＋MTXあり群の治療成績がDAS28-ESRによる臨床的寛解率，EULAR改善基準における薬効検定で有効性が高く安全性に優れ，また，薬剤継続率も6ヵ月で83.7％，1年で78.8％と最も高かった．その他の群は有効性，継続率に欠け，特に切り替え＋MTXなし群（大部分がエタネルセプトからの切り替え群）が有効性に欠け，継続率も低かった．MTX非併用で生物学的製剤を切り替える場合head to headの検討が必要であろうが，アダリムマブは，その選択から外すべきで，TNF阻害薬無効例にも有効性が確認されているトシリズマ

ブへの切り替えが推奨される．結論として，アダリムマブはMTX不応性のRA患者に対してMTX併用下で第一選択薬として使用することがベストユースである．

図8 Kaplan-Meier法による薬剤継続率（N＝203）

― 全症例（N＝203）：投与継続率70.4％

― ナイーブ＋MTXあり群（N＝103）：投与継続率77.7％

······ ナイーブ＋MTXなし群（N＝22）：投与継続率77.3％

······ 切り替え＋MTXあり群（N＝56）：投与継続率62.5％

― 切り替え＋MTXなし（N＝20）：投与継続率45.0％

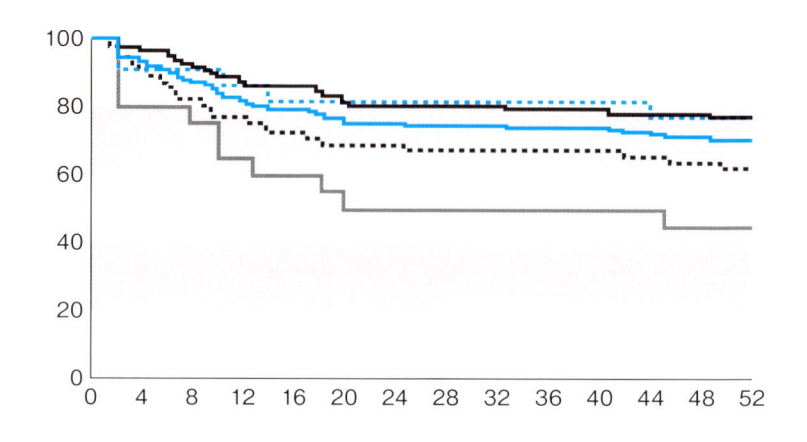

ベストユース

・アダリムマブはMTX不応性のRA患者に対して，MTX併用下で第一選択薬として使用することがベストユースである．

症例1　27歳，男性，stageⅠ，class 2，罹病期間2年

- 2007年5月に両膝・両肩関節痛から発症のRA．近医で発症から3ヵ月でRAの診断を受けた．
- スルファサラゾピリジン（SSZ）内服，数ヵ月受けるも一次無効で中止．発症1年後に某大学病院初診．MTX低用量間欠的投与療法開始．
    - ・MTX週6mg＋プレドニゾロン（PSL）5mg/日：3ヵ月
    - ・MTX週8mg＋プレドニゾロン5mg/日：3ヵ月
    - ・MTX週10mg＋ブシラミン200mg＋プレドニゾロン3mg/日：4ヵ月
- いずれも効果なく，TNF阻害薬の導入を勧められるも踏み切れず，治験を募集していた当院へ紹介初診した（初診時27歳，発症2年）．母親を交えたインフォームド・コンセントのうえ治験参加は希望されなかった．次にTNF阻害薬の導入を勧めたところ，利便性がよいアダリムマブの追加併用療法を選択され，MTX週8mg＋アダリムマブ隔週40mgにて治療開始となった．
- 開始後の経過は**図A**に示すように，開始後1年で臨床的寛解DAS28-ESR＝0.58，ACR/EULARの新寛解基準，Boolean寛解を達成，構造的寛解達成：m-TSS現在1点（年0.33点）機能的寛解達成：mHAQ開始前：0.25点→開始後1年：0点，実生活でも仕事にも全く支障がなくなった．
- 開始後1年半でインフォームド・コンセントのうえ，アダリムマブの薬剤中止を最近開始したところである．MTX不応性のRA患者に対してMTX併用下で第一選択薬として使用，さらに発症早期の導入であったため，臨床的寛解，構造的寛解，機能的寛解を達成し，薬剤中止寛解にまで治療を踏みこめた1例であった．
- アダリムマブが最も有効性が発揮されるベストユースといい得る．

図A　MTX＋アダリムマブで1年間加療

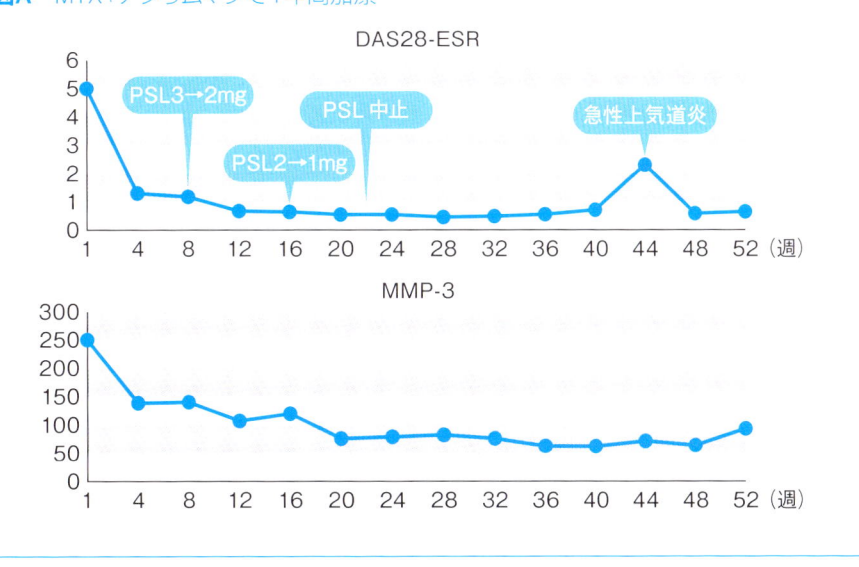

4. アダリムマブの問題点と対策

それでは，なぜMTX併用が推奨されるのか，ナイーブ例がよいのか，アダリムマブは1次無効が先行2剤に比べ多いのかに関して，中和抗体（抗アダリムマブ抗体，anti-adalimumab antibody：AAA）の治療に及ぼす影響などを，TBCの結果と本邦での治験のデータから考察する．

1) 中和抗体（抗アダリムマブ抗体：AAA）

①日本人における至適用量

まずは，中和抗体AAAの治療に及ぼす影響について，本邦で行われた多施設二重盲検無作為化プラセボ対照試験，国内第Ⅱ/Ⅲ相試験が，MTX非併用例のみで実施され日本人におけるAAAの唯一の資料であり参考となる（CHANGE試験）[4]．この試験では，MTXの投与量が本邦と海外と異なっていたため，海外データと比較し，日本人RA患者におけるアダリムマブ単剤投与の有効性・安全性をプラセボ群と比較し，日本人における至適用量を決定することを目的として実施された．

詳細は，対象患者をアダリムマブ20mg群（N＝87），40mg群（N＝91），80mg群（N＝87）およびプラセボ群（N＝87）に無作為に割付け，アダリムマブ，プラセボともに投与間隔は隔週とし，有効性の評価は，24週のACR20改善率をプライマリー・エンドポイントとした．結果，4週のACR20改善率は，プラセボ群（13.8％）に比べ，すべてのアダリムマブ群で用量依存性に有意に高かった（20mg群：28.7％，$P<0.05$／40mg群：44.0％，$P<0.001$／80mg群：50.6％，$P<0.001$［χ^2 test］）．

また，安全性の面から注射部位反応はプラセボ群（2.3％）に比べ，アダリムマブ群で有意に多く認められた（20mg群：31.0％，$P<0.05$／40mg群：30.8％，$P<0.051$／80mg群：33.3％，$P<0.051$［Fisher exact test］）．それ以外では，有害事象の発生頻度は全群で同等であった．

これらの結果から，中等度～重度の日本人RA患者において，アダリムマブは有効性・安全性ともに良好な結果を示し，有効性・安全性データと欧米での治験より，アダリムマブ40mg隔週投与が日本人における至適用量とされ，現在の市販に至っている．

②本邦におけるAAAの発生率・発生時期

しかし，この試験のサブ解析では，日本人における抗アダリム

マブ抗体（AAA）が高率に認められたことが明らかとなった．本邦におけるAAAの発生率は，国内第Ⅰ/Ⅱ相試験DE035X試験では32.4％，CHANGE試験では37.0％で，同様の海外のアダリムマブ単剤投与試験DE011（第Ⅲ相試験）では12.4％であり，日本人におけるAAA陽性率は，同一用量における欧米人のそれと比較し2倍以上高率にみられた．また，日本では組まれなかった海外のMTX併用臨床試験では，おおむねAAAの陽性率は1％前後であり，MTX併用下で陽性率はさらに低下していた．

それではAAAはアダリムマブ投与後，いつの時点で発現するのであろうか．CHANGE試験のサブ解析（**図9**）でAAA陽性群と陰性群に分けて血清中アダリムマブ濃度を測定した結果，AAA陽性群では開始後4週から血清アダリムマブ濃度はすでに低い値を示し，その後も陽性群と陰性群の比較で明らかに差を生じていた．つまりAAAはアダリムマブ投与早期から発現していることが予想された．

図9 AAA陽性/陰性別の血清中アダリムマブ濃度の推移

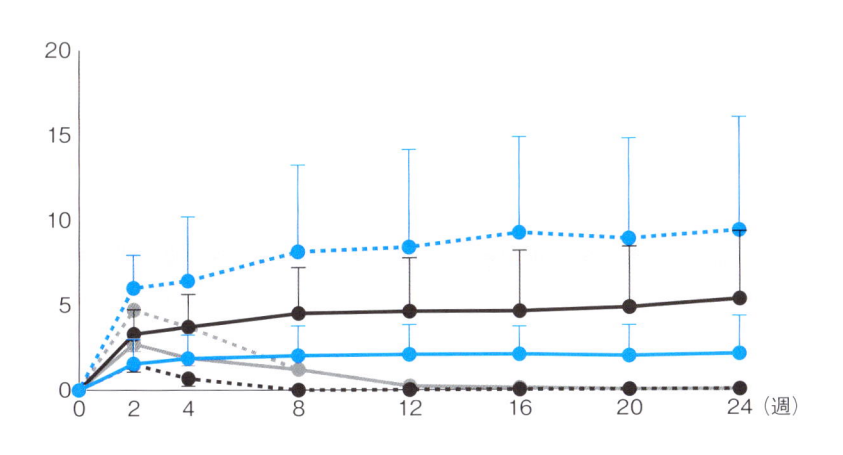

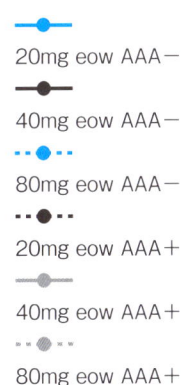

出　典：Miyasaka N. The CHANGE study Investigators: Clinical Investigation in highly disease-affected rheumatoid arthritis patients in Japan with adalimumab applying standard and general evaluation : the CHANGE study. Mod Rheumatol 2008; 18: 252-62.

③AAA陽性の有効性と安全性に及ぼす影響

冒頭で述べたように，インフリキシマブはマウスタンパクを含むキメラ型であり，高率に中和抗体を生じる可能性が指摘されているが，完全ヒト型抗体であるアダリムマブは中和抗体による効果減弱が起こりにくいと考えられていた．しかしCHANGE試験では**図10**に示すように，例えばアダリムマブ隔週40mg群の24週時のACR20達成率がAAA陽性群（N＝40）では28％，AAA陰性群（N＝51）では57％，全体では44.0％と，すべての用量群で

AAAの有無で明らかに有効性に隔たりがあった.

　安全性においては**表7**に示すように，全体の有害事象の発生頻度，重篤な有害事象の発生頻度に大きな差はないが，注射部位反応はAAA陽性群に高率に発生していた．一方で中止に至るような有害事象はAAA陰性群に多かった．

図10　ACR20反応率とAAA

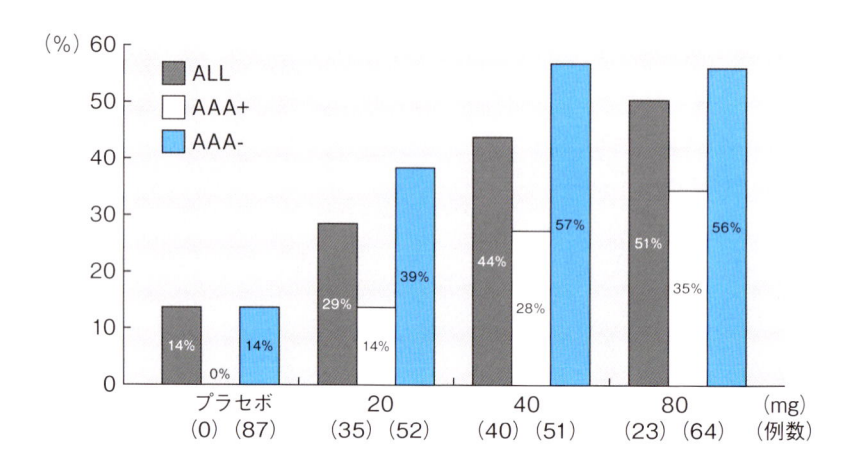

	プラセボ (0)(87)	20 (35)(52)	40 (40)(51)	80 (mg) (23)(64)(例数)
ALL	14%	29%	44%	51%
AAA+	0%	14%	28%	35%
AAA−	14%	39%	57%	56%

出　典：Miyasaka N. The CHANGE study Investigators: Clinical Investigation in highly disease-affected rheumatoid arthritis patients in Japan with adalimumab applying standard and general evaluation : the CHANGE study. Mod Rheumatol 2008; 18: 252-62.

表7　安全性とAAA：例数（%）

	AAA＋ (N=98)	AAA− (N=167)	プラセボ (N=87)
すべての有害事象	95（96.9）	156（93.4）	71（81.6）
重篤な有害事象	14（14.3）	21（12.6）	8（9.2）
高度の有害事象	4（4.1）	8（4.8）	5（5.7）
感染症	48（49.0）	60（35.9）	32（36.8）
重篤な感染症	7（7.1）	6（2.6）	1（1.1）
注射部位反応	41（41.8）	43（25.7）	2（2.3）
免疫反応	4（4.1）	2（1.2）	0
悪性腫瘍	0	0	2（2.3）
結核を含む日和見感染	0	0	0
死亡に至った有害事象	1（1.0）	1（0.6）	0
中止に至った有害事象	3（3.1）	17（10.2）	4（4.6）
治験薬との因果関係が「多分関連あり」以上	76（77.6）	116（69.5）	32（36.8）

出　典：Miyasaka N. The CHANGE study Investigators: Clinical Investigation in highly disease-affected rheumatoid arthritis patients in Japan with adalimumab applying standard and general evaluation : the CHANGE study. Mod Rheumatol 2008; 18: 252-62.

総じてAAAは安全性には大きな影響を及ぼさず，副作用による脱落にも影響を及ぼすことも少ないが，注射部位反応を増やす．また，MTX非併用で使用した場合，AAAは開始後4週時には，すでに血清アダリムマブ濃度を低下させるだけの量が存在し，少なくともその存在は有効性を下げる一因となる．

　海外同様にMTXの併用でAAAの陽性率が減じればよいが，この点は未知である．現在国内では市販後臨床試験として，MTX併用例におけるAAAの陽性率と骨関節破壊抑制効果を調査する試験が実施されており，結果を期待したい．ただし，治験あるいは重篤な副作用が発現した場合を除き，実臨床ではAAAを測定することは不可能であることを付け加えておく．

　次の項では以上のことを踏まえ，アダリムマブの一次無効について考える．

中和抗体AAA（抗アダリムマブ抗体）
・中和抗体AAAはMTX非併用で使用した場合，開始後4週時にはすでに血清アダリムマブ濃度を低下させるだけの量が存在し，少なくともその存在は有効性を下げる一因となる．

2）一次無効

　アダリムマブの早期脱落の理由に一次無効があげられる．これは明らかにインフリキシマブやエタネルセプトに比して多い．今回のTBCの分析でも，全症例の1割が4～8週の時期に一次無効で中止となっていた．4群の比較でもナイーブ＋MTXあり群，切り替え＋MTXあり群，切り替え＋MTXなし群で一次無効が散見された．特にエタネルセプトからの切り替え群が早期に一次無効と判断される例が多かった．

①効果発現時期が先行2剤に比べ遅いことがある
　一次無効の理由として，先行2剤のTNF阻害薬の効果が比較的早期から発現するのに対し，アダリムマブでは投与早期に有効性が認められない症例がある．増量・期間短縮といった用法用量の変更が認められていない状況から1次無効と判断されやすく，他剤への切り替えが行われやすい背景もある．

②エタネルセプトとの作用機序の違い
　また，エタネルセプトからの切り替えに多く認められる理由として，エタネルセプト自身の薬理特性がある．すなわち，エタネルセプトが薬理作用上競合的阻害であるため，十分な効果を発揮

するには高い濃度が必要であり，また，急止によりRAの再燃が急激に起きること，エタネルセプトはTNF-αだけでなくTNF-βも抑制するため，アダリムマブはTNF-αのみしか抑制しないといった作用機序の違い，さらにエタネルセプトは中和抗体産生が少ない特性から，エタネルセプト無効例はTNF阻害療法自体が無効であることが理由としてあげられる．

③中和抗体AAAの関与

また，先ほど述べたCHANGE試験から推察される理由として，中和抗体AAAの関与がある．**図10**で示したようにAAA陽性群は開始後2週の段階で，陰性群に比べ最高血中アダリムマブ濃度が低く，8週までに急激に下降していき，その後は低値のままである．

インフリキシマブの場合，投与開始時にLoading doseをかけ，血中濃度を上げるため一次無効は少なく，中和抗体HACAは8週間隔投与になってから産生され，そのことが二次無効の一因とされてきた．しかしアダリムマブの場合，インフリキシマブに比べLoading doseも行われないことから，予想よりも早く中和抗体のAAAが産生されていた．その結果，薬効が発現する前にAAAが産生され，血清アダリムマブが有効血中濃度に達することができず，一次無効が一部の症例に発生すると推察される．

④対策

考えられる対策としては，MTX非併用例であればアダリムマブの増量，MTX以外の比較的な安全な免疫抑制剤の追加併用，MTX併用例であればMTXの増量，タクロリムスなどの他の免疫抑制剤の追加併用となるが，特にこれといった決め手はない．

ちなみにTBCのMTX非併用群のうち，タクロリムス追加併用例は3例であったが，EULAR改善基準で1例がgood response，1例がmoderate response，1例はno responseであった．症例数が少ないため今後の検討が必要である．

アダリムマブの薬効が全く認められなければ，中和抗体産生の可能性が少ないエタネルセプトかIL-6阻害薬トシリズマブへのすみやかな変更が勧められる．

AAA産生抑制対策としては，MTXの併用例では出来るだけ多い量のMTXを併用すること，MTXが併用できない例では初回投与時から80mgのLoading doseをかけ，効果が認められたあとに漸減していくのが一法である．

また，中和抗体の産生抑制にインフリキシマブで一定の効果が認められたステロイドの単回投与も試してみる価値がある．例を

あげると，水溶性プレドニゾロン20mgの静脈投与，トリアムシノロンアセトニド注射液（ケナコルトA）40mgの筋注を投与早期に抗体産生抑制目的で使用する．自験例では1例であるが，一次無効と診断した症例にアダリムマブ投与時にトリアムシノロンアセトニド注射液を4週に1回，計3回で同時併用し，有効性が発現した症例を経験した．

症例2　70歳，女性，stage Ⅱ，class 3，罹病期間13年

- ナイーブ＋MTXあり群の症例にアダリムマブを開始したところ，開始後8週までに関節痛は軽減，DAS28-ESRも低下傾向にあったが，投与開始12週に両足関節の疼痛腫脹悪化，疾患活動性が悪化．
- 12/14/16週時にアダリムマブ皮下注射と一緒に，トリアムシノロンアセトニド（ケナコルトA）40mg筋注したところ，足関節痛は軽減し，その後，疾患活動性は改善．現在もアダリムマブを継続している（**図A**）．

図A　投与開始12週に両足関節の疼痛腫脹悪化

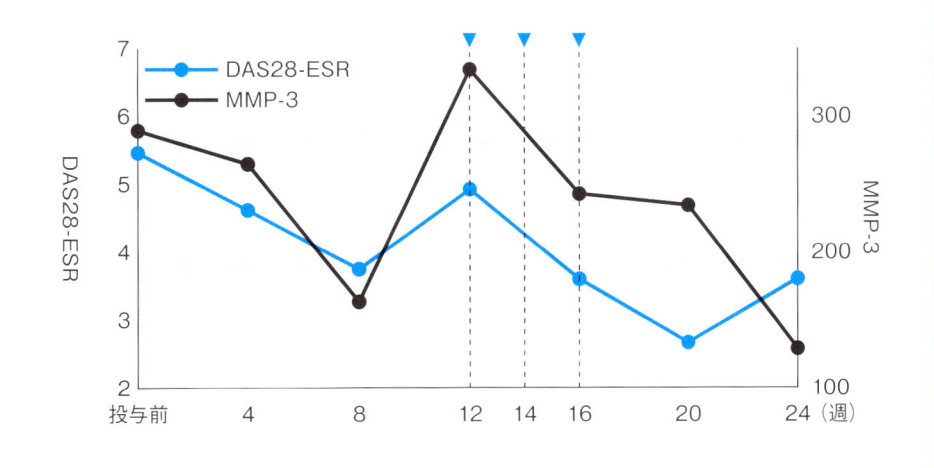

12/14/16週時にアダリムマブと一緒にトリアムシノロンアセトニド40mg筋注（▶）．

3）二次無効

　アダリムマブは，現時点ではTBCのデータで示すように3ヵ月以降の薬剤継続率は決して低下せず，二次無効例はインフリキシマブよりも少なく，MTX併用下ではエタネルセプトと同様と思われる．

　効果減弱と思われた場合の対策は一次無効と同じである．MTX非併用例であれば，まずは80mgへの増量を行う．しかし，

MTX併用例で明らかに二次無効と判断した場合は，アダリムマブを継続しながら策を練るのは難しいので，すみやかに別の生物学的製剤に切り替えた方が無難であると思われる．

一次無効・二次無効対策
- 一次無効，二次無効ともに症例によっては中和抗体AAAの関与が疑われる．
- 中和抗体の産生抑制を視野に入れた対策を講じる．
- ただし，明らかに二次無効と判断した場合は，TNF阻害薬無効例でも，有効性が高いトシリズマブあるいはエタネルセプトを使用していなければ使用する．

4）注射部位反応・アレルギーによる薬疹

①有害事象

　TBCのデータでは最も頻度が高かった有害事象は，注射部位反応・アレルギーによる薬疹であった．中止に至った4割が皮膚アレルギー関連であった．皮下注射製剤であるため，ある程度の注射部位反応は避けられない．ただし，その多くは数日中には消退し，投与を続けていけば感作され問題はなくなる．

　しかしアダリムマブの場合，時として体幹に広がるような広範囲の薬疹があり得る．TBCのデータでは8例が薬疹を理由に中止となっているが，初回投与後に中止に至った例もあれば，10ヵ月投与後に全身薬疹となって中止となった例もある．中和抗体の項で述べたように，注射部位反応はAAA陽性群に高率に発生していたことから，薬疹の併発にはAAAの関与が疑われる．それを示唆するように薬疹による中止例はMTX非併用例に多く，また，中止に至る理由として，皮膚アレルギーと一次無効が重なって報告されていた．

②対策

　対策として，AAAの関与が疑われる症例では前述した産生抑制を考慮した対策，薬疹が広範囲となった場合には専門科（皮膚科）へのコンサルトを行う．

　また，2010年度の日本リウマチ学会において，皮膚アレルギー対策として，インフリキシマブに行われているようなヒスタミン遊離抑制作用を有するH1H2ブロッカーの併用が報告されていた．筆者自身の経験はなく，報告も1施設のみの検討なので，今後は多施設での検討が必要であろう．

5）感染症

アダリムマブは，ヒトの免疫機構（細胞性免疫）の一部に関与する，TNF-αの生理活性を抑制する一種の免疫抑制作用を有するため，先行2剤のTNF阻害薬同様，投与前のスクリーニング検査，患者への感染症に関する注意事項の啓蒙，特に細菌，真菌，ウイルスによる重篤な感染症（肺炎，結核など）の併発に注意しながら使用することが重要である．

TBCのデータでも，入院を有した有害事象で9例中5例，中止に至った有害事象20例中6例が，感染症関連，呼吸器疾患によるものであった．ただし，発生頻度は全症例の5％以内であることから，すでに公表されているインフリキシマブやエタネルセプトの市販後全例調査の重篤な感染症の発生頻度と大差ない．

現在，アダリムマブも市販後全例調査が実施中であり，近い将来リスクファクターが明らかにされると思われる．現時点では日本リウマチ学会から提示されているガイドラインや，インフリキシマブやエタネルセプトの項で述べられているような注意事項を遵守することが重要であると思われる．

6）その他の有害事象

その他，TBCのデータでは中止に至った有害事象の中に白血球減少が2例，血小板減少が1例認められた．強力な薬理作用が発現したものと思われる．いずれも開始後2ヵ月以内に併発していることより，投与早期に注意を要する．また，非ホジキンリンパ腫が1例認められた．幸い悪性腫瘍ではなく，その後，適切な治療が施されて事なきを得ている．

アダリムマブなどの生物学的製剤は，臨床応用（ヒトでの使用）が開始されてからまだ歴史が浅い．今後，悪性腫瘍の発生頻度などデータの集積が待たれるという点で未知の要素を残している．この点では抗ds-DNA抗体陽性化，ループス様症状，その他の自己免疫現象，脱髄性疾患の合併，間質性肺病変の悪化など，長期使用で併発する可能性があるため注意を要する．

副作用対策
- 主たる副作用はアレルギーと感染症であることから，その対策は先行2剤のTNF阻害薬と同様でよい．
- ただし，呼吸器科，皮膚科との院内連携，さらにクリニックで使用される場合は，地域の基幹病院との病診連携でリスクマネージメント体制を行うことを勧める．

おわりに

　2009年7月にアダリムマブは投薬制限が解除となり，自己注射による処方が可能となった．当院ではエタネルセプトの自己注射指導の経験を活かし，看護師，薬剤師が中心となって，主として外来でのアダリムマブの自己注射指導を推進している[5]．

　自己注射への移行については患者の意向に従って選択しているが，最近では半数以上の症例で自己注射投与が実施されている．自己注射投与はエタネルセプト同様，アダリムマブにおいても安全性は問題がなく，通院の利便性を重視して普及させていくべきである．

　また，アダリムマブは2週間に1回の皮下注射製剤という特性から，今後クリニックでの使用，病診連携での普及が期待される．本項で述べたように，主たる副作用対策はアレルギーと感染症対策であることから，地域のリウマチの基幹病院の専門医はリスクマネージメントを院内では他科との院内連携，地域ではクリニックとの病診連携（**図11**）で体制作りを行い，アダリムマブの普及に貢献していただきたい．また，クリニックにおいてはRA早期でMTX不応性の症例があった場合，近隣の総合病院と連携してスクリーニング検査を慎重に行ったあと，本剤の導入を積極的に進めていただきたい．

図11 RA循環型地域連携クリティカルパス

別名：らくらくパス
（RACRC-Path：Rheumatoid Arthritis Circulatory Regional Collaboration-Pathway）

患者はパスを保管して，かかりつけ医と名古屋医療センターの間を循環します．

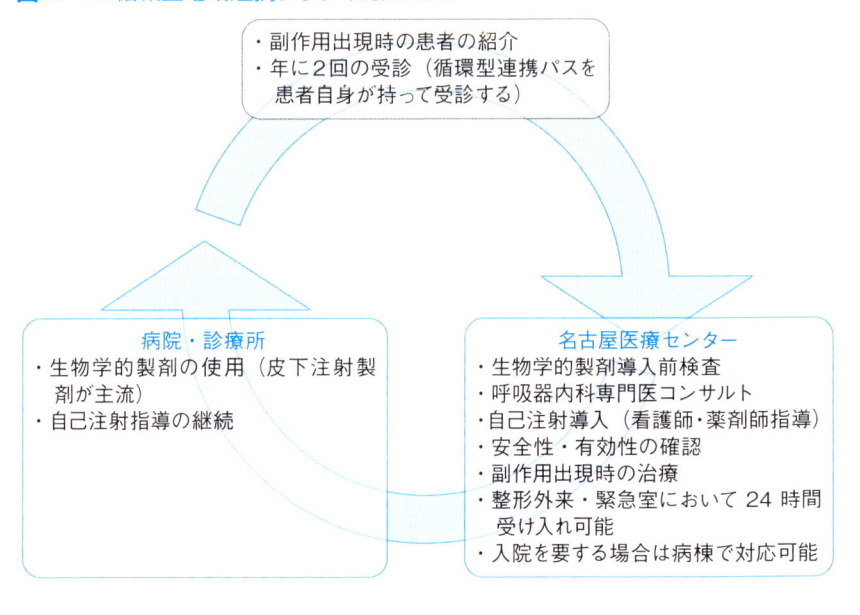

- 副作用出現時の患者の紹介
- 年に2回の受診（循環型連携パスを患者自身が持って受診する）

病院・診療所
- 生物学的製剤の使用（皮下注射製剤が主流）
- 自己注射指導の継続

名古屋医療センター
- 生物学的製剤導入前検査
- 呼吸器内科専門医コンサルト
- 自己注射導入（看護師・薬剤師指導）
- 安全性・有効性の確認
- 副作用出現時の治療
- 整形外来・緊急室において24時間受け入れ可能
- 入院を要する場合は病棟で対応可能

■参考文献

1) Weinblatt ME, Keystone EC, Furst DE, et al: Adalimumab, a Fully Human Anti-Tumor Necrosis Factor α Monoclonal Antibody, for the Treatment of Rheumatoid Arthritis in Patients Taking Concominant Methotrexate The ARMADA Trial. Arthritis Rheum 2003; 48: 35-45.
2) Breedveld FC, Weisman MH, Kavanaugh AF, et al: A Multicenter, Randomized, Double-Blind Clinical Trial of Combination Therapy With Adalimumab Plus Methotrexate Versus Methotrexate Alone or Adalimumab alone in Patient with Early, Aggressive Rheumatoid Arthritis who had not had Previous Methotrexate Treatment. Arthritis Rheum 2006; 54: 26-37.
3) van der Heijde D. Initial combination of adalimumab and methotrexate for patients with early RA leads to better outcomes at year 5 of the PREMIER trial. EULAR 2009; Poster ＃THU0: 193.
4) Miyasaka N. The CHANGE study Investigators: Clinical Investigation in highly disease-affected rheumatoid arthritis patients in Japan with adalimumab applying standard and general evaluation : the CHANGE study. Mod Rheumatol 2008; 18: 252-62
5) 金子敦史，日本リウマチ実地医会 監修，生物学的製剤の症例提示-D.アダリムマブ，生物学的製剤によるリウマチ治療マニュアル，日本医学館，69-77，2010.

第2章　各製剤の臨床データ

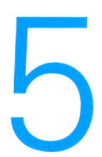

5 アバタセプトの実際

東京女子医科大学東医療センター 整形外科・リウマチ科 准教授
神戸克明

はじめに

　関節リウマチ（以下，RA）の治療において，T細胞を標的とした本邦で初めての生物学的製剤がアバタセプト（商品名：オレンシア／ブリストル・マイヤーズ，**図1**）である．T細胞自体を狙った抗CD4抗体製剤などが遅れている中で，アバタセプトが臨床試験において有効性と安全性を示した．

　抗サイトカイン療法と呼ばれるRAの治療において，アバタセプトは最も上流である抗原提示細胞とT細胞のつながりを阻害することにより，TNF-αなど多くのサイトカインを抑制するものと考えられる．

　本邦では，2010年9月よりアバタセプト10mg/kgがRAに対して使用可能となっているが，実際の使い方についての詳細な文献はない．以下，アバタセプトについて具体的に解説する．

図1　アバタセプト（商品名：オレンシア）

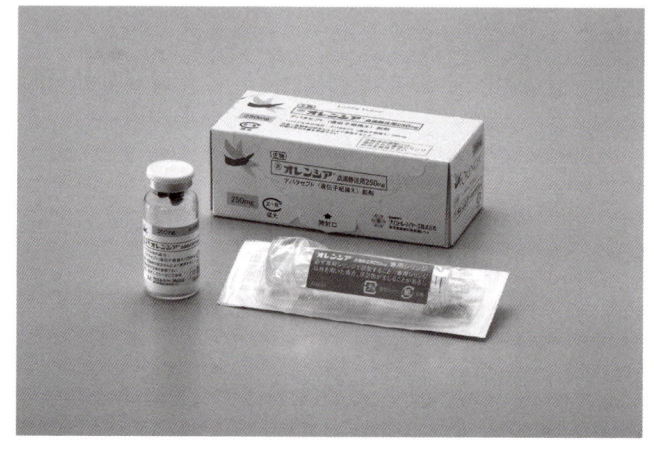

ブリストル・マイヤーズ株式会社

1. 作用機序

アバタセプトはT細胞の活性化を抑制する薬剤であり，その詳細な作用機序を理解することは免疫学の勉強に非常に役立つ．

T細胞は，T細胞抗原受容体（TCR）とCD3の複合体であるTCR-CD3 complexを介して，抗原提示細胞上のヒト白血球表面抗原（human leukocyte antigen：HLA）上に提示されたペプチドを認識する．また同時に，抗原提示細胞上にCD80とCD86がT細胞上のCD28と結合し，T細胞に共刺激として信号伝達する[1]．これは多くのウイルス刺激が，例えばHIVウイルスなどがT細胞で反応する時に共受容体（co-receptor）が必要であることに類似している．

ところがCTLA-4は，この信号伝達の際にT細胞から抑制的に発現し，すなわちCD80とCD86がT細胞上のCD28と結合するのを抑制する．しかもこの親和性は，CD28と結合するよりも500～2500倍強いといわれている[2]．この抑制反応を利用してアバタセプトは開発され，ヒトCTLA-4の細胞外ドメインをヒトIgG1のFc部位（ヒンジ，CH2・CH3ドメイン）と結合させたリコンビナント融合タンパクであり，二量体を形成している[3]．

さらにアバタセプトには，補体結合反応を抑えるためにIgG1のヒンジ部分に変異が入っており，細胞障害作用を抑えている．血中の半減期は約16日であり，1ヵ月するとほとんど血中には存在しない状態となる．したがって整形外科手術を考えるときには，最低2週間以上空けた方が術後感染を避ける意味において安全と考えられる．

作用機序
・CD80/CD86にCD28が結合するのを抑制する．
・血中半減期は約16日である．

2. 投与前の確認事項

1）具体的な適応

本邦において5剤目に登場したアバタセプトは，ナイーブの症例では有効性を比較的引き出すことができても，切り替えにおいては有効症例と無効症例がはっきりと別れるのが特徴である．

30分程の点滴にて外来で投与可能であり，投与時反応はほとんど起きないので安全といえるが，効果が現れてくるまで3回以上

（約2ヵ月以上）かかる症例もある．

　CRPが1.0mg/dl以下でMTXを併用しており，早期の症例では1回の点滴後よりかなり有効であった．CRPが高値で罹病期間が長い症例においては，ナイーブであっても思うようにCRPが下がらず，3回目で効果減弱を示した．

　エタネルセプトの効果減弱例ではあまりよい手段がなく，切り替えても結局またエタネルセプトというパターンが多いが，アバタセプトに切り替えて3ヵ月以上ねばると劇的に効果が出て，足関節の腫脹が完全にとれた症例もある．

　インフリキシマブやアダリムマブからの切り替えでの効果は比較的よいが，これも時間がかかる．トシリズマブからの切り替えは，CRPが一度上昇し，なかなか下がりを見せてこない．TNF阻害薬からの切り替えでは血清TNF-α濃度が有意に下がり，トシリズマブからの切り替えでは血清IL-6濃度の下がりがよいことを我々は確認している．

　以上より，アバタセプトのよい適応は，罹病期間5年以内程の早期ナイーブと，エタネルセプト効果減弱例および低CRPである．エタネルセプト効果減弱例の血清TNF-α濃度はかなり高いことがあるので，これを下げられる効果のあるアバタセプトは有効である場合が多い．

2) 注意すべき合併症

　他の生物学的製剤と同様，間質性肺炎合併，B型肝炎，C型肝炎キャリアー，高度腎障害，癌治療中，心筋梗塞，狭心症合併，骨髄障害，認知症合併例である．こうした症例の場合，まず合併症の治療を優先して，無理にアバタセプトを投与しない．

3) スクリーニング検査

　アバタセプト投与する前に，他の生物学的製剤と同様のスクリーニングを行う．胸部単純X線写真，胸部CT，ツベルクリン反応検査かクォンティフェロン検査，HBs抗原，HBs抗体，HBc抗体，HCV抗体である．

　また，リンパ球が1,000以下での投与は，ニューモシスチス肺炎など肺感染症が必発となるため控えた方がよい．

適応症例
・罹病期間5年以内程の早期ナイーブ症例．
・エタネルセプト効果減弱例および低CRP症例．

3. 具体的な使用方法

1）投与時間，場所

　アバタセプトは点滴製剤であり，30分の点滴時間で外来投与が可能であり通常の処置室で行う．ベッド使用は患者の希望にもよるが基本的には使用しない．

2）点滴の作り方

　アバタセプトは1バイアルあたり250mgの粉末製剤であり，これに100mlの生理食塩液から10mlを引いて加え，泡が出ないようにゆっくりと混ぜ合わせ常温に約5分置く．粉が溶けづらい時があり注意を要する．

　体重別では，60kg未満500mg（2バイアル），60〜100kgまで750mg（3バイアル），100kg以上1g（4バイアル）である．溶解したアバタセプトを生理食塩液バッグに戻し，合計100mlとする．

3）点滴方法と注意点

　凝集したタンパクが体内に入ることを防止するためフィルター付き点滴チューブにつなぐ．投与前に血圧，脈拍，熱，パルスオキシメーターでSpO_2を計り，問題なければ点滴を開始する．

　収縮期血圧180mmHg以上，発熱38度以上，頻脈を伴う動悸，$SpO_2$90％以下は点滴を避ける．点滴測度は，最初の5分はゆっくり60ml/hで点滴し，発疹，かゆみ，発熱，寒気，ふるえがなければ100ml/30分と点滴を速める．点滴開始5分と終了後には血圧，脈拍，熱，パルスオキシメーターでSpO_2を計る．終了後10分様子をみて問題なければルートを抜去して終了となる．

　この方法により，当科で施行したアバタセプト52例では重篤な投与時反応は出ていない．アレルギーが出やすい人や他の生物学的製剤で投与時反応が出た症例では，タリオン（10mg）2錠/日を併用し，さらに出やすい症例では，生理食塩液100mlにソルコーテフ100mgを溶解したものを点滴してから行う．

4. 海外のエビデンスと未知のデータ

　海外の臨床試験で主に知っておくべきものとして，①ATTAIN試験，②AIM試験，③ATTEST試験，④ARRIVE試験，

⑤ASSURE試験の5つがある（**表1**）．

表1 アバタセプトのエビデンス：海外での臨床試験

1）**ATTAIN試験**
　◆TNF阻害療法で効果減弱例にアバタセプトの10mg/kgに切り替え，有効性と安全性を調べた試験
　・投与時反応は5％
2）**AIM試験**
　◆MTX効果不十分例に対して，アバタセプトをMTXに上乗せした試験
　・Sharp スコアの変化が少なく，重篤な感染症は2.5％，投与時反応は24.5％
3）**ATTEST試験**
　◆インフリキシマブと有効性，安全性を比較した試験
　・DAS28の変化（1年後）：アバタセプト（－2.88），インフリキシマブ（－2.25）
　・重篤な有害事象：アバタセプト（9.6％），インフリキシマブ（18.2％）
4）**ARRIVE試験**
　◆TNF阻害療法からアバタセプトへ切り替えた場合，2ヵ月以上空けた群（washout群）とdirect-switch群に分けて調べた試験
　・期間を空けずにアバタセプトへ切り替えても有効性と安全性は変わらない
5）**ASSURE試験**
　◆アバタセプトと他の生物学的製剤を併用して安全性を調べた試験
　・アバタセプト＋他の生物学的製剤（5.8％）アバタセプト＋他のDMARDs（2.6％）

1）ATTAIN試験（Abatacept trial in treatment of anti-TNF inadequate responders）4)

　TNF阻害療法で効果減弱例にアバタセプトの10mg/kgに切り替え，その有効性と安全性を調べた試験である．

　6ヵ月でACR70は10.2％，HAQの0.3以上の改善率は47.3％，重篤な感染症はプラセボと有意差がなく，投与時反応は5％であった．

　この試験で，TNF阻害療法からの切り替えでは寛解率がそれほど高くないことがわかる．

2）AIM試験（Abatacept in inadequate responders to methotrexate）5)

　メトトレキサート（以下，MTX）効果不十分例に対して，アバタセプトをMTXに上乗せした試験である．

　1年後のACR70は32.4％，DAS28寛解率は25.4％，HAQの0.3以上の改善率は63.7％，Sharp スコア進行は単独より50％抑制されていた．重篤な感染症は2.5％，投与時反応は24.5％であった．

　この試験では骨関節破壊の進行抑制が示されているが，投与時反応が高かったのが気にかかる．

3) ATTEST試験（Abatacept or infliximab vs placebo, a trial for tolerability, efficacy and safety in treatting rheumatoid arthritis）[6]

インフリキシマブと有効性，安全性において比較した試験である．

DAS28の変化が1年後，アバタセプト（-2.88），インフリキシマブ（-2.25）と，アバタセプトの方がより低い値を示した．また，重篤な有害事象に関しては，アバタセプト（9.6％），インフリキシマブ（18.2％）であり，アバタセプトの方が低かった．ただし，寛解による詳細なバイオフリーの比較データはない．

4) ARRIVE試験（Abatacept researched in RA patients with an inadequate anti-TNF response to validate effictiveness）[7]

TNF阻害療法からアバタセプトへ切り替えた場合，2ヵ月以上空けた群（washout群）とdirect-switch群に分けて調べた試験である．

DAS28<2.6の臨床的寛解は，washout群（12％）とdirect-switch群（13.7％）とは差がなかった．重篤な感染症はwashout群（2.7％）とdirect-switch群（2.2％）とで差がなかった．TNF阻害薬効果不十分からの切り替えのため寛解率が少し低い感じがするが，期間を空けずにアバタセプトへ切り替えても，有効性と安全性は変わらないと報告している．

また，この試験でワクチン効果も21例で問題なく認められている．

5) ASSURE試験（Abatacept study of safety in use with other RA therapies）[8]

アバタセプトと他の生物学的製剤を併用して安全性を調べた試験である．

重篤な感染症は，アバタセプト＋他の生物学的製剤（5.8％），アバタセプト＋他のDMARDs（2.6％）であった．したがって，アバタセプトを使用する場合，感染症のリスク増大のため他の生物学的製剤と併用してはならない．

しかし，この試験で重篤な感染症は5.8％と予想より低い値と考えられるが，実際の症例ではかなり重篤であったかもしれない．

海外の臨床試験におけるエビデンス

- ATTAIN：TNF阻害療法からの切り替えでは寛解率がそれほど高いものではない．
- AIM：骨関節破壊進行抑制が示されたが，投与時反応が高い．
- ATTEST：1年後のDAS28がインフリキシマブより低い値を示した．
- ARRIVE：期間を空けずにTNF阻害療法からアバタセプトへ切り替えても，有効性と安全性に変化はない．
- ASSURE：感染症リスク増大のため，他の生物学的製剤と併用してはならない．

6）アバタセプトの未知なデータ

アバタセプトの未知なデータとして，①アバタセプト単剤の有効性と安全性，②他の生物学的製剤から切り替えの詳細な症例データ，③バイオフリー，ドラッグフリーのデータ，④骨関節破壊進行抑制，大関節を含めたデータ，⑤アバタセプト効果減弱例に有効な生物学的製剤や他の方法，⑥日本人における効果と重篤な副作用の特徴，⑦整形外科手術の感染リスクと周術期，滑膜や骨軟骨組織のデータなどがある（**表2**）．

特にTNF阻害薬の中でインフリキシマブからの切り替えか，エタネルセプトからの切り替えでの有効性の差が知りたいところであるが，実際に臨床の場ではその差に実感がある．また，CRPの高い症例では効果が出るまでかなり時間がかかる．

これらを一つひとつ解決して臨床に役立たせることが患者にとってのメリットとなる．

表2 アバタセプトの未知なデータ

1．アバタセプト単剤の有効性と安全性
2．他の生物学的製剤から切り替えの詳細な症例データ
3．バイオフリー，ドラッグフリーのデータ
4．骨関節破壊進行抑制，大関節を含めたデータ
5．アバタセプトの効果減弱例に有効な生物学的製剤や他の方法
6．日本人における効果と重篤な副作用の特徴
7．整形外科手術の感染リスクと周術期，滑膜や骨軟骨組織のデータ

5. 自験例について

1) 患者背景

当科でアバタセプトを使用した症例の患者背景は次のとおりである.

RA40例（女性34例，男性6例），平均年齢59.9歳（35〜77歳），平均罹病期間14.7年（2〜50年），平均MTX使用量4.5mg/週，MTX（－）17例，平均PSL使用量1.14mg/日（0〜10mg/日）mg/dl, ナイーブ/切り替え症例3/37例（インフリキシマブ7例，エタネルセプト7例，トシリズマブ21例，アダリムマブ2例），投与前平均DAS28は3.99（3.3〜5.04），投与前平均MMP-3は134.9ng/mlであった（**表3**, **図2**）.

表3 アバタセプト自験例の患者背景 (N=40)

対象	40例（女性34例，男性6例）
年齢	平均59.9歳（35〜77歳）
罹病期間	平均14.7年（2〜50年）
MTX投与量	平均4.5mg/週，MTX（－）17例
ステロイド（プレドニゾロン）投与量	平均1.14mg/日（0〜10mg/日）
ナイーブ/切り替え症例	3/37例 (IFX 7, ETN 7, TCZ21, ADA 2)
投与前DAS28	平均3.99（3.3〜5.04）
投与前MMP-3	平均134.9ng/ml

IFX：インフリキシマブ
ETN：エタネルセプト
TCZ：トシリズマブ
ADA：アダリムマブ

図2 アバタセプト自験例の機能分類と病期分類 (N=40)

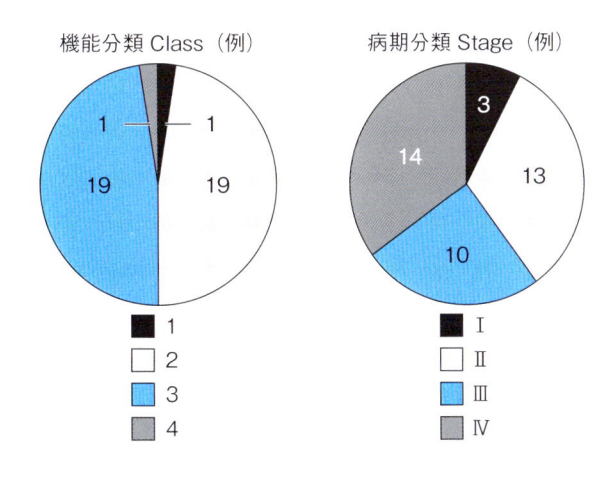

機能分類 Class（例）: 1: 1, 2: 19, 3: 19, 4: 1

病期分類 Stage（例）: I: 3, II: 13, III: 10, IV: 14

2）投与後の変化

①CRP・MMP-3

アバタセプト投与後の平均CRPの変化は，投与前1.54，2週で1.32，4週で0.88，8週で1.33，12週で1.02であった（**図3**）．CRPの下がりは緩やかであり，全体的なCRPの低下は12週経過しても有意差はなかった．

図3 アバタセプト投与後のCRPの変化（N=40）

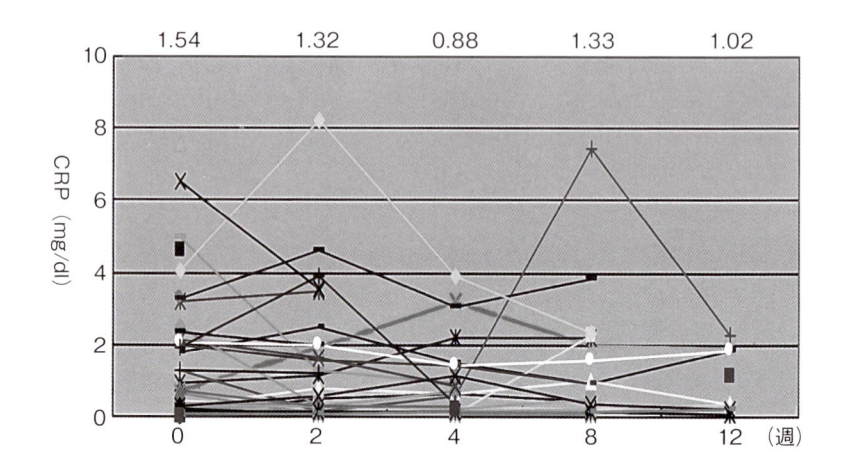

一方，投与前MMP-3と4週後CRPがよく相関し，MMP-3の高い症例ではCRPの下がりが悪いことがわかった（**図4**）．

図4 アバタセプト投与前MMP-3と4週後CRPの相関（N=40）

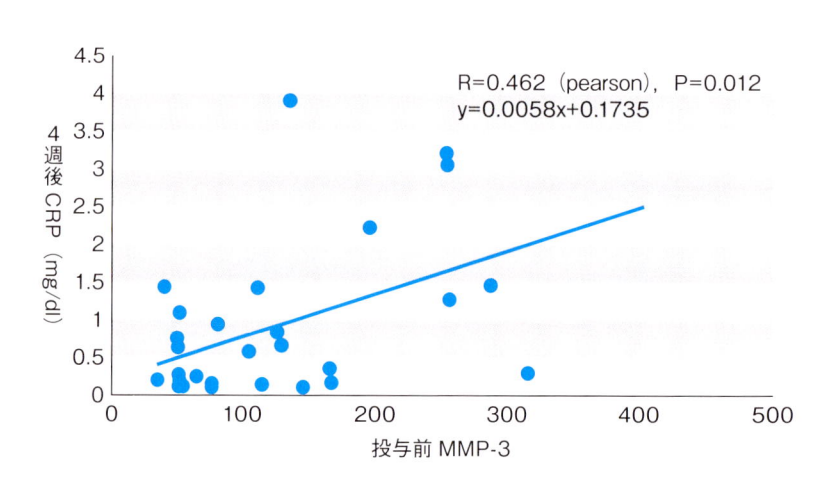

R=0.462（pearson），P=0.012
y=0.0058x+0.1735

②DAS28

アバタセプト投与後のDAS28の変化は，4週後では寛解率が5.7%であったが8週後には33%となった（**図5**）．すなわちアバタセプトの効果はじわじわと効いてくるのが特徴である．しかし8週後では，よく効く症例と効かない症例の差が広くなる傾向がみられた．

図5 アバタセプト投与後のDAS28の変化（N＝40）

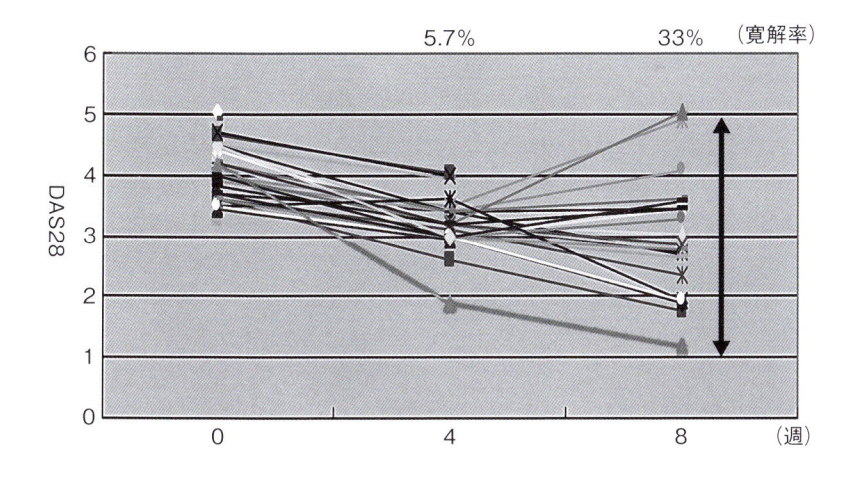

MTXを内服していない症例では8週でも寛解到達が悪い．MTXの使用量は8週後のDAS28とよく相関し（P＝0.035），年齢，罹病期間，ステロイド使用量，RAPA，MMP-3とは相関していなかった（**図6**，**表4**）．しかしMMP-3と4週後CRPがよく相関し，8週後のDAS28とも十分な症例数により相関する可能性がある（P＝0.054）．すなわち投与前MMP-3は，効果予測の一つの指標となる．

図6 アバタセプト投与後のDAS28の変化：MTX投与有無による比較（N＝40）

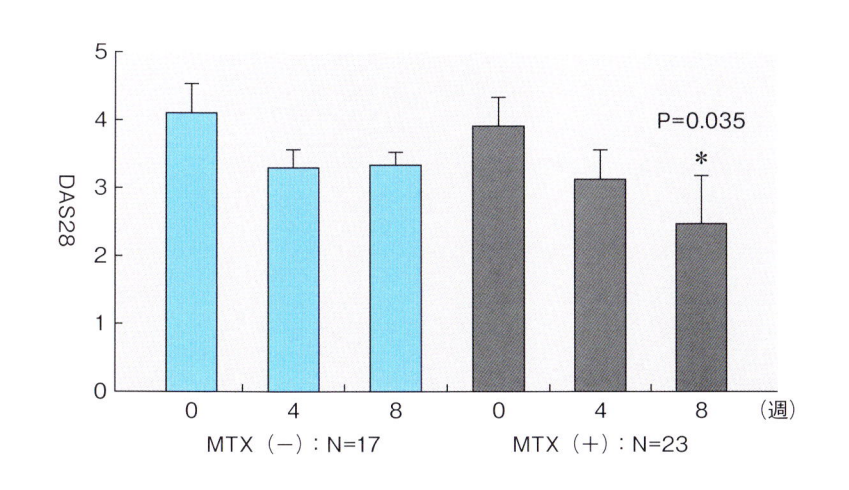

8週でMTX併用例に有意な低下が認められた．

a. 従属変数：DAS28. 8週後のDAS28はMTXに関係する．

表4 アバタセプト使用後のDAS28（8週後）に関連する因子

モデル	非標準化係数		標準化係数	t	有意確率	Bの95%信頼区間	
	B	標準誤差	ベータ			下限	上限
1（定数）	2.928	1.116	-	2.623	.018	.573	5.283
年齢	-.009	.017	-.101	-.550	.589	-.045	.026
DD	.025	.016	.299	1.603	.127	-.008	.058
MTX	-.173	.076	-.461	-2.291	.035	-.333	-.014
MMP-3	.005	.003	.393	1.981	.0064	.000	.010
RAPA	-1.32EE-005	.000	-.017	-.089	.930	.000	.000
PSL	-.008	.119	-.012	-.066	.948	-.258	.243

投与後の変化
- CRPは緩やかな下がりで劇的に効く感じではない．
- MMP-3の高い症例ではCPRの下がりが悪い．
- DAS28の変化は緩やかであり，アバタセプトの効果を上げるためにはMTXの併用が必要なことがわかる．

3）副作用

　アバタセプト投与後の副作用に関しては3例（7.5％），3ヵ月の継続92.5％で投与時反応はなかった．皮疹2例（継続），肺炎1例（中止），効果減弱1例（中止）である（**表5**）．

表5 アバタセプト投与後の副作用（N＝40）

副作用3例（7.5％），投与時反応なし
継続（92.5％）
- 皮疹2例（継続）
- 肺炎1例（中止）
- 効果減弱1例（中止）

以下，長期観察したアバタセプトの症例を供覧する．

> **症例** 61歳，女性，stageⅡ，class 3，罹病期間3年

- 疼痛関節数17個，腫脹関節数16個，CRP（mg/dl）1.14，RF（IU/ml）109，MTX 6 mg/週，PSL（−），生物学的製剤使用歴なし．
- CRPは2週後に若干の上昇がみられ，4週後から低下し，12週後からほぼ正常になった（**図A**）．DAS28はこれより少し遅れて12週後から低下し，24週で低疾患活動性となった（**図B**）．HAQも24週してからようやく低下がみられた（**図C**）．
- 投与後2年の2010年10月に寛解にてアバタセプトを中止したが，2011年1月にCRPおよびDAS28の上昇がみられ再燃した．再燃後はMTX 8 mg/週とアバタセプト再投与にて経過観察している．一方，X線写真上の左母指および示指のMP関節のびらんが改善しており（**図D**），右手関節の関節裂隙の改善を認めた（**図E**）．
- この症例で判明したことは，アバタセプトにおいて長期に疾患活動性がコントロールされていてもバイオフリーはかなり難しいということである．しかし長期投与していれば，ゆっくりとした効果発現により，骨関節破壊進行の抑制や改善がみられ，それにはやはりMTXとの併用は必要であった．

図A CRPの推移

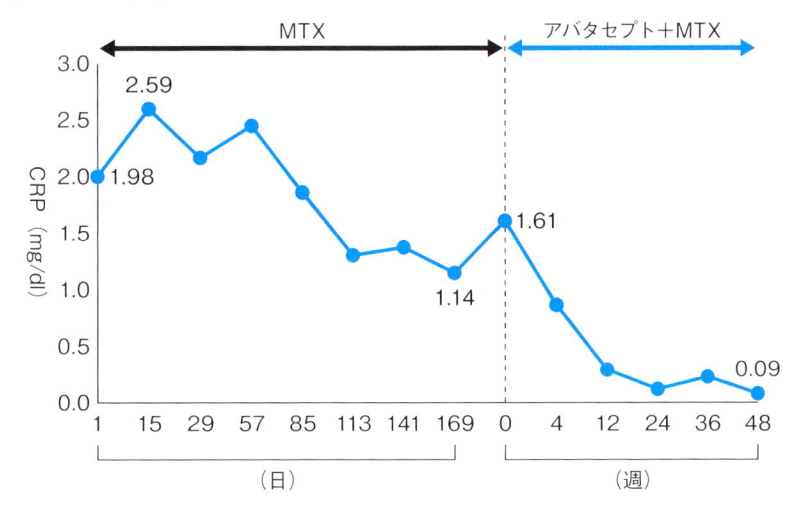

症例　前ページの続き

図B　DAS28-CRPの推移

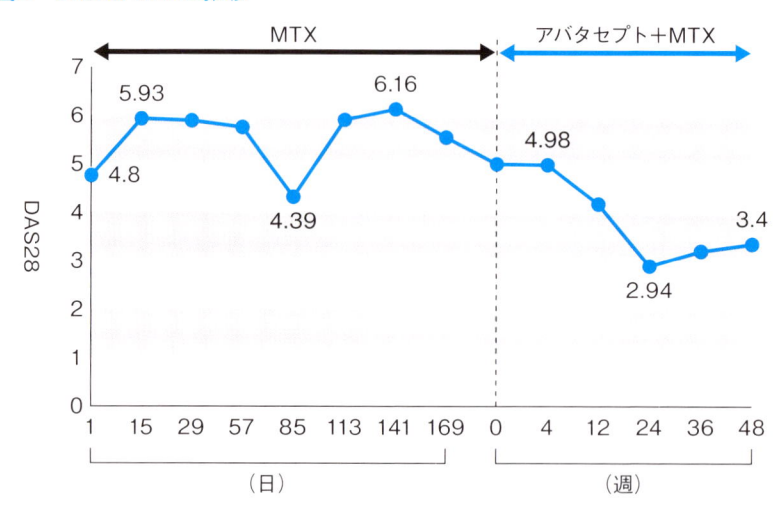

MTX　　　アバタセプト＋MTX

DAS28値：4.8, 5.93, 4.39, 6.16, 4.98, 2.94, 3.4

（日）1, 15, 29, 57, 85, 113, 141, 169　／　（週）0, 4, 12, 24, 36, 48

図C　HAQの推移

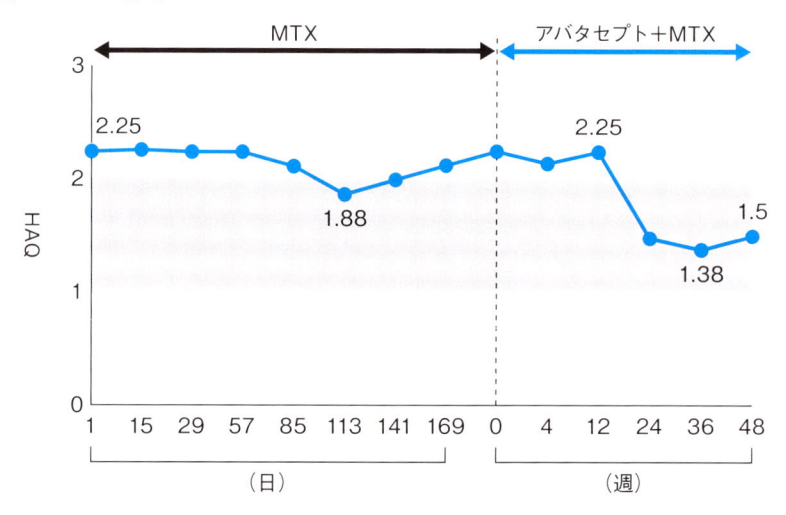

MTX　　　アバタセプト＋MTX

HAQ値：2.25, 1.88, 2.25, 1.38, 1.5

（日）1, 15, 29, 57, 85, 113, 141, 169　／　（週）0, 4, 12, 24, 36, 48

図D 左母指および示指のMP関節の骨びらんの改善

投与前

投与2年後

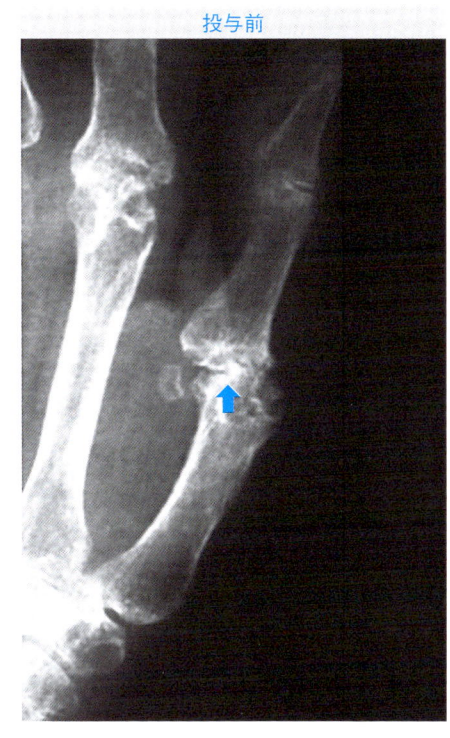

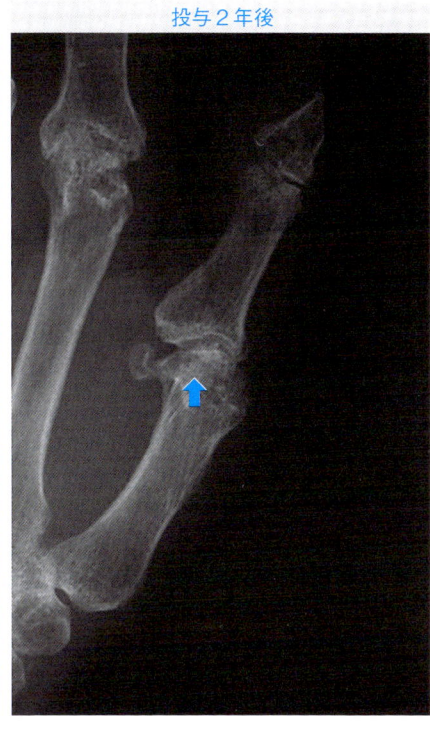

図E 右手関節の関節裂隙の改善

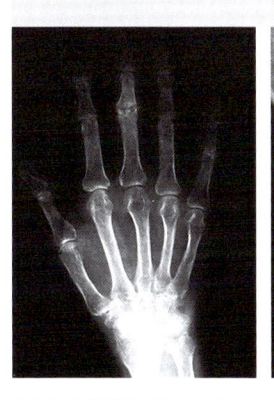

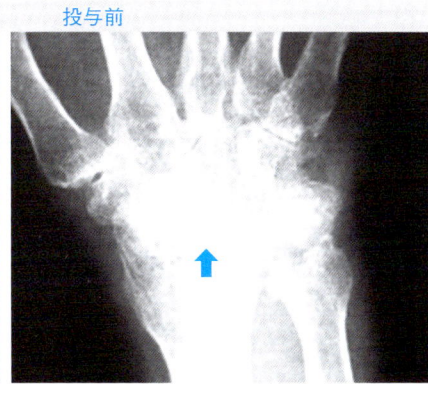

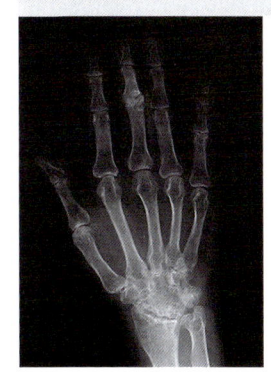

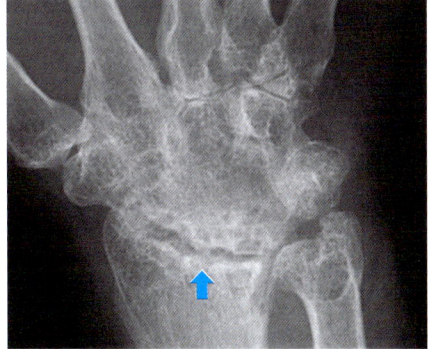

投与前

投与2年後

6. 効果減弱に対する方法

　アバタセプトが1回目の点滴で劇的に効く症例は少ない．しかし3回以上でも効かない症例，すなわち約2～3ヵ月でもよくならない症例は効果不十分と判断する．

　このような症例では，MTXを内服していないか少ない症例が多い．しかし，もともとMTXを内服できない症例では，もう少し継続して少なくとも6ヵ月はアバタセプトを継続すると，CRPは陰性にならないが患者の満足度は悪くない．

　どうしてもアバタセプトを止めて他の生物学的製剤に切り替える時は，直前で使用していた生物学的製剤，例えばトシリズマブからアバタセプトに切り替えた場合は，再びトシリズマブに戻すと2～3回のうちに効果が現れ安定してくる．直前がエタネルセプトの場合は，エタネルセプトに戻すと有効な場合がある．

7. 継続率について

　本邦では市販後現在までの1年以上の症例はなくデータに乏しいが，長期投与はナイーブ症例では比較的よく，6ヵ月での当科の継続はアバタセプト52例中45例（86.5％）であった．

　これは長期に使用しないと十分な効果が現れにくいため，継続率は必然的によくなるといえる．現在のところアバタセプトのバイオフリーは1例で約3ヵ月であり，39歳，男性，罹病期間5年のナイーブ症例である．投与前の高いCRP症例では継続率はよくない．

おわりに

　アバタセプトは，現在臨床で使えるT細胞抑制作用を持つ最も新しい生物学的製剤である．効果発現には4～8週は必要であり，MTXを併用することでDAS28の改善がよりよくなる．副作用は重篤なものは少ないが，リンパ球数の低下による肺炎や化膿症などの感染症に十分な注意が必要である．バイオフリーは3ヵ月で再燃した症例があり，長期投与による寛解維持が必要である．

■参考文献

1) 鈴木勝也, 竹内勤. 第Ⅲ部 治療における最近の新薬の位置付け〈薬効別〉〜新薬のひろば〜. 抗リウマチ薬. 医薬ジャーナル増刊号 新薬展望 2010; 46: 427-31.
2) 川畑仁人. 特集 関節リウマチ治療の最前線：現状と展望. 新しい薬物治療の将来展望. アバタセプト. Pharma Medica 2010; 28: 43-7.
3) Korhonen R, Moilanen E. Abatacept, a novel CD80/86-CD28 T cell co-stimulation modulator, in the treatment of rheumatoid arthritis. Basic Clin Pharmacol Toxicol 2009; 104: 276-84.
4) Genovese MC, Becker JC, Schiff M, et al: Abatacept for rheumatoid arthritis refractory to tumor necrosis factor alpha inhibition. N Eng J Med 2005; 353: 1114-23.
5) Kremer JM, Genont HK, Moroland LW, et al: Effects of abatacept in patients with methotrexate-resistant active rheumtoid arthritis: a randomized trial. Ann Intern Med 2006; 144: 865-76.
6) Schiff M, Keiserman M, Codding C, et al: Efficacy and safety of abatacept or infliximab vs placebo in ATTEAST: a phase III, multi-centre, randomised, double-blind, placebo-controlled study in patients with rheumatoid arthritis and an inadequate response to methotrexate. Ann Rheum Dis 2008; 67: 1096-103.
7) Schiff M, Pritchard C, Huffstuttor JE, et al: The 6-month safety and efficacy of abatacept in patients with rheumatoid arthritis who underwent a washout after anti-tumour necrosis factor therapy or were directly switched to abatacept: the ARRIVE trial. Ann Rheum 2009; 68: 1708-14.
8) Weinblatt M, Combe B, Corucci A, et al: Safety of selective costimulation modulator abatacept in rheumatoid arthritis patients receiving background biologic and nonbiologic disease-modifying antirheumatic drugs: A one-year randomized, placebo-controlled study. Arthritis Rheum 2006; 54: 2807-16.

第2章 各製剤の臨床データ

6 生物学的製剤5剤の使い分けと，その効果減弱に対する方法

東京女子医科大学東医療センター 整形外科・リウマチ科 准教授
神戸克明

はじめに

　現在，我が国において2003年よりインフリキシマブ（商品名：レミケード／田辺三菱製薬）が導入されて以来，エタネルセプト（商品名：エンブレル／ファイザー・武田薬品），トシリズマブ（商品名：アクテムラ／中外製薬），アダリムマブ（商品名：ヒュミラ／エーザイ，アボット・ジャパン），そして2010年よりアバタセプト（商品名：オレンシア／ブリストル・マイヤーズ）が使用可能となった．

　関節リウマチ（以下，RA）の治療体系の変化とともに生物学的製剤も続々と登場し，どれも有効性と安全性において優れていることが，海外あるいは一部日本におけるエビデンスで立証されている．ところが我々実臨床医にとって患者を目の前にして，これらの生物学的製剤のどれを使用したらよいか説明する時には非常に難渋する．そこで本項では患者の生の声から，そして経験した生物学的製剤約850例以上の症例をもとに，これら生物学的製剤5剤の使い分けの具体例を紹介する．

　また，一度生物学的製剤を使い始めると必ず遭遇するのが効果減弱であり，これは5剤においてそれぞれ特徴を示している．使用される前に知っておくと役に立つ知識として，効果減弱に対する方法も紹介する．

1. 5剤の使い分けの実際

　RAに対する生物学的製剤の使用の承諾を患者から得られた場合，どの生物学的製剤から始めるかは基本的に主治医の裁量にまかされる．一人の患者を，十分その社会的背景から将来の治療効果予測まで見据えた治療が必要である．具体的には**表1**の項目についてチェックする．筆者はこれを「生物学的製剤の使い分けスケール（バイオスケール）」と呼んでいる．

表1 生物学的製剤の使い分けスケール（バイオスケール）N＝84

- YES：1点
- NO：0点

1. 罹病期間が5年以上か？
2. メトトレキサート（MTX）は内服可能か？
3. アレルギー体質か？
4. 結核や肺炎の既往はあるか？
5. 肝障害，心臓疾患の既往はあるか？
6. ステロイドは長期に使用しているか？
7. MTXを積極的には減量しない．
8. 経済的に治療継続は可能か？
9. 治療と仕事では仕事の継続を優先するか？
10. 自宅が病院から近いか？
11. 自己注射が可能か？
12. 今までに生物学的製剤を使用したことがあるか？
13. 寛解を維持できれば生物学的製剤を中止しなくてもよいか？
14. 手足の骨関節破壊は進行しているか？
15. 膝や股関節など大関節の疼痛，破壊が少ないか？
16. RAの病気を十分理解しているか？
17. 高齢者（80歳以上）か？
18. 地域の先生と病診連携を考える患者か？

- 8点以下：インフリキシマブ　7.7±1.76（N＝8/21），P＝0.005
- 9～11点：トシリズマブ　9.6±1.99（N＝7/21），P＝0.013
- 12～14点：アダリムマブ　11.2±1.6（N＝8/21），P＝0.006
- 15点以上：エタネルセプト　12.7±1.68（N＝9/21）

※10点以下では点滴製剤，11点以上は注射製剤が多い．

以上，18項目をそれぞれ調べることによって，生物学的製剤5剤の使い分けを考えるうえで重要な情報が得られる．各項目について解説する．

1）罹病期間が5年以上か？

罹病期間に関して5年未満であれば，まず止められる確率が高いインフリキシマブを考える．もちろん他の薬剤でも有効であるが，早期RAにおいて患者側の目線で考えると，いわゆる治しにかかる治療を選択することが好ましい．罹病期間3年以内であれば28%の確率でインフリキシマブを止められるデータがある[1]．

長期に使用可能であればどの薬剤でもよいが，特に日本人ではエタネルセプト，アダリムマブ，トシリズマブ，アバタセプトにおいてバイオフリーの詳細なデータはほとんどない．

2) MTXは内服可能か?

MTXが内服できるかできないかは治療していくうえで非常に大きな要因である.

MTXを4～6mg/日で処方した時に,身体がだるい,熱が出る,口内炎がなかなか治らない,咳が続く,といった症状がある場合は,MTXを増量していくと急性膵炎や心不全などを引き起こす可能性がある.その場合,少量のMTXで有効性を引き出すには,インフリキシマブ,トシリズマブが有効である.

8mg以上MTXが内服可能な症例では,エタネルセプト,アダリムマブが有効であり,その継続率も高い.

3) アレルギー体質か?

ブシラミンや非ステロイド性抗炎症薬(NSAIDs)にもアレルギー反応を示す場合に,トシリズマブが有効であった症例を経験している.エタネルセプト25mg/週の投与により,経過をみながら増量するのも一つの手段である.

アレルギー体質がある場合は,H1ブロッカー,H2ブロッカー(例えば,タリオン,ガスター)を併用させ,さらに点滴の量が少なめでも効果の出る場合がある.

4) 結核や肺炎の既往はあるか?

結核に関しては,ときどき患者は肋膜炎という場合があるので注意を要する.ツベルクリン反応検査やクォンティフェロン検査だけでなく胸部CTで胸膜の肥厚の有無をチェックする.

Honey comb様陰影があれば,呼吸器内科と連携しながら問題なければ生物学的製剤を使用するが,基本的に避けた方が好ましく,あとで間質性肺炎の悪化を来すことがある.

結核や肺疾患のある場合は,どの生物学的製剤もリスクが高いが,どうしても疾患活動性が高くコントロール不良の場合は,MTXを減量してエタネルセプト25mg/週を1回使用することがある.

5) 肝障害,心臓疾患の既往はあるか?

トシリズマブは使ってから1～2ヵ月でGOT・GPTの上昇がみられ,中にはGOTが100以上に達する場合もある.インフリキシマブも,早期RAでCRPが陰性に近い場合はGOTの上昇がみら

れる．アダリムマブはMTXが十分使用されている場合が多く，これもやはり低いCRPの時にアダリムマブをのせると肝機能障害が起こることがある．

エタネルセプト使用中は血圧上昇に注意する必要があり，不整脈や心筋梗塞の既往がある場合は，特に注意してエタネルセプトの使用量を抑えていくことが継続させるコツである．時に脳出血に注意を要する．トシリズマブも末梢の血管炎のような蜂巣炎は経験するが，心臓への直接的な作用は経験していない．

生物学的製剤の使用にあたり，肝機能障害が出る前に投与前にB型，C型肝炎ウイルスのチェックは必須である（HBs抗原，HBs抗体，HBc抗体，HCV抗体）．また心筋梗塞の既往がある患者への生物学的製剤投与は，自験例により，かなり慎重に投与すべきと考えている．例えば，胸部単純X線写真や心電図，心エコー検査に加え，循環器内科に一度コンサルトすべきである．

6) ステロイドは長期に使用しているか？

ステロイドの長期使用は副作用として，心筋梗塞，狭心症，糖尿病，高血圧，皮膚血管の脆弱化による易皮下出血，白内障，骨粗鬆症など多くあげられるが，一番大事なのはステロイドによりRAが進行してムチランス様関節になるということである．

これを防ぐためにはステロイドの減量が必要であるが，長期内服患者にとってステロイドを切ることはほとんどできない．そのため生物学的製剤を使用すれば，これが効いているうちにステロイドを減量して最低1日2mg程度に抑えていくことができる．特に，インフリキシマブやトシリズマブにおいては，ステロイドを切りやすい薬剤といえる．

ただしトシリズマブにおいてステロイドを切る時は注意を要する．症状が寛解に入って安定していれば減量からゆっくりと切ることはできるが，トシリズマブ投与直後より早期にステロイドを減量すると，症状の悪化や肺炎がみられることがある．

7) MTXを積極的には減量しない

MTXの十分量により長期間寛解は維持できても，肺に対する長期的なダメージが大きい．すなわち十分肺の状態をみたうえでMTXの増量や継続を考えていく．

トシリズマブにおいては導入時にMTXを使用して寛解を達成したら内服薬を減らして，最終的にはMTXとステロイドを切ってトシリズマブの点滴製剤だけで治療する．いわゆる内服フリー

寛解が可能である．十分量のMTXが必要なアダリムマブではこれがなかなか難しい．すなわちMTXを減量せず長期使用可能であれば，アダリムマブやエタネルセプトの注射製剤が長期寛解を導く．

8）経済的に治療継続は可能か?

患者とその家族にとって最も大きい問題は治療費であるが，各生物学的製剤はどれも高価であり安いものは一つもない．その中でもエタネルセプトの週1回25mgは安い方だと思われるが，効果を考えると十分とはいえず治療効果を妨げている．

患者側の視点で考えると，いつかは止めたいと思うのは当然であるが，止めれる可能性の高いインフリキシマブから使用しても年間40万円以上はかかる．生物学的製剤を5年以上継続している患者は，身体障害者の手帳を保持している人や生活保護といった特殊な環境にいる人が多い．

長期的にみて，その患者になるべく経済的に負担のかからない生物学的製剤が第一選択となり得る．

9）治療と仕事では仕事の継続を優先するか?

RAの発症が中高年の女性に多いことは，現在仕事をもっている患者が増加している理由の一つといえる．RAの進行とともに仕事場での負担が大きく，治療のために休んだり，痛みのため仕事内容の変更を余儀なくされる．生物学的製剤を使用しても1～2年するうちに仕事を辞めている患者もいる．

どの生物学的製剤をどのタイミングで投与するかで，仕事の継続が長く導けるかどうか決まる．エタネルセプトやアダリムマブの自己注射においては，自己管理のもと，どうしてもはずせない仕事の前日投与とか疼痛や腫脹が強い場合は調節が可能であり，力仕事が多い男性患者には仕事優先の意味において注射製剤が好まれる．

10）自宅が病院から近いか?

病院までの距離が近ければ，通院回数や副作用時の対応などの点で便利であることが多い．注射製剤は自己注射により通院回数も減るが，自己注射をしたがらない患者にとっては近い病院やクリニックにはメリットがある．

点滴製剤の場合は遠距離でも治療可能であるが，被災された患

者と連絡を取れない場合なども想定して，内服薬を十分獲得するようにしておくことも重要である．インフリキシマブを点滴するために東京まで佐渡ヶ島から2ヵ月に1回通院している患者もいる．病院から比較的遠くても点滴製剤は継続可能である．

11）自己注射が可能か？

　注射がどうしても嫌だとか，点滴は時間がかかりすぎてやりたくないという患者もいる．基本的には医師の説得によりどちらも納得してもらえるケースが多いが，血管が非常に細くて，いつも点滴は失敗されて腕があざだらけになるという場合は注射製剤を選択する．外来では「毎週注射だよ」というか，あるいは「注射の方が楽で簡単だよ」というなど，患者への言い方によって受け取り方が変わるので，医師と患者の信頼関係を築き上げることが重要である．

　投与方法の差は，クリニックの環境や病院スタッフの教育など医療側もやりやすい投与法で選ぶことも，治療をスムーズに運ばせるために重要なポイントといえる．

12）今までに生物学的製剤を使用したことがあるか？

　生物学的製剤は使えば使うほど効果減弱や副作用で，次の生物学的製剤に切り替えるケースが多いといえるが，どの生物学的製剤のあとにどれが相性がよいかは経験上でしかわからない特徴がある．

　例えば，エタネルセプトやトシリズマブのあとに，アダリムマブが効かなかったり，インフリキシマブのあとにエタネルセプト，トシリズマブ，アダリムマブがよく効く場合が多いのも経験する．これは，効果減弱の滑膜においてTNF-αとIL-6の発現パターンがインフリキシマブ以外，エタネルセプト，トシリズマブ，アダリムマブは同様であることからも考えられる．

　効果減弱を経験していないナイーブな症例では，どの生物学的製剤でも効果は良好であるが，特にアダリムマブやアバタセプトではそれが顕著である．

13）寛解を維持できれば生物学的製剤を中止しなくてもよいか？

　インフリキシマブにおいて寛解を達成したあと中止できる確率は全体の15％であり，罹病期間3年以内であれば28％であるという自験例のデータがある．

他の3剤については，いまだ十分なデータはなく確率は低いことを経験している．しかし，寛解を長期に維持させるためにはエタネルセプト，トシリズマブのように継続率の高い薬剤が選択される．すなわち"Treat to target"を目標とするのであれば，なにも生物学的製剤を中止する必要はないということである．したがってエタネルセプトなど注射製剤では，長期継続で安定した寛解が維持できる．

14）手足の骨関節破壊は進行しているか？

MTXを長期に内服していても手指の変形はあまり出ないが，骨関節破壊，肘の変形，腫脹や足関節の腫脹変形が進行するケースがある．このような症例では，ほとんどCRPが陰性であることが少なくない．

どの生物学的製剤においても，骨関節破壊の進行は抑制されるエビデンスは存在するが，手指の変形を止められたというデータはない．いったん変形し始めた指を元に戻すことは容易ではないが，例えば中指のPIP関節の腫脹に伴う屈曲拘縮は，早期であれば生物学的製剤で治るケースを経験する．

また，股関節にトシリブマブ，足関節にアバタセプトなど，よく効いた症例があり，各生物学的製剤の特有な有効関節も経験上存在している．しかし高度に骨関節破壊が認められる症例では，注射製剤にて安定したQOLを保つことが望ましい．

15）膝や股関節など大関節の疼痛，破壊が少ないか？

荷重関節の破壊が進行すると生物学的製剤を使用しても進行を止めることは難しい．ところが中には1年以上かけて膝や股関節の破壊が修復され関節面がスムーズになる症例もある．

ナイーブな症例で，どの生物学的製剤を使えばどの関節によく効くかはまだわからないが，経験上トシリズマブのナイーブ症例で，人工股関節の手術をしなくて歩けるようになった症例を経験した．また，比較的CRPが高い（2.0mg/dl以上）ナイーブな症例においてインフリキシマブを使用して，膝関節の荷重時疼痛が改善し，人工関節をしなくて済んだ経験している．大関節の破壊が少ない症例では，注射製剤が有効である症例が多い．

16）RAの病気を十分理解しているか？

患者にとってRAとはじめて診断されたとき受けるショックは

非常に大きい．このとき生物学的製剤の話をしておくと患者は安心感と希望がわくとよくいわれる．少しの可能性でも患者にとっては大きな希望であり，寛解の先に見えるところまで治療を目指すことは，治療する側にとっても患者と一体感がわき，信頼関係のもとに今後長期に治療しなければならないことに納得してもらえる．

　しかし中には，RAの病気に関して非常に軽い気持ちでたいしたことはないという患者もいる．RAの病気を患者に勉強してもらうためいくつか小冊子を渡したり，DVDなどを見せようとしても理解してもらえないこともある．このようなケースにおいて生物学的製剤を安易に用いてはならない．生物学的製剤による期待が非常に高いため投与後に思ったよりよくならず，患者はがっかりするからである．患者のRAに対する理解が不十分であることは自己注射や点滴製剤でも支障を来す．特に自己注射に関してはきちんと継続しているか十分チェックする必要がある．

　また，認知症や理解度が低い患者に対しても生物学的製剤は危険である．肺炎や肝機能障害となり重篤な感染症を併発する危険性がある．理解度が低いがRAのコントロールが悪い症例では，通院での注射製剤でコントロールする場合がある．

17）高齢者（80歳以上）か？

　高齢者（特に80歳以上）ではMTXに対する反応性が高く，少量のMTXでも十分効果のある場合がある．したがって10mg/週以上のMTXと生物学的製剤の併用により，肺炎や消化管穿孔など重篤な合併症を引き起こすことがある．このような高齢者においてはエタネルセプトの<u>週1回25mg投与</u>は安全で有効性も高い．

　基本的には80歳以上でも元気であり，食欲も十分ある患者は安全性があるといえるが，合併症も考慮して何が起こるかわからないという話は家族にしておく必要がある．

18）地域の先生と病診連携を考える患者か？

　地域の先生から紹介された場合，基本的に生物学的製剤をうまく導入でき治療上問題なければ，3ヵ月以内に地元のかかりつけ医に継続して診ていただいた方が患者側からすれば好ましいであろう．

　長期に紹介後診療すると，なかなか地元の先生のところに帰りたがらない患者も多く，病診連携がうまくいかないこともある．病診連携をうまく行いやすいのは注射製剤であり，エタネルセプ

トやアダリムマブでは生物学的製剤の導入スクリーニング後に自己注射の指導を行い，1ヵ月程度で地元の先生に逆紹介し，3ヵ月に一度当院でモニターさせてもらう症例もある．

> **生物学的製剤5剤の使い分けの実際**
> ・生物学的製剤の使い分けスケールを使用して，自験例では8点以下はインフリキシマブ，9〜11点はトシリズマブ，12〜14点アダリムマブ，15点以上エタネルセプトが多かった．
> ・特に，11点以上であれば注射製剤が選択されることが多く，10点以下では点滴製剤が多い．
> ・このようなスケールを簡便化していくことで，今後より生物学的製剤を選択しやすい治療が発展すると期待される．

2. 効果減弱に対する方法

現在使用できるいかなる生物学的製剤においても効果減弱はみられるが，効果減弱がみられやすいインフリキシマブでは，どの生物学的製剤に切り替えても有効性がみられる．

しかし効果減弱がみられにくいエタネルセプトやトシリズマブにおいては，いったん効果減弱を呈するとその対処は困難である．**表2**に効果減弱に対する方法を示す．

表2 効果減弱に対する方法

1. MTXの増量
2. ステロイドの点滴
3. タクロリムスの追加
4. ステロイド内服増量
5. 他の生物学的製剤へ切り替え
6. 白血球除去療法
7. 手術療法など

MTXは生物学的製剤が効果減弱してから増量しても，その効果は劇的には現れてこない．またMTX増量できる症例はよいけれども，増量により咳や胸部痛といった副作用が出る場合は選択できない．

ステロイドの点滴や内服は一時的に有効であるが，いずれは効果減弱に遭遇する．その中でタクロリムスは1.5〜3 mg/日の併用により1〜2ヵ月ほどで安定化してくる．ただしアバタセプトとの併用は，同じT細胞系の抑制がかかり併用してはならない．重篤な感染症を起こす危険があるからである．

白血球除去療法（LCAP）は，エタネルセプトの減弱の場合，

有効であった症例を経験するなど，以前は単独での有効性はないと考えられていたが，抜群に効いた症例は少ない．

他の生物学的製剤への切り替えはパターンが割とはっきりしており，エタネルセプトからアダリムマブあるいはトシリズマブからアダリムマブは，まず効かないか逆に悪化するケースがあるので注意を要する．インフリキシマブからエタネルセプトあるいはトシリズマブは有効である．他の生物学的製剤からアバタセプトへの切り替えは，CRPが1 mg/dl以下の症例ではCRPの下がりはよいが，CRPが1 mg/dl以上においてはCRPの低下がみられず長期使用を要する．

手術療法では滑膜切除だけでなく人工膝関節や人工股関節などによって滑膜が除去されることにより，相対的に薬物の血中濃度が上昇し，再び生物学的製剤が有効になる．

このように，一人ひとりの患者に合わせた対処法をうまく選択していくことが治療を上手に進めるコツである．

効果減弱に対する方法
- 効果減弱に対しては早めの対応が重要である．
- MTX増量やタクロリムス併用があるが，滑膜切除術など外科的治療の併用も有効である．

おわりに

生物学的製剤は寛解を導くためだけでなく，骨関節破壊の進行を抑制するために使用する．したがって注射にするか点滴にするかは，患者の背景を十分考えたうえで選択することが望ましい．

それぞれの病院やクリニックにおいて，スタッフが慣れていて使いやすい薬剤であることも1つの選ぶ理由となるが，最も重要な点は「もし自分や家族がRAだったら何を最初に使うだろうか？」といった患者の立場に立って考えることである．こうした視点から導き出されてこそ，真の第一選択の薬剤といえる．

手にとるようにわかる
関節リウマチにおける
生物学的製剤の実際

第3章
関連知識
病理組織・荷重関節・手術・病診連携

第3章　関連知識　〜病理組織・荷重関節・手術・病診連携〜

1　滑膜組織と骨組織の病理学的比較

東京女子医科大学東医療センター 整形外科・リウマチ科 准教授
神戸克明

はじめに

　実際に生物学的製剤を使用した患者の滑膜組織と骨組織を比べることは，組織学的に各生物学的製剤の作用機序を解明する手がかりとなる．その手法の一つに免疫組織染色がある．これはTNF-αやIL-6などのサイトカインの発現を確かめるために有用である．ただしコントロールとして，メトトレキサート（以下，MTX）使用中の関節リウマチ（以下，RA）の滑膜組織と骨組織を十分検討する必要がある．このMTX群と比較したデータは現在のところ本書以外にはない．RAの滑膜組織と骨組織を見ながら診断や治療することは，その治療効果が本当に十分であるか，すなわち治療目標として重要である．

　以下，生物学的製剤を使用した自験例より最新のデータを紹介する．

1. 関節リウマチ治療における組織学的診断

　RAの診断から治療への流れは癌と比較するとわかりやすい（図1）．すなわち癌は早期発見，早期治療をすることによって目覚ましい進歩をたどっている．その基本はBiopsyであり，そこから採取した組織診断により，癌の種類を確定して治療方法を決定する．すなわち外科的に切除範囲やリンパ節郭清をしたり，化学療法のプロトコルや放射線療法などを，組織を基本に具体的に選択する．

　一方RAでは，抗CCP抗体，リウマチ因子，CRP，ESR，臨床症状にてRAを診断し（RAのACRの新分類基準により[6]，さらに早期診断が可能となってきている），どんなタイプのRAでも，例えば手だけでなく膝や肩・肘がメインのRAなどでも一律同じ抗リウマチ薬（以下，DMARDs）から開始し，どんなRAでもMTXを使い，どのタイプにおいても生物学的製剤を同じように使い治療しようとしている．

このような診断の時点から，RAはすべて同じ病気とする考え方で現在治療が行われている．そのため今まさに，もう一度診断および治療の原点に立ち返り，根治治療を目指す新しい治療のステップが必要である．すなわち組織を十分解析し，サイトカインの発現パターンがRAでもそれぞれ異なることを認識する必要がある．それは薬剤により変化するものであることを銘記すべきである．

図1 診断から治療への流れ（RA治療と癌治療の比較）

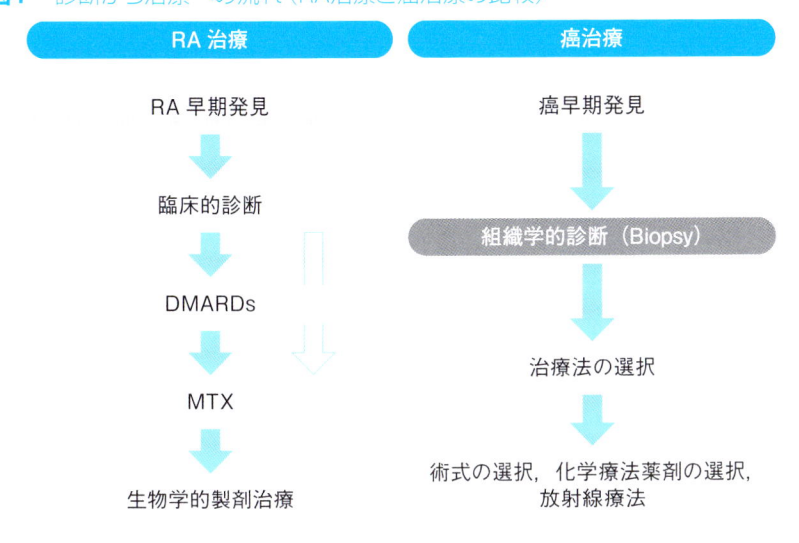

RA治療：RA早期発見 → 臨床的診断 → DMARDs → MTX → 生物学的製剤治療

癌治療：癌早期発見 → 組織学的診断（Biopsy） → 治療法の選択 → 術式の選択，化学療法薬剤の選択，放射線療法

組織学的診断
- サイトカインの発現パターンがそれぞれ異なるRAでは，癌治療におけるステップのような組織学的診断（Biopsy）がまず重要になる．

2. 変形性関節症と関節リウマチの組織学的違い

　RAについて，その病理組織を研究することは，診断的意味だけでなく治療効果を予測できる可能性がある．しかしRAの特徴的サイトカインの発現パターンを変形性関節症（以下，OA）と比較したデータはこれまでになく，正常とは何かを考えるうえで重要である．

　生物学的製剤により寛解を目指すといって，多くの寛解基準が臨床的に設けられてきているが，実際に客観的な寛解評価は難しい．この問題に対して，滑膜組織においてRAから年齢相応のOAのパターンを示すようになれば，寛解あるいは治癒の診断にもつながるといえる．

OAは一般的に細胞成分が少なく膠原線維が少ない．表層の細胞の重層化もないが，一部に細胞が一塊として存在する場所がある．一方RAは，細胞成分が豊富で膠原線維も多く血管の進入がみられる．表層の重層化も見られる場所があり，活発な細胞分裂と思われる所見がみられる（**図2**）．

図2　OAとRAの組織学的違い：H.E.（×200）

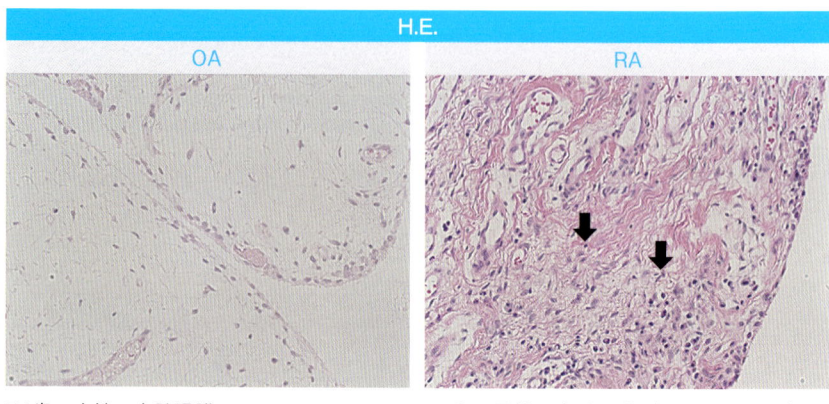

H.E.	
OA	RA

74歳，女性，左膝滑膜．　　　　　　60歳，男性，左膝滑膜（MTX 8 mg/週）．

RAの方が細胞増生や膠原線維が明らかに多い（➡）．

1）TNF-αの発現

　まずTNF-αの発現をみてみると，RAでは多くの細胞から強くTNF-αの発現がみられるのに対して，OAではずっとその発現は少ない．ところがOAでも全くTNF-αが発現していないわけではなく，むしろ結構発現がみられるといってよい（**図3**）．
　生物学的製剤によって滑膜のTNF-αの発現をすべてブロックしてしまうことは，OAよりもさらに抑制してしまうことになり，正常でないかもしれない．すなわち正常なサイトカインのバランスが必要であり，これが治療効果を微妙にしている可能性がある．

図3　OAとRAの組織学的違い：TNF-αの発現（×200）

TNF-α	
OA	RA

TNF-αはOAでも発現しているが，明らかにRAでは増加している（➡）．

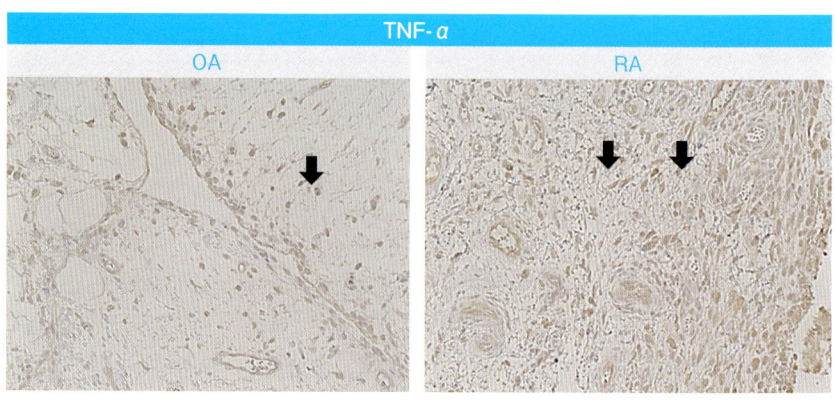

74歳，女性，左膝滑膜．　　　　　　60歳，男性，左膝滑膜（MTX 8 mg/週）．

表1 TNF-αの特徴

- マクロファージより産生される
- 生物学的性質はIL-1βに似ている
- プロテオグリカンの分解を促進し,その合成を抑制する
- Type II colllagen合成を抑制する
- 生体内ではIL-βと共存してcatabolic factorとして軟骨破壊に作用する

2) IL-6の発現

次にIL-6の発現ではTNF-αと同様,RAではもちろんのことOAでも十分な発現がみられる(**図4**).OAの滑膜ではむしろIL-6の発現はTNF-αのそれと比べて非常に高く,関節液中のIL-6濃度も十分な量がみられる.

関節液のIL-6濃度で比較すると,RAでは15.9±17.5ng/ml,OAでは2.6±2.3ng/mlと報告されているが[1](**表3**).RAでは関節液は少なく,OAでは関節液量が20ml以上ひけることも稀ではないので,RAと比べると全体のIL-6量は変わらないといえる.

こうした面から,OAとRAの比較を関節液中サイトカイン濃度からみることはバラツキが大きく確定診断が難しい.滑膜の量によっても産生されるサイトカイン量は変化する.少なくとも滑膜のIL-6の発現は,RAにおいて特徴的でないことは事実である.

図4 OAとRAの組織学的違い:IL-6の発現(×200)

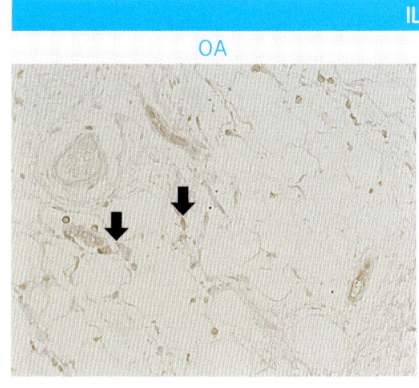

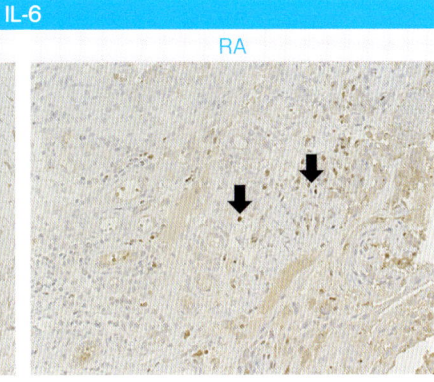

IL-6	
OA	RA

74歳,女性,左膝滑膜.　　60歳,男性,左膝滑膜(MTX 8mg/週).

IL-6はOAにおいても発現しており,RAと比較しても十分な差はみられない(➡).

表2 IL-6の特徴

- マクロファージ,fibroblast,リンパ球,軟骨細胞より産生される
- 血清CRPと相関,滑膜炎と関係している
- プロテオグリカン合成の抑制作用は弱い,その分解に作用しない
- TIMP産生促進:軟骨破壊の関与少ない
- 生体防護作用の一つとして産生され,軟骨にprotectiveに作用している

表3 RAとOAのIL-6濃度

- 血清IL-6：0.014±0.006 ng/ml（3倍）
- RA（関節液IL-6）：15.9±17.5ng/ml（6倍）
- OA（関節液IL-6）：2.6±2.3ng/ml

出典：佐藤正夫，葛西千秋，竹村正男，ほか．変形性関節症及び慢性関節リウマチの膝関節液分析．中部日本整形外科災害外科学会雑誌 1995; 38: 341-2.

3）マクロファージ仮説（Macrophage hypothesis）

OAとRAの滑膜組織においてもっとも違いをみせるのが，CD68すなわちマクロファージである（**図5**）．RAの細胞数の多さはOAと比較にならないほど明らかである．

図5 RAとOAの組織学的違い：マクロファージ（CD68）の発現（×200）

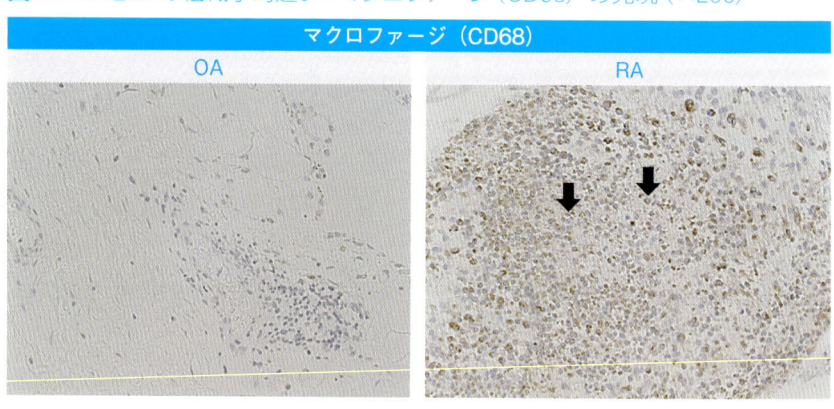

RAで著明なマクロファージの増殖がみられる（➡）．

マクロファージなどの単球系細胞は，一般に接着して培養することは難しく浮遊のまま増殖し続ける．しかし，ヒアルロン酸などの存在する関節内，皮膚，肺などには接着し生息しやすい．RAの病的滑膜の中にはマクロファージが充填しており，未分化でない癌のごとく，転移する場所は関節を中心にヒアルロン酸の存在する接着しやすい場所に限定される（macrophage hypothesis）．その後，TNF-αやIL-6など多くのサイトカインを産生し，Bリンパ球の増生や滑膜の線維性増殖，血管誘導が引き起こされる．中性脂肪など高い症例では血管内からマクロファージが付着し，血管外へ出やすい環境となることで滑膜炎を誘導する．癌ではないので，ある程度マクロファージが増殖し接触すれば次第に腫れは治まる．筆者はこのマクロファージ仮説を独自に打ち立てRAの病態を追跡している．すなわちRAはマクロファージの原発巣からの転移と考えている．

ベアエリアと呼ばれる関節軟骨が途切れる皮質骨に面した部分では，骨芽細胞の刺激によりマクロファージが分化融合し破骨細

胞へと変化し骨びらんを形成する．TNF-αの働きによるIL-1βとの相乗効果で，MMP-3を誘導し軟骨破壊を引き起こし関節裂隙の狭小化を来たす．この仮説を裏付けるデータとして，手指PIP関節の滑膜切除を早期RAに行うと，全身の関節腫脹や膝痛，手のこわばりの増悪を引き起こすことがある．

生物学的製剤を使用していれば，滑膜切除をしてもマクロファージの転移は抑えられ，局所の関節治療がしやすいといえる．今後の研究により，滑膜組織中のマクロファージから原因遺伝子や転移に関するファクターの発見が期待される．生物学的製剤である抗TNF-α抗体を用いると，マクロファージの表面抗原として発現されるTNF-αに直接結合することにより，マクロファージの転移と増殖を抑え，OA滑膜のように変化させることができる．しかし低濃度の抗TNF-α抗体では，逆にマクロファージの増殖を刺激して効果減弱となってしまう．すなわち抗体製剤では濃度により治療効果に差が出るといえる．

このように，病的マクロファージをターゲットとした分子レベルの治療が将来期待される．

4）MMP-3・VEGF・Bリンパ球の発現

MMP-3もRAでは多く産生され，主に滑膜が重層化した表層から発現されている（図6）．一方，OAの滑膜ではMMP-3の発現が少なく，OAにおいて軟骨破壊は，よりTNF-αによるMMP-3を介した液性因子関与が示唆される．

以前よりいわれている，血管内皮増殖因子（VEGF）の発現とRAの関与は懐疑的である（図7）．これはOAにおいても同様だが，RAの滑膜ではほとんどの症例でVEGFの発現は認められない．この点においても血管誘導や血管増生にIL-6の関与が中心と考えられる．

CD20を表面抗原としたBリンパ球は，OAでもリンパ濾胞をつくっている部分がみられるが，全体的にはRAの方がBリンパ球の増生は強い（図8）．RAPAを中心とした多くの抗体が，このBリンパ球より産生される．

図6 OAとRAの組織学的違い：MMP-3の発現（×200）

RAで多く産生され，OAでは少ない．

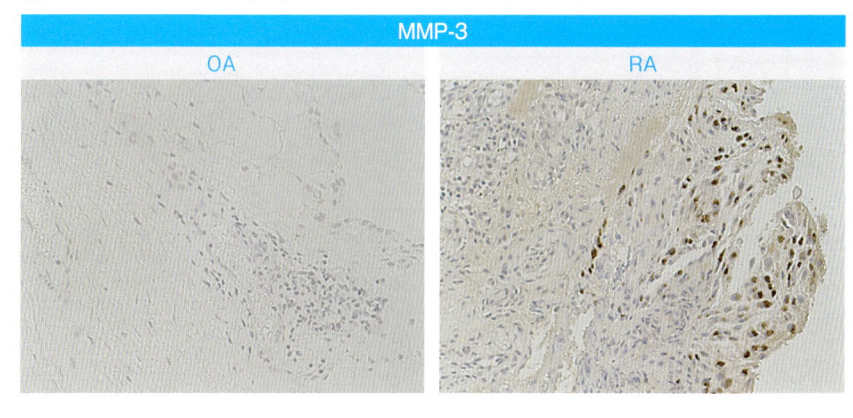

図7 OAとRAの組織学的違い：VEGFの発現（×200）

VEGFの発現はほとんど見られない．

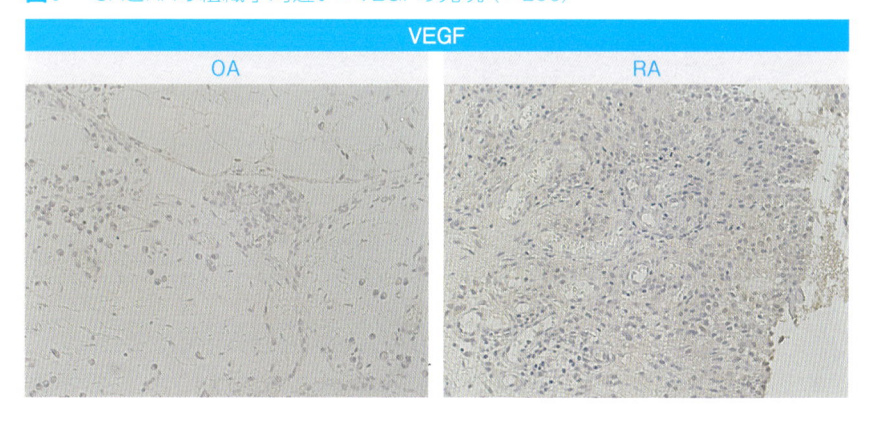

図8 OAとRAの組織学的違い：Bリンパ球（CD20）の発現（×200）

全体的にはRAの方が強く増生している．

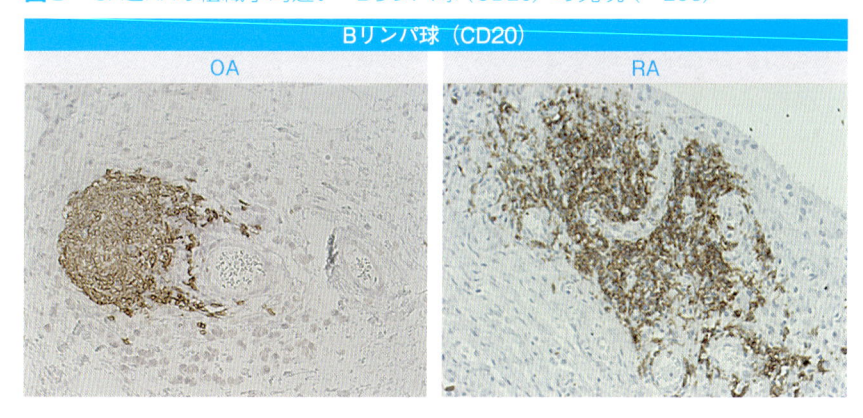

OAとRAの組織学的違い
- マクロファージ（CD68）：圧倒的にRAに多く発現している．
- MMP-3：RAに多く発現しているが，OAではほとんどみられない．
- TNF-α：OAでも発現しているが，RAと比較すると有意に少ない．

5）関節リウマチの診断と治療に関係するサイトカイン

以上よりRAでは**表4**に示す3つタンパクの発現が特徴的であることがわかる.

表4 RAの滑膜で特徴的にみられる3つのタンパク

1. マクロファージ
2. MMP-3
3. TNF-α

RAはH.E.において細胞数や膠原線維の増加によりOAと区別できる. しかしながらBiopsyを行い, 上記3つのタンパク発現が強くみられればRAと診断できる可能性は高い. しかも生物学的製剤を選択するにあたり, どれが組織学的に強く発現されているかみることにより, 血清サイトカイン濃度パターンと総合的に判断することを現在試みている.

例えば, Bリンパ球の抑制効果について各生物学的製剤でみてみると, トシリズマブにおいて非常に強力な抑制がかかっている（**図9**）. したがって, Bリンパ球の発現が高い滑膜のRAではトシリブズマブが有効だといえる（**症例**参照）.

図9 MTXと各生物学的製剤によるBリンパ球の抑制比較（×200）

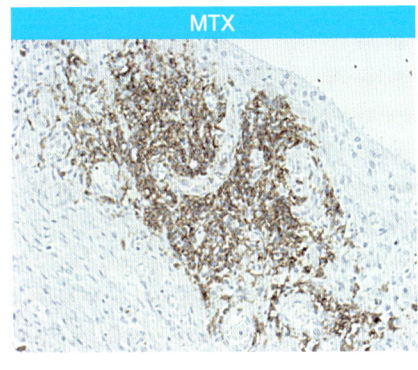

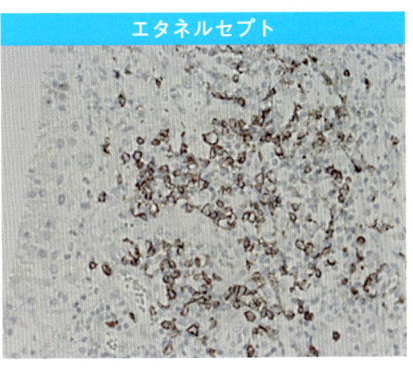

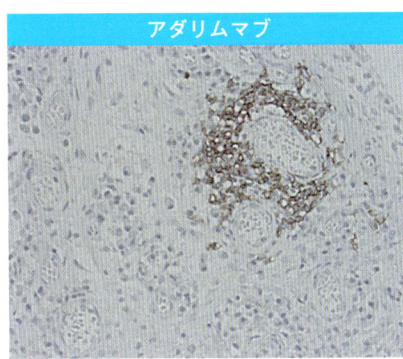

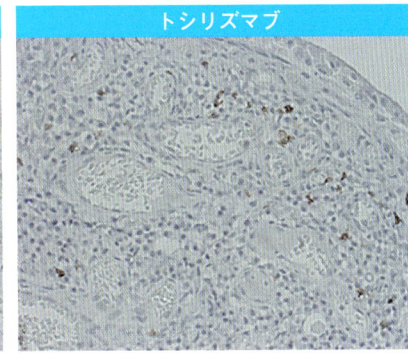

トシリズマブにおいて, 強力な抑制が認められる.

| 症例 | **55歳，女性，stageⅣ，class 3，罹病期間10年** |

- MTX 8mg/週，PSL（−）．
- 左膝滑膜組織の所見：CRP2.59mg/dl，MMP-3 321ng/ml，DAS28 5.39，RAPA640，抗CCP抗体＞100，血清TNF-α 5.6pg/ml，血清IL-6 11.0pg/ml．
- TNF-αは発現が弱く，IL-6は軽度発現しているが，メインはBリンパ球である．このような症例にトシリズマブを初回投与すると，1回の点滴後に劇的な効果が現れDAS28 1.43となり，1年後も寛解が持続している．
- トシリズマブ開始1ヵ月：CRP0.07ng/ml，DAS28 1.43．

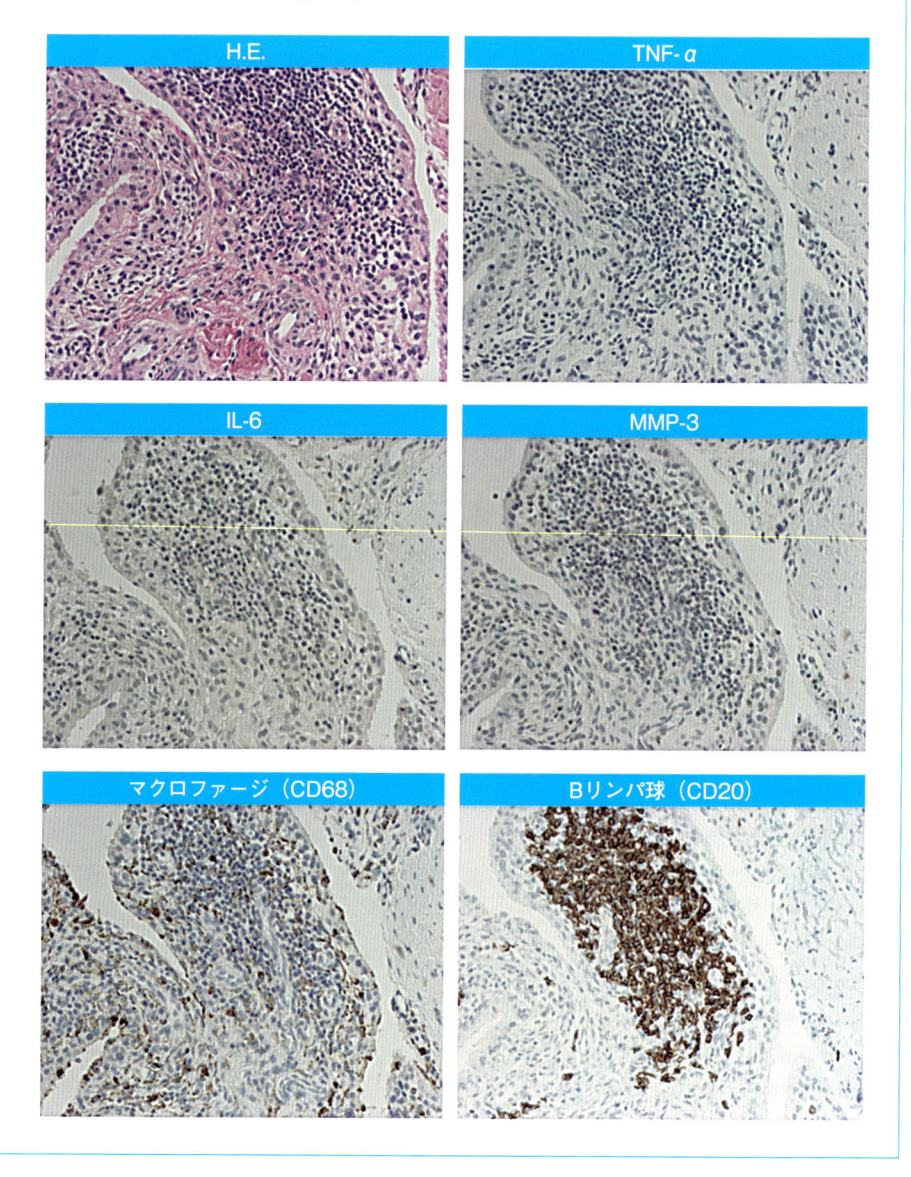

H.E. | TNF-α | IL-6 | MMP-3 | マクロファージ（CD68） | Bリンパ球（CD20）

3. 生物学的製剤使用による骨組織の比較

　骨組織の変化は小関節より大関節近傍の方が見やすい．人工膝関節置換術にて採取した大腿骨側の骨組織では，MTXにおいて骨髄の脂肪組織の隔壁は薄く，指で押して簡単につぶれるほどの骨である（**図10**）．

　一方，インフリキシマブでは骨髄の脂肪組織の隔壁は肥厚し，細胞成分で充填されている[2]．この変化は関節破壊が強くみられる症例で多い．一部エオジンで染色される骨梁もみられる．エタネルセプトにおいては，わずかに肥厚がみられるもののインフリキシマブほどの変化は見られない（**図10**）．

　この肥厚にはTNF-αやIL-6は陽性である．アダリムマブにおいてもやはりエタネルセプトと同様であるが，骨梁付近にCD68陽性のマクロファージの出現が見られている（**図11**）．

図10 MTXと各生物学的製剤による骨組織の比較（×200）

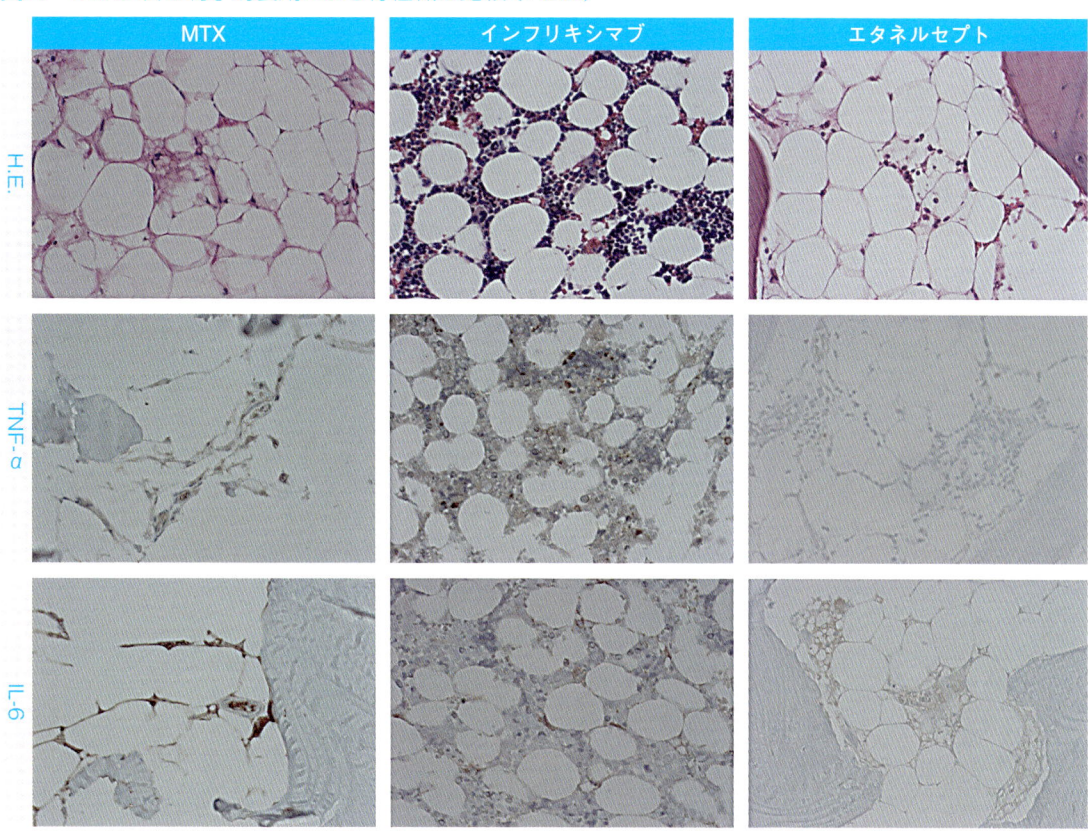

図11 アダリムマブ投与中の骨組織（×200）

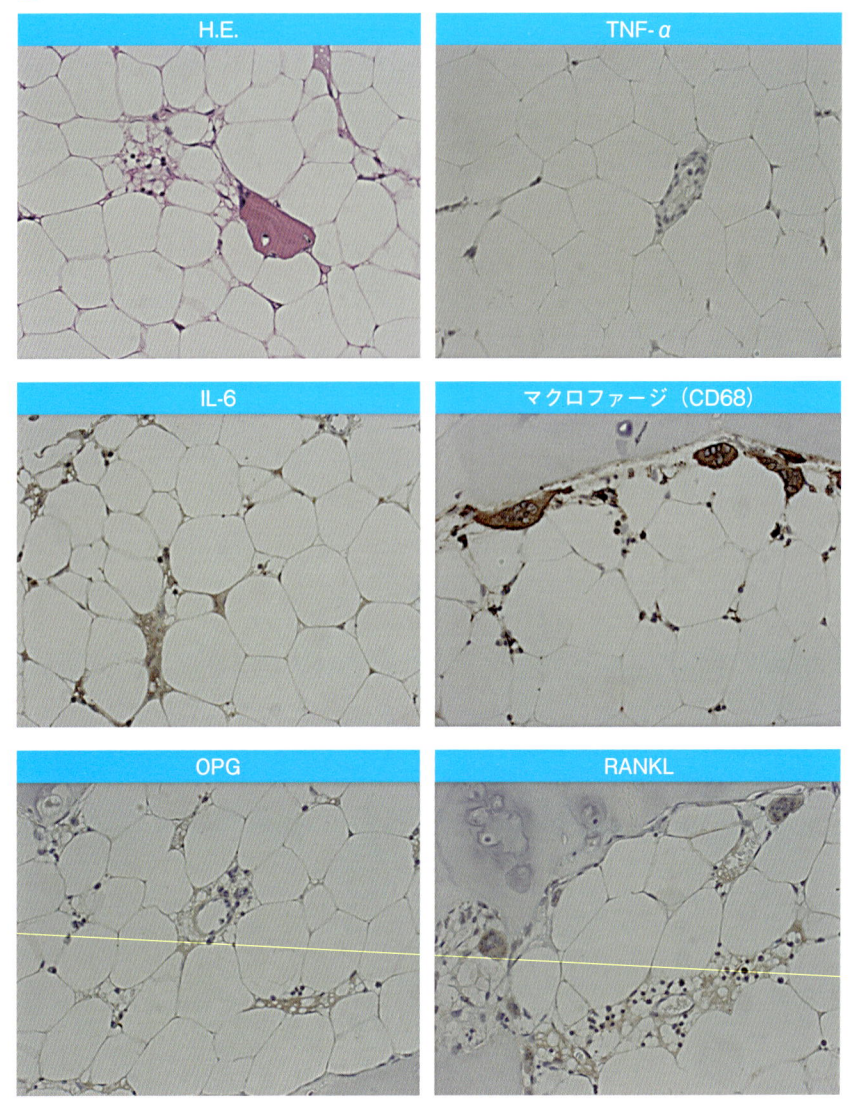

70歳，女性，stage Ⅳ，class 3，MTX 8 mg/週，PSL 2 mg/日．

4. 生物学的製剤治療中の血清TNF-αとIL-6の動向

　生物学的製剤により"Treat to target"と叫ばれる中で，各生物学的製剤中，実際に血清サイトカイン濃度を調べたデータはこれまでなかった．ここで注目すべきは，理論と実際の血清サイトカインの変化は一致していないということである．すなわち「TNF阻害薬を使えばTNF-αの発現が抑えられる」とする考え方が実際は違うということである．

1）インフリキシマブ

我々はインフリキシマブの23例，平均DAS28 3.1において，6週までの血清TNF-αやIL-6を調べたところ，インフリキシマブは抗TNF-α抗体であるのに，血清TNF-αは有意な減少がみられず，IL-6が有意に抑制されていたことを見出した．これがCRPとよく相関しており，1回目の点滴後から早期に臨床上の改善と一致していた．そして，この時さらにMTX使用中の患者血清ではIL-6優位であり，血清TNF-αは少し高いかほとんど正常であることであることが判明した（**図12**）．

図12 インフリキシマブ投与後の血清IL-6とTNF-α（N=23）

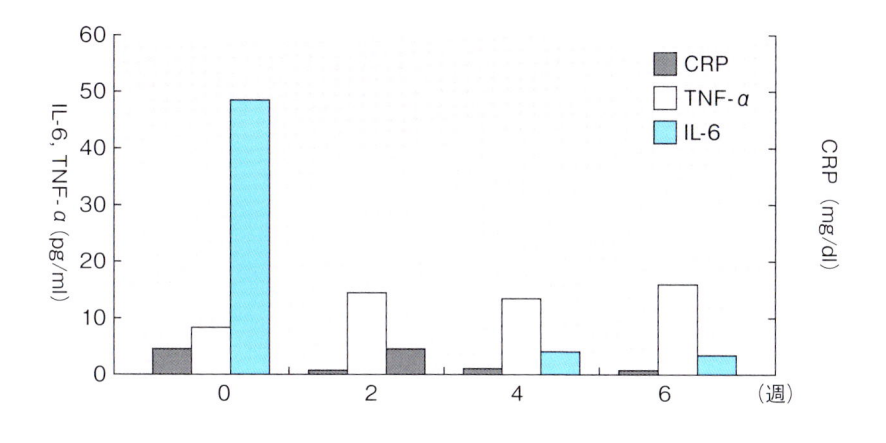

2）トシリズマブ

一方，トシリズマブにおいてはIL-6受容体であるにもかかわらず，IL-6濃度は4週で増加し（実際は2週目から増加している），徐々に減少がみられ，約3ヵ月で治療開始時に戻っていた（**図13**）．ところがTNF-αは早期から非常に強く抑制がみられ，24週まで持続していた（**図14**）[3]．

図13 トシリズマブ治療中のIL-6血中濃度（N=25）

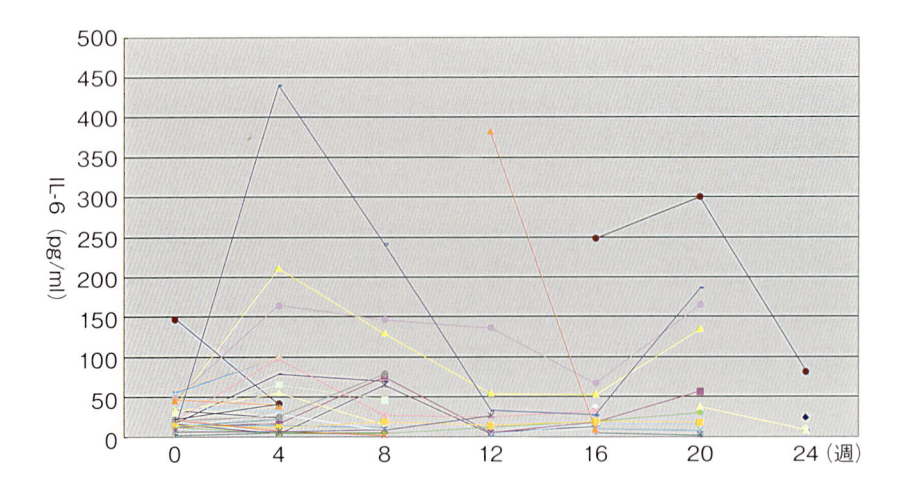

図14 トシリズマブ治療中のTNF-α血中濃度（N=25）

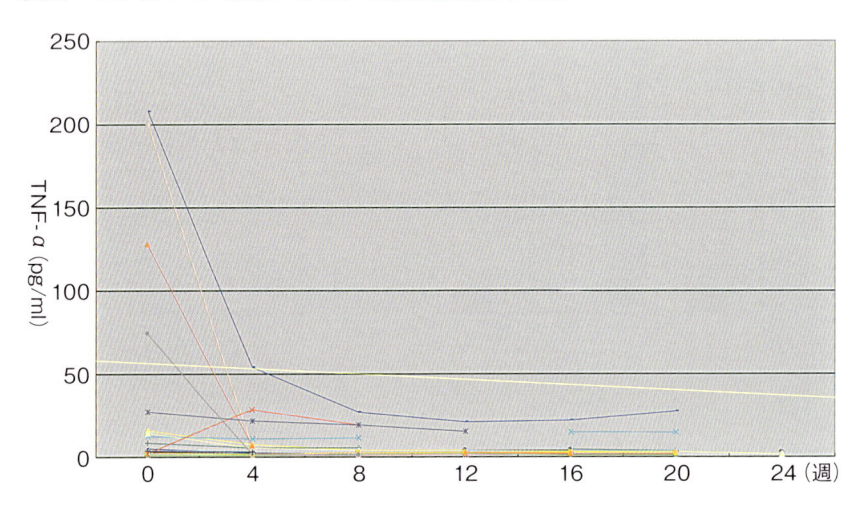

3）アダリムマブ

　アダリムマブにおいてはインフリキシマブと同様にIL-6の抑制が強く，ナイーブな症例ではIL-6優位で，切り替え症例ではTNF-α優位であり，ナイーブにアダリムマブがよく効いて，切り替えではよくない理由として，MTX使用例のTNF-αとIL-6の濃度パターンが違うことが考えられる（**図15**）．すなわちIL-6優位の血清症例，つまりナイーブではアダリムマブがよく効いていた．

図15 アダリムマブ投与後の血清IL-6とTNF-α

ナイーブ5例

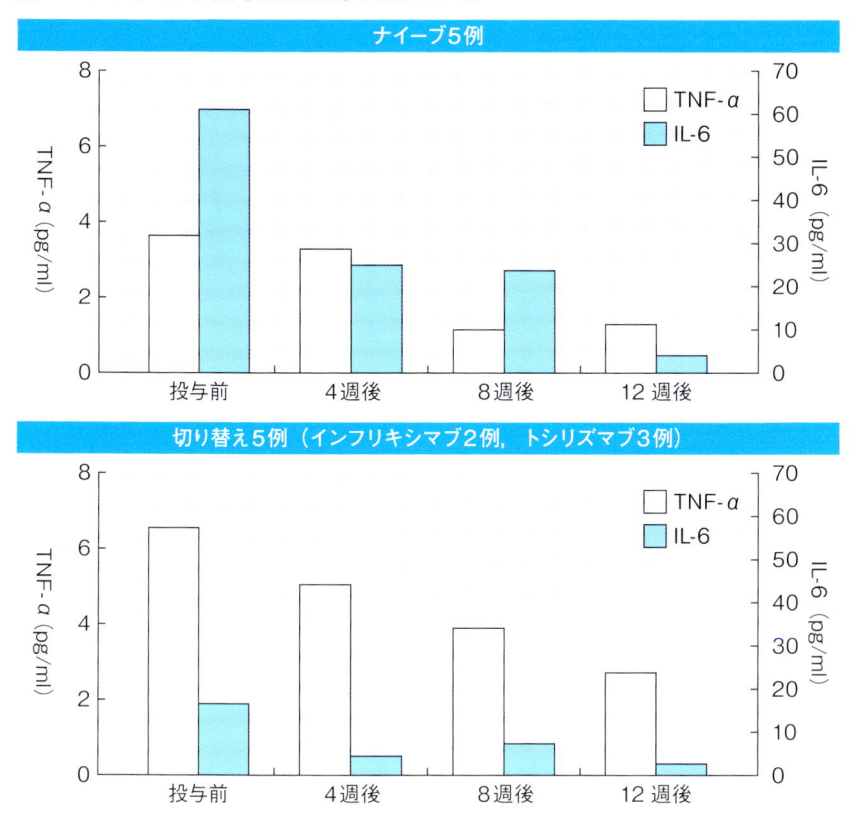

切り替え5例（インフリキシマブ2例，トシリズマブ3例）

4）エタネルセプト

　このように，エタネルセプトにおいてもアダリムマブと同様だが，TNF-α濃度はさらに高い．したがって，エタネルセプトからアダリムマブに切り替えた場合，IL-6を優位に抑制するアダリムマブでは効き方が弱い．生物学的製剤使用後における血清TNF-αと血清IL-6の濃度パターンは，各薬剤により理論と実際が違うことを銘記すべきである（**表5**）．

　しかし滑膜組織では理論的な変化がみられ，治療効果の予測につながるといえる．

表5 生物学的製剤によるTNF-αとIL-6の濃度パターン

	IL-6	TNF-α
MTX単独	高値	正常化か少し高値
インフリキシマブ・アダリムマブ使用後	正常	やや高値
トシリズマブ使用後	高値	正常
エタネルセプト使用後	正常	高値

生物学的製剤使用中の血清TNF-αとIL-6の動向

- 血清において「TNF阻害薬を使えばTNF-αの発現が抑えられる」とする考え方は実際上で異なっている.
- しかし滑膜組織においては理論的な変化がみられ,治療効果の予測につながる.

5. 生物学的製剤4剤の滑膜組織の比較

　生物学的製剤4剤使用後に効果減弱した症例（DAS28＞3.2）の滑膜組織のH.E.およびTNF-αとIL-6の発現パターンを供覧する．MTXをコントロールとして各生物学的製剤もMTX併用例であり，全例が膝関節滑膜である．

　H.E.においてMTXのみで治療中，効果減弱において細胞増殖が著しく血管新生は少なかったが，インフリキシマブ，エタネルセプト，トシリズマブ，アダリムマブにおいては細胞増殖の他，血管新生を多く認め，肉眼的にも赤色乳頭上の滑膜であった．TNF-αとIL-6の発現パターンでは，MTXではTNF-αとIL-6ともに発現がみられたが，インフリキシマブでは効果減弱であってもTNF-αはほぼ完全にブロックされていた．ところがIL-6は間質より多く発現がみられた．一方，エタネルセプト，トシリズマブ，アダリムマブは類似したTNF-αとIL-6の発現パターンをとっており，TNF-α発現はみられ，IL-6の発現は少なかった（**図16**）[4), 5)].

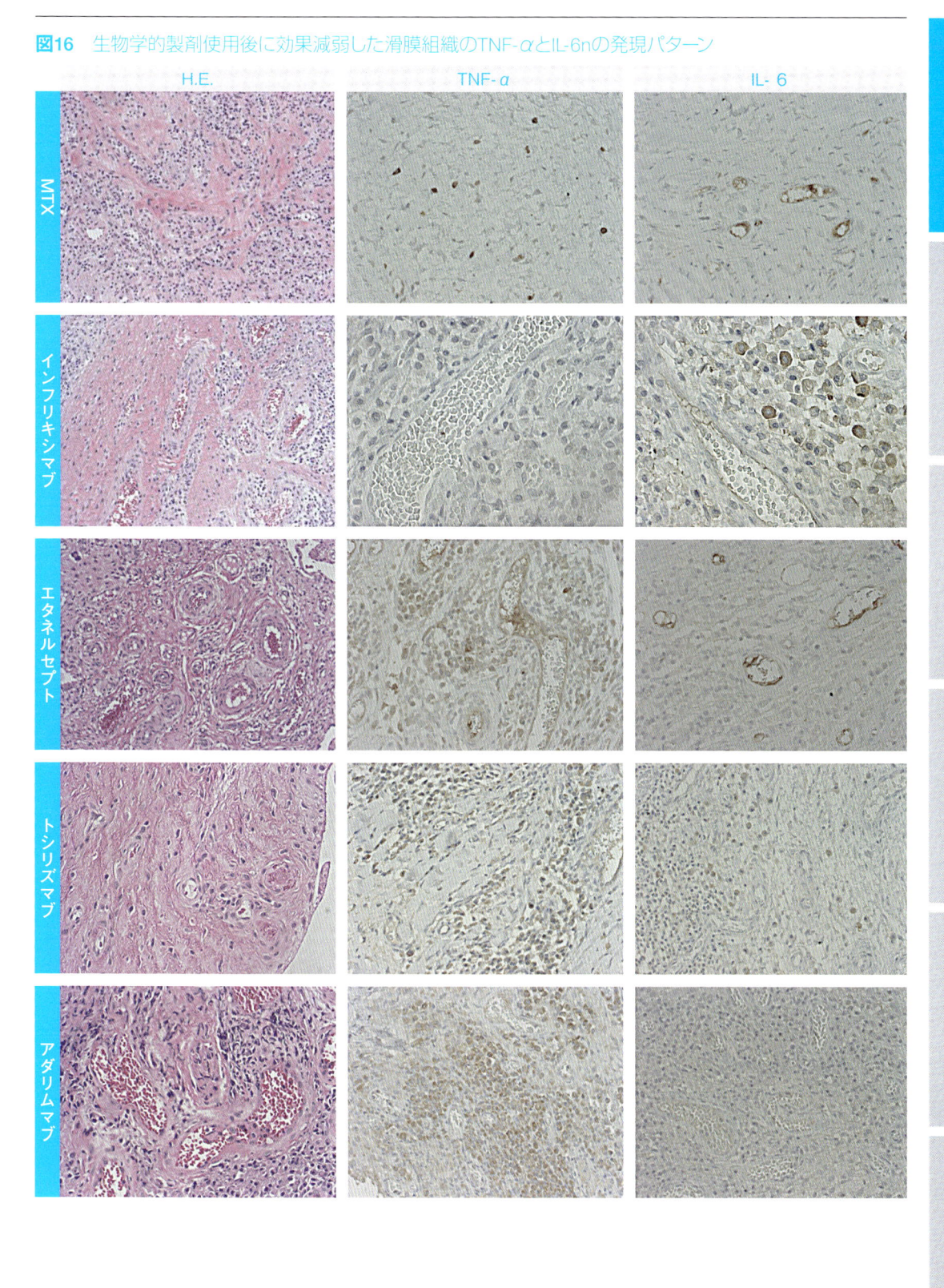

図16 生物学的製剤使用後に効果減弱した滑膜組織のTNF-αとIL-6nの発現パターン

このことから，エタネルセプトからアダリムマブへの切り替え，トシリズマブからアダリムマブへの切り替えは無効のことが多い理由が組織学的に証明された．エタネルセプトやアダリムマブからトシリズマブの切り替えは十分ではないが，H.E.においてトシリズマブでは細胞増殖を抑え線維成分が多くみられたことから，それなりに効く理由として，TNF-αとIL-6以外のサイトカインなどの関与すなわちBリンパ球の抑制が考えられる．

生物学的製剤4剤の滑膜組織の比較
・組織学的に以下の切り替えが無効であることが証明された．
・エタネルセプトからアダリムマブへの切り替え．
・トシリズマブからアダリムマブへの切り替え．

おわりに

　MTXを使用している患者の血清ではIL-6が優位に高くなり，TNF-αは正常か少し高い程度のパターンが多い．インフリキシマブやアダリムマブではIL-6優位に抑制効果が強く，ナイーブの症例に使用することが効果を引き出しやすい理由となる．

　滑膜組織のTNF-αとIL-6の発現パターンや骨組織の変化など，生物学的製剤ではそれぞれに特徴があり，より深い研究と，こうした実際のデータの供覧が必要である．

■参考文献
1）佐藤正夫，葛西千秋，竹村正男，ほか．変形性関節症及び慢性関節リウマチの膝関節液分析．中部日本整形外科災害外科学会雑誌 1995; 38: 341-2.
2）Kanbe K, Inoue K, Inoue Y, et al: Histological changes in bone marrow after treatment of infliximab for rheumatoid arthritis. Clin Rheumatol 2008; 27: 497-501.
3）神戸克明，中村篤司，井上靖雄，ほか．関節リウマチに対するトシリズマブの臨床指標．関節病学会誌 2009; 28: 509-14.
4）Kanbe K, Inoue K, Inoue Y, et al: Histological analysis of synovium in cases of effect attenuation associated with infliximab therapy in rheumatoid arthritis. Clin Rheumatol 2008; 27: 777-81.
5）Suzuki Y, Inoue K, Chiba J, et al: Histological analysis of synovium by treatment of etanercept for rheumatoid arthritis. International J Rheumatic Disease 2009; 12: 7-13.
6）Aletaha D, Neogi T, Silman AJ, et al; 2010 rheumatiod arthritis classification criteria: an American College of Rheumatology /European League Against collaborative initiative. Ann Rheum Dis 2010; 69: 1580-8.

第3章　関連知識　～病理組織・荷重関節・手術・病診連携～

2 大関節（下肢荷重関節）における生物学的製剤の影響

富山大学医学部 整形外科
松下　功, 木村友厚

はじめに

　関節リウマチ（以下, RA）における関節破壊は発病早期から確認され[1], MRIを用いた評価では発症4ヵ月で約40％の患者に骨びらんが認められると報告されている[2]. この関節破壊は患者の日常生活動作（以下, ADL）の障害に直結しており[3], 発症3年以内に約25％の患者で仕事が継続できなくなる[4]. さらに関節破壊により誘導される機能障害は, RA患者の生命予後までも悪化させることが確認されている[5]. これまでの抗リウマチ薬（DMARDs）を主体とした治療では, 関節破壊を十分に抑制することは困難であった. しかし近年, 生物学的製剤がRAの治療舞台に登場してから, RAの関節破壊進行が強力に抑制されることが明らかにされ[6〜12], 構造的寛解はRA治療の現実的な目標になった.

　これまで生物学的製剤の関節破壊抑制効果の判定には, modified total Sharp score（mTSS）[13]が多く用いられてきた. この方法は関節破壊を詳細に半定量評価できるものの, 対象が手指, 足趾の小関節に限られているため全身の関節破壊の評価とはいいがたい. 実際, 小関節の骨破壊進行が抑制されているにもかかわらず大関節の破壊が進行する症例に遭遇することがある. 大関節, 特に下肢荷重関節と手指の小関節とでは患者のADLに及ぼす影響は大きく異なる. 荷重関節はひとたび障害されると疼痛のため歩行困難となり, 患者のADLおよび生活の質（以下, QOL）は著しく障害される. したがって, 荷重関節の破壊を阻止することは最も重要なRA治療のアウトカムのひとつである.

　本項では, 自験例の解析結果をもとに, 生物学的製剤の一つであるTNF阻害薬の下肢荷重関節に対する骨破壊抑制効果とその限界について言及し, RA患者の荷重関節を温存するための治療戦略と日常診療におけるポイントについて述べる.

下肢荷重関節とRA

- RAにおける関節破壊はADL障害に直結している．下肢荷重関節破壊を阻止することは，RA治療の最も重要なアウトカムの一つである．

1. 対象と下肢荷重関節の評価方法

我々はこれまで，TNF阻害療法下における下肢荷重関節の変化を調査検討してきた[14～19]．ここではTNF阻害薬（インフリキシマブ，エタネルセプト）を投与し，2年以上の経過観察が可能であったRA39症例の検討結果を示す．

1）対象

性別は男性5例，女性34例，平均年齢は59.3歳，平均RA罹病期間は13.1年の患者を対象とした．治療開始時のDAS28-ESRは平均5.77で，high disease activityが29例，moderate disease activityが10例であった．

評価した関節は240関節で，内訳は股関節65関節，膝関節53関節，足関節69関節，距骨下関節53関節であった．使用したTNF阻害薬は，インフリキシマブが30例，エタネルセプトが21例で，切り替え症例が12例含まれている．

2）下肢荷重関節の評価方法

方法としては，TNF阻害薬使用前に荷重関節のX線撮影を行い，次いで1年目と2年目に同様に撮影したX線写真を，治療開始前のX線写真と比較検討した．X線学的には，Larsen分類（→ p.29，**表1**参照），骨びらん，関節裂隙，軟骨下骨（皮質骨）の状態を評価した．新たな骨びらんの発生，骨びらんの2mm以上の拡大，軟骨下骨の消失もしくは陥凹，関節裂隙の2mm以上の狭小化の進行を関節破壊の進行と定義した．また，Rauら[20]が提唱した皮質骨のreappearance（再出現）と骨びらんのfilling in（充填）の所見を関節修復として評価した．臨床評価にはDAS28-ESRとEULAR改善基準を用いた．

2. 下肢荷重関節における骨破壊とその特徴

1）荷重関節全体のX線所見の変化

　関節破壊の進行は，TNF阻害療法を開始して2年目の股関節では9.2％に，膝関節では20.8％に認められ，これらの関節では修復所見は確認できなかった．足関節と距骨下関節では14～15％の関節に破壊進行例を認める一方で，手指や足趾と同様に，関節の修復像が確認された（**図1**）．

図1　TNF阻害薬開始2年目のX線所見の変化（各関節別）

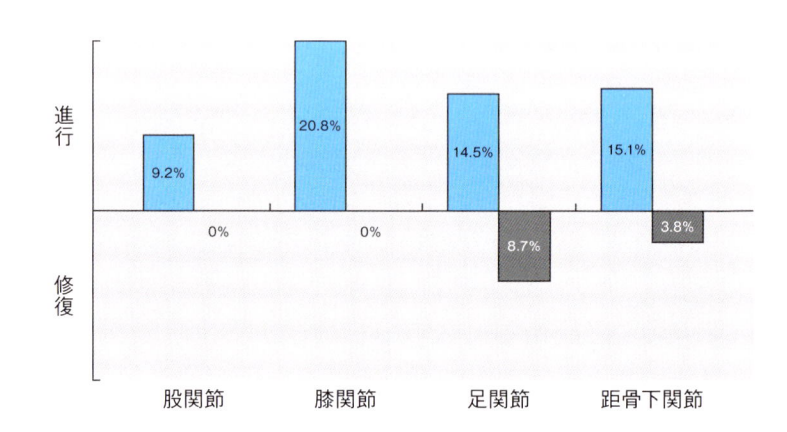

各関節とも一定の割合で骨破壊の進行を認めた．一方，修復所見は足関節と距骨下関節の一部にのみ確認できた．

　次いで，治療開始時のLarsen gradeと2年後の関節破壊の進行との関係を評価した．すると治療開始時のLarsen gradeが高い（すでにある程度の関節破壊が認められる）関節では破壊が進行しやすい傾向にあった（**図2**）．

図2 TNF阻害薬開始時のLarsen grade別にみた2年目の関節破壊の進行

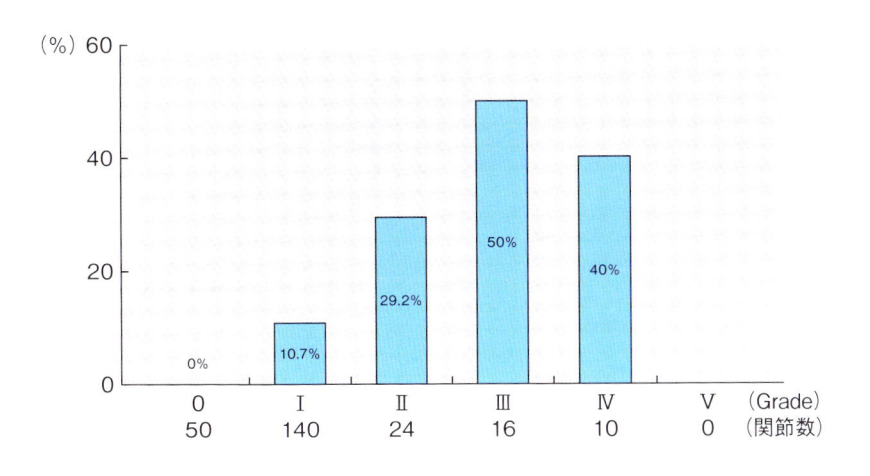

治療開始時のLarsen gradeが高い関節では，関節破壊が進行しやすい傾向にあった．

荷重関節全体のX線所見の変化

・どの荷重関節においても一定の割合で関節破壊は進行する．修復所見は足関節と距骨下関節の一部に認められる．

2）股関節・膝関節におけるX線所見の変化

　関節別にLarsen gradeと関節破壊の進行との関連を調査すると，股関節と膝関節では治療開始時のLarsen gradeと関節破壊の進行との間に興味深い関係が認められた．すなわち1年目の股関節と膝関節において治療開始時のLarsen gradeがⅢ以上の場合，全例で関節破壊が進行していたのに対し，grade Ⅱ以下の関節では進行はほとんど認められなかった（**図3A**）．

　また，Larsen grade Ⅱ以下で治療を開始した関節は，1年目の状態が2年目までほぼ維持されていた（**図3B**）．股関節と膝関節においてLarsen grade ⅡまでにTNF阻害療法を開始した場合，関節が温存される可能性が高いが，Larsen grade Ⅲ以上で開始された場合は，破壊進行を抑制することが困難であることを示す結果である．

図3 股関節と膝関節における治療開始時のLarsen gradeとX線所見との関係

A：Larsen gradeと1年目のX線所見

凡例：■進行 □不変

Grade	0	I	II	III	IV	V
関節数	18	81	10	5	4	0

B：X線所見の経時的変化（Larsen grade II以下）

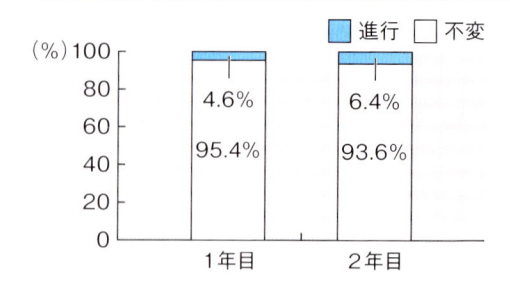

凡例：■進行 □不変

- 1年目：進行 4.6%、不変 95.4%
- 2年目：進行 6.4%、不変 93.6%

Larsen grade III以上の股関節と膝関節はすべて関節破壊が進行していたのに対し，grade II以下の関節ではほとんど破壊進行は認められなかった[19]．

Larsen grade II以下で治療を開始した場合，多くの股関節を膝関節では骨破壊の進行はなく，関節は2年間温存されていた．

出典：松下功，木村友厚．生物学的製剤による骨破壊抑制効果．関節外科 2011; 30 (5): 565-73.

下肢荷重関節における骨破壊とその特徴

- 股関節と膝関節においては，治療開始時のLarsen gradeと関節破壊の進行との間に明確な関連がある．
- 治療開始時のLarsen gradeがIII以上の場合，関節破壊の進行を阻止することは困難である．
- 一方，Larsen gradeがII以下の場合は，関節を温存できる可能性が高い．

> **症例1** 58歳，女性，stageⅣ，class 3，罹病期間11年

- 関節破壊が進行した膝関節．
- インフリキシマブ投与によりRAの活動性は著しく低下し，臨床効果はgood responseであった．
- 治療開始前，右膝関節にはLarsen gradeⅢの骨破壊をすでに認めていた（図A）．
- 治療開始10ヵ月目に脛骨内側関節面の骨びらんが増大し（図B）歩行困難となったため人工膝関節置換術を施行した（図C）．
- TNF阻害療法前のLarsen gradeがすでに進行した状態であったため，治療後早期に関節破壊が進行した症例である[16]．

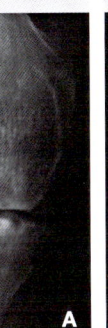

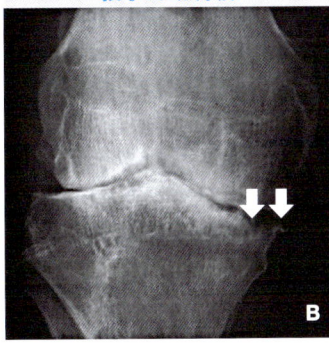

インフリキシマブ
投与前 ／ 投与10ヵ月後 ／ 人工膝関節置換術後

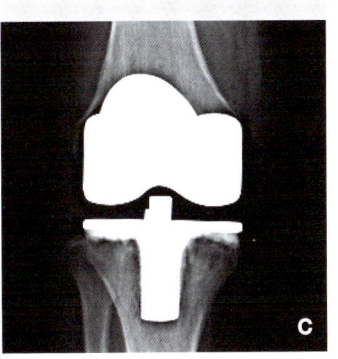

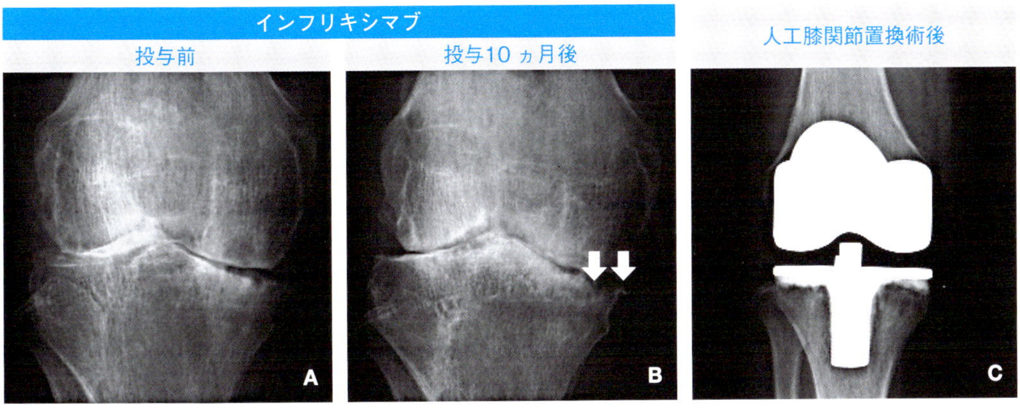

骨びらん増大部位（⇨）．

出典：松下 功，関 英子，木村友厚．生物学的製剤による荷重関節破壊制御〜生物学的製剤導入と手術介入のタイミングはいつか〜．分子リウマチ 2008; 1(3): 20-4.

3）足関節・距骨下関節におけるX線所見の変化

足関節と距骨下関節では，治療開始時のLarsen gradeがⅠからⅢまでの関節において一定の割合で関節破壊が進行しており，Larsen gradeと関節破壊進行の間には股関節・膝関節のような明瞭な関連は存在しなかった．

また，治療開始時のLarsen gradeがⅢとⅣ関節においては，関節破壊の修復像が確認された（図4A）．足関節と距骨下関節では，Larsen gradeと関節破壊進行との関連性が薄いとはいえ，Larsen gradeⅡ以下の関節では2年間で関節破壊の進行を示さなかった関節は85.7％であり（図4B），足関節や距骨下関節においても早期に治療を開始した方が関節温存という点においては有利である．

一方，Larsen gradeⅢ以上では関節破壊の修復像も出現したこ

とから（**図4C**），足関節・距骨下関節においては進行期の状態であったとしても，TNF阻害薬を投与する意義があるのかもしれない．

図4 足関節と距骨下関節における，治療開始時のLarsen gradeとX線所見との関係

A：Larsen gradeと1年目のX線所見

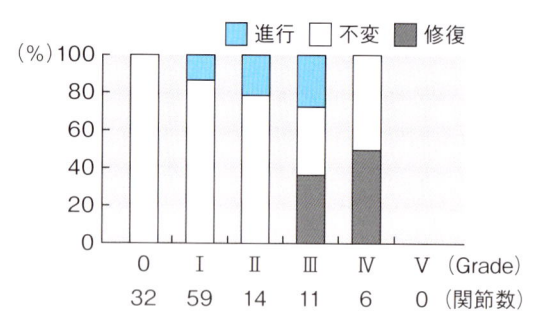

（進行／不変／修復）

Grade	0	I	II	III	IV	V
関節数	32	59	14	11	6	0

足関節と距骨下関節においては，Larsen gradeに関係なく骨破壊の進行が確認された．また，Larsen grade III以上の関節に修復所見が認められた[19]．

B：X線所見の経時的変化（Larsen grade II以下）

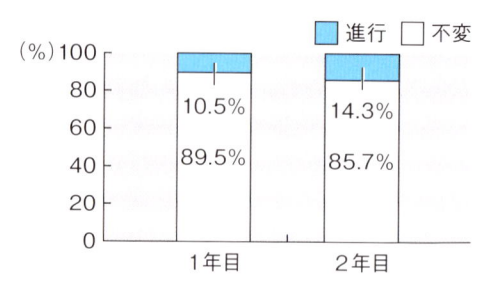

1年目：89.5%（不変）／10.5%（進行）
2年目：85.7%（不変）／14.3%（進行）

Larsen grade II以下でみた場合，足関節と距骨下関節の85.7%が，2年間骨破壊の進行なく温存されていた．

C：X線所見の経時的変化（Larsen grade III以上）

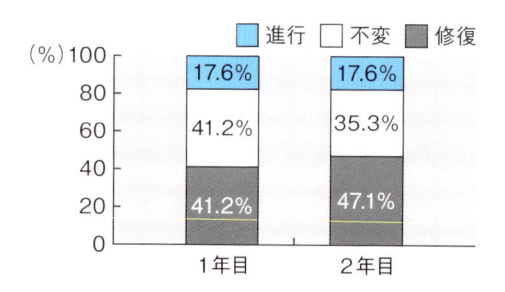

1年目：進行17.6%／不変41.2%／修復41.2%
2年目：進行17.6%／不変35.3%／修復47.1%

Larsen grade III以上の足関節と距骨下関節で認められた1年目の変化は，2年目まで維持されていた．

出典：松下功，木村友厚．生物学的製剤による骨破壊抑制効果．関節外科 2011; 30 (5): 565-73.

足関節・距骨下関節におけるX線所見の変化

- 足関節と距骨下関節においては，治療開始時のLarsen gradeと関節破壊の進行との間に明確な関係はない．
- Larsen garde I〜IIIの関節においては，一定の割合で関節破壊の進行を認める．
- Larsen grade III以上の関節の一部に修復所見が確認される．

症例2　68歳，女性，stageⅣ，class 3，罹病期間17年

- 修復所見が確認された足関節．
- 左足関節に腫脹と疼痛を認めていたが，インフリキシマブ投与後good responseで左足関節の症状は軽減した．
- 左足関節は治療開始時にLarsen gradeⅣの関節破壊を呈していたが（**図A**），インフリキシマブ投与1年目において関節面がreappearence（再出現）し境界が鮮明になり，骨びらんの一部がfilling in（充填）したことより修復と判定した（**図B**）[14]．

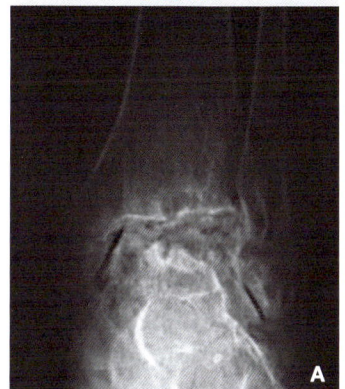

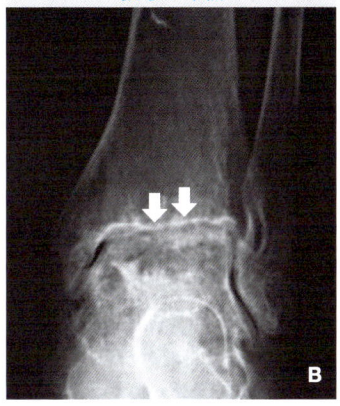

インフリキシマブ（左足関節）
投与前　　　投与1年後　　　投与2年後

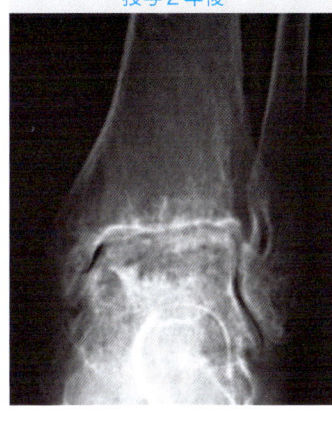

骨破壊修復部位（⇨）．

出典（一部改変）：松下　功，小坂英子，木村友厚．下肢荷重関節破壊からみた生物学的製剤の効果と限界．骨・関節・靱帯 2007; 20: 663-71．

3．臨床効果と荷重関節の破壊進行との関係

1）EULAR改善基準

　EULAR改善基準と関節破壊の進行の関係について検討すると，改善度がno responseの場合に関節破壊が進行しやすい傾向にあった．特に1年目の反応性がno responseの場合50％以上で関節破壊が進行していた．これに対し，goodもしくはmoderate responseの症例ではほとんど関節破壊が進行せず，治療開始前の関節の状態がおおむね維持されていた（**図5A**）．

　Larsen gradeがⅢ以上の股関節，膝関節の場合，TNF阻害薬の臨床効果にかかわらず関節破壊が進行する症例が含まれるため，Larsen gradeⅡ以下に絞って再検討したが，同様にno response症例の多くで関節破壊が進行しており，moderateおよ

びgood responseで破壊が進行した関節は少ないという結果であった（**図5B**）.

図5 EULAR改善度と関節破壊の進行との関係

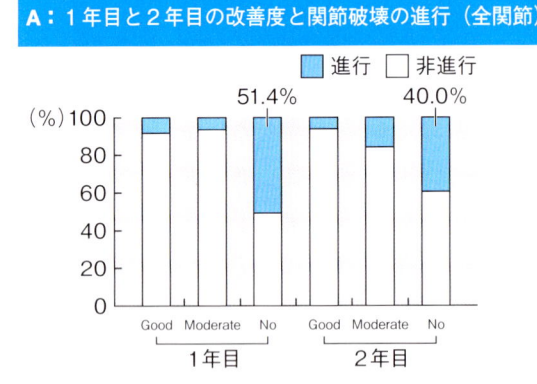

A：1年目と2年目の改善度と関節破壊の進行（全関節）

B：1年目の改善度と関節破壊の進行（Larsen gradeⅡ以下）

臨床効果と関節破壊の進行には明瞭な関係があり，1年目の反応性がno responseの場合，50％以上で関節破壊が進行した[19].

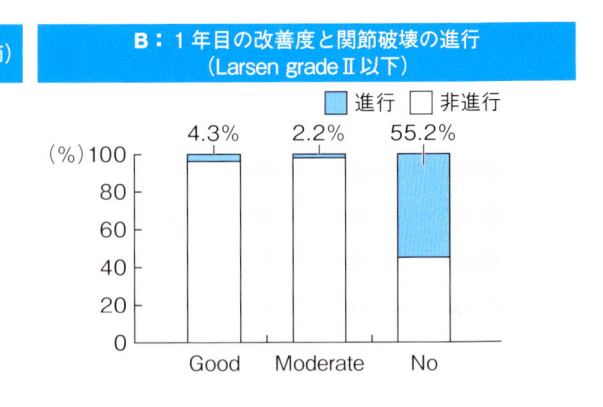

Larsen gardeⅡ以下の関節を対象にしても，no responseの場合，多くの関節で破壊進行が確認された.

出典：松下功, 木村友厚. 生物学的製剤による骨破壊抑制効果. 関節外科 2011; 30 (5): 565-73.

2）疾患活動性

次に疾患活動性と関節破壊の進行の関係について検討すると，1年目の疾患活動性がhigh disease activityの場合に60％以上で関節破壊の進行が確認された（**図6A**）．これに対し，lowもしくはmoderate disease activityの症例では，ほとんど関節破壊が進行せず，疾患活動性は関節破壊の進行に大きく関与していた．

Larsen gradeⅡ以下で再検討すると，high disease activityの70％以上で関節破壊が進行していた．一方，lowおよびmoderate disease activityでは，それぞれ4.3％，2.9％と，わずかに破壊進行を認めるのみであった（**図6B**）．さらにLarsen gradeⅡ以下で，1年目のDAS28-ESRが2.6未満の寛解に絞って解析を加えると，寛解に到達した症例で破壊が進行した関節は全く確認されなかった（**図6C**）．

図6 疾患活動性と関節破壊の進行との関係

A：1年目と2年目の疾患活動性と関節破壊の進行（全関節）

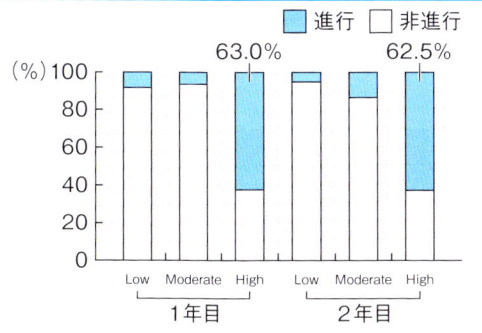

疾患活動性と関節破壊の進行には明瞭な関係があり，high disease activityを維持した場合，60％以上で関節破壊が進行した．

B：1年目の疾患活動性と関節破壊の進行（Larsen gradeⅡ以下）

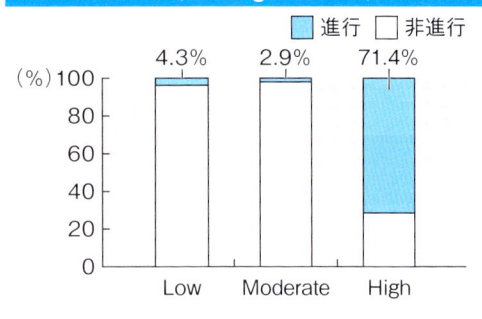

Larsen gradeⅡ以下の関節を対象にしても，high disease activityの場合，多くの関節で破壊進行が確認された．

C：1年目にDAS28＜2.6に到達した症例のX線所見（Larsen gradeⅡ以下）

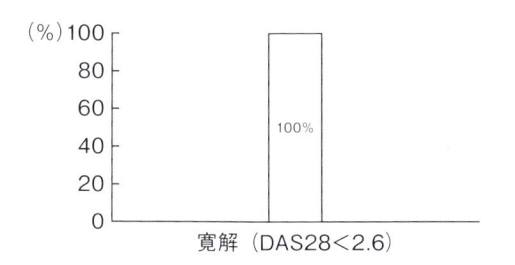

Larsen gradeがⅡ以下で，DAS28が寛解に到達した症例では，荷重関節の破壊進行は認めなかった．

臨床効果と荷重関節の破壊進行との関係

- TNF阻害薬の臨床効果は荷重関節の破壊進行において重要である．
- EULAR改善基準でno responseの場合，またDAS28でhigh desease actibityの場合は，関節破壊が進行しやすい．
- 下肢荷重関節を温存するためには，疾患活動性を十分にコントロールする必要性がある．Larsen gradeが早期の段階で疾患活動性を厳密にコントロールして寛解を維持できれば，多くの荷重関節を破壊の進行から回避させることができると考えられる．

関節破壊が進行した症例（**症例3**）と，寛解に到達し関節破壊進行が阻止された症例（**症例4**）を示す．

症例3 63歳，女性，stage Ⅱ，class 3，罹病期間1年

- 臨床効果が得られず関節破壊が進行した膝関節．
- エタネルセプトの臨床効果はno responseであり，疾患活動性はhigh disease activityが持続していた．治療開始時，右膝関節はLarsen grade Ⅰ（図A）であったが，2年目にはLarsen grade Ⅲ（図B）に進行し，その後に人工膝関節置換術（図C）を施行した．
- 治療開始時のLarsen gradeは早期の状態であったが，TNF阻害薬の臨床効果が得られなかったために関節破壊が進行した症例である．

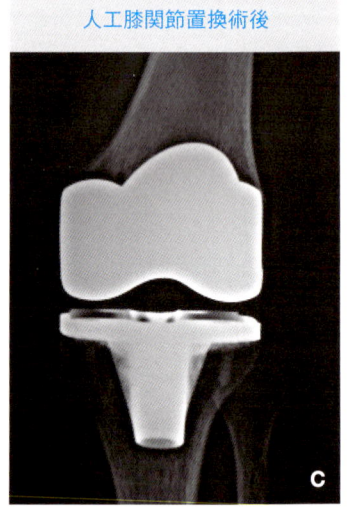

骨破壊修復部位（⇨）．

出典：松下功，木村友厚．生物学的製剤による骨破壊抑制効果．関節外科 2011; 30 (5): 565-73.

症例4　58歳，女性，stage Ⅱ，class 2，罹病期間1年

- 臨床的寛解が維持され，関節破壊が阻止された荷重関節．
- 疾患活動性はhigh disease activityであったが，荷重関節はすべてLarsen grade Ⅰ以下の状態に保たれていた（図A）．
- エタネルセプトの臨床効果はgood responseであり，疾患活動性は寛解に到達した．関節破壊の進行は1年目（図B）および2年目（図C）において全く認められなかった．

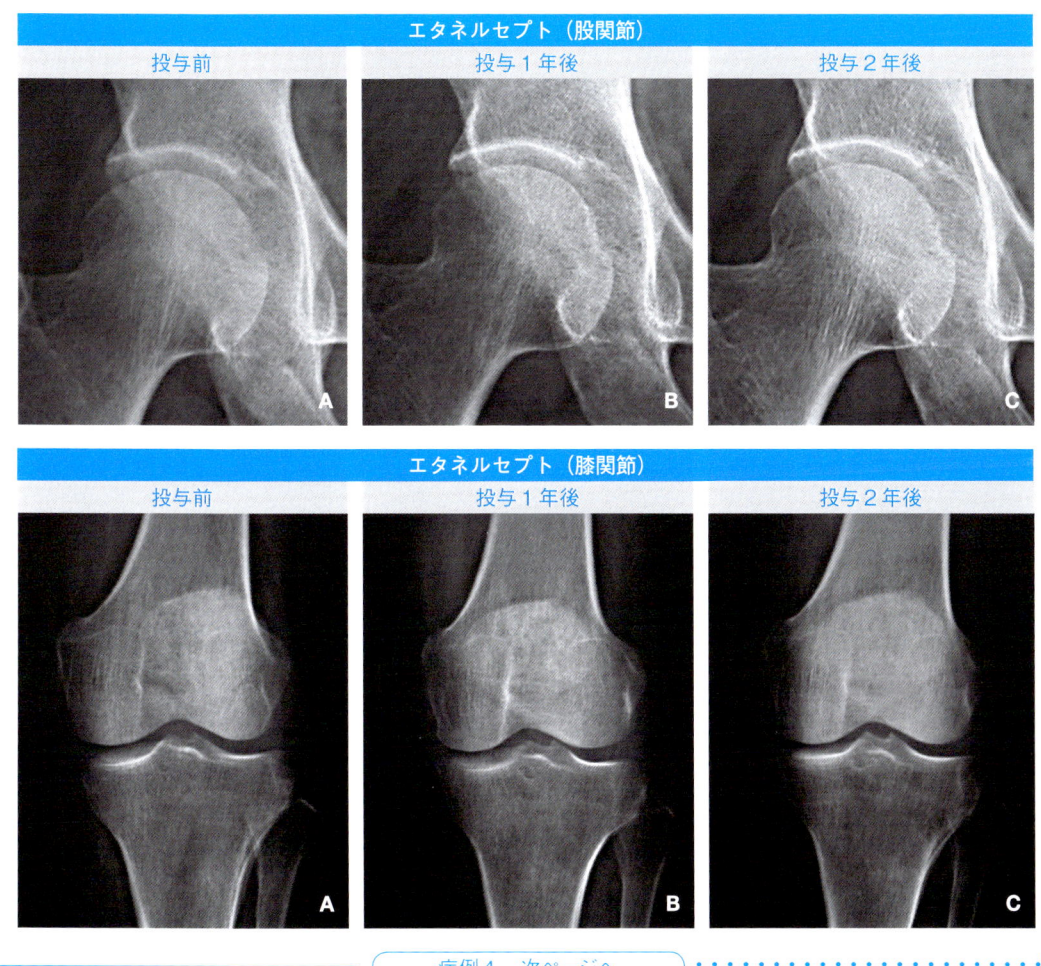

エタネルセプト（股関節）

投与前　　　　投与1年後　　　　投与2年後

エタネルセプト（膝関節）

投与前　　　　投与1年後　　　　投与2年後

症例4　次ページへ

症例4　前ページの続き

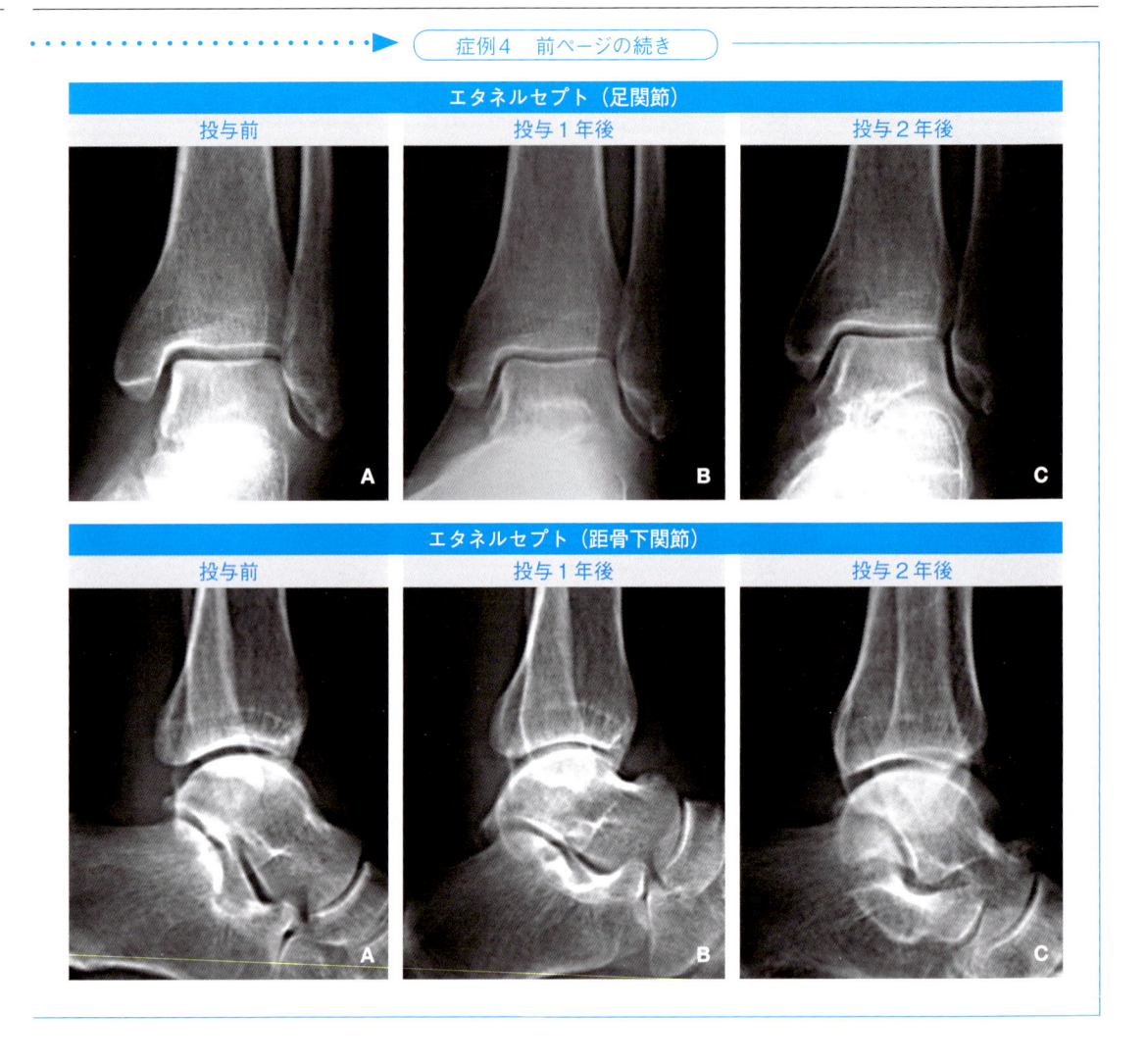

エタネルセプト（足関節）

投与前　　投与1年後　　投与2年後

A　　B　　C

エタネルセプト（距骨下関節）

投与前　　投与1年後　　投与2年後

A　　B　　C

4. 下肢荷重関節の温存という観点からみたTNF阻害療法

　ATTRACT試験において，メトトレキサート（以下，MTX）単独群に比してインフリキシマブ投与群でmTSSの増加が有意に抑制されることが示され，RAにおけるインフリキシマブの関節破壊の進行抑制効果が証明された[6]．また，TEMPO試験では，エタネルセプト投与群は，MTX投与群に比して骨破壊の進行が有意に抑制され，さらにMTXとエタネルセプトを併用するとmTSSが減少することが報告されている[10]．

　我々の下肢荷重関節に対する結果と，これらの結果を単純に比較することはできないが，下肢荷重関節におけるTNF阻害薬の効果は，手指，足趾などの小関節に対する効果とは大きく異なっていた．すなわち，下肢荷重関節では足関節および距骨下関節の

一部にのみ修復が生じ，股関節，膝関節では修復像は確認できなかった．また，股関節と膝関節に関しては投与開始前のLarsen gradeがⅢ以上の場合は，TNF阻害薬の臨床効果が得られていたとしても関節破壊が進行していた．下肢の大関節は荷重という機械的ストレスに常にさらされているため関節破壊が進行しやすく，また修復現象が起こりにくいと推察される．

SmolenらはTNF阻害薬の臨床効果と骨破壊の関連について，関節炎抑制効果が十分に得られない症例であっても，インフリキシマブは骨破壊を有意に抑制すると報告している[8,9]．しかし本研究においてはno responseの症例に，より多く関節破壊の進行が認められた．特に開始時のLarsen gradeが早期であるにもかかわらず，関節破壊の進行した症例のほとんどがno responseであり，荷重関節においては疾患活動性をコントロールすることは手指や足趾の関節より重要だと思われる．したがって，下肢荷重関節（特に股関節および膝関節）の破壊を進行させないためには，Larsen gradeが早期の段階でTNF阻害薬を投与し，かつ疾患活動性を厳密にコントロールする必要があると考えられる．

下肢荷重関節の温存
- 小関節においてはTNF阻害薬の臨床効果と関節破壊との間に解離が認められる．一方，荷重関節においては疾患活動性をコントロールすることは重要である．
- 下肢荷重関節の破壊を進行させないためには，Larsen gardeが早期の段階でTNF阻害薬を投与し，疾患活動性を十分にコントロールする必要がある．

5. 日常診療における下肢荷重関節を守るためのポイント

下肢荷重関節において，Larsen gradeⅢ以上の関節は，すでにある程度の軟骨や骨の破壊があるため，TNF阻害薬が有効であったとしても，荷重や運動などの機械的ストレスにより関節破壊が進行しやすいと思われる．したがって，RA治療においては荷重関節の破壊が進行しないよう常に注意する必要がある．特に股関節や足関節はDAS28の対象からはずれているので，評価がおろそかになりやすい．これらの関節も膝関節と同様に常にその状態を把握し，圧痛や運動時痛，腫脹が続く場合にはX線評価を行う必要がある．

RAでは，発症早期から大関節がLarsen gradeⅡを超えて破壊されることは稀である．したがって，すべての症例で発症数ヵ月以内に疾患活動性が厳密にコントロールされるのであれば，きめ細かな荷重関節の評価は不要かもしれない．しかし疾患活動性が十分に抑制されない状態で罹病期間が1年を超えるような症例に対しては，荷重関節の状態を定期的に評価し適切なタイミングでTNF阻害薬を導入する必要がある．

下肢荷重関節を守るためのポイント
・荷重関節の状態を評価し，圧痛・腫脹が続く関節に対しては，X線評価を行う必要がある．
・荷重関節の破壊が進行する前に，適切なタイミングでTNF阻害薬を導入することが大切である．

6. TNF阻害療法と荷重関節に対する手術治療のタイミング

　これまでの結果を踏まえ，下肢荷重関節機能を維持するためのTNF阻害療法と外科的治療（関節再建術）のタイミングを考えてみたい．

　まず患者の股関節と膝関節のLarsen gradeがⅡ以下であれば，TNF阻害薬を投与し関節破壊進行阻止を目指す．しかし，疾患活動性をコントロールできない場合には，関節破壊が進行する可能性があるのでタイトコントロールを維持するよう努力しなくてはならない．

　一方，治療開始前のLarsen gradeがⅢ以上の股関節と膝関節では，TNF阻害療法を導入したとしても早期に関節破壊が進行する．したがってLarsen gradeⅢ以上の場合は，まず人工関節置換術を行い，その後にTNF阻害薬を導入することが望ましいと考えられる（図7）．

　足関節と距骨下関節では，Larsen gradeにかかわらず，まずTNF阻害薬を導入し，関節修復や骨破壊進行阻止が得られた場合にはTNF阻害薬を継続する．しかし経過中に関節症状の増悪，破壊の進行が認められた場合には，その時点で関節再建術もしくは関節固定術を考えるという治療戦略になる（図8）．

図7 TNF阻害療法と手術治療のタイミング（股関節，膝関節）

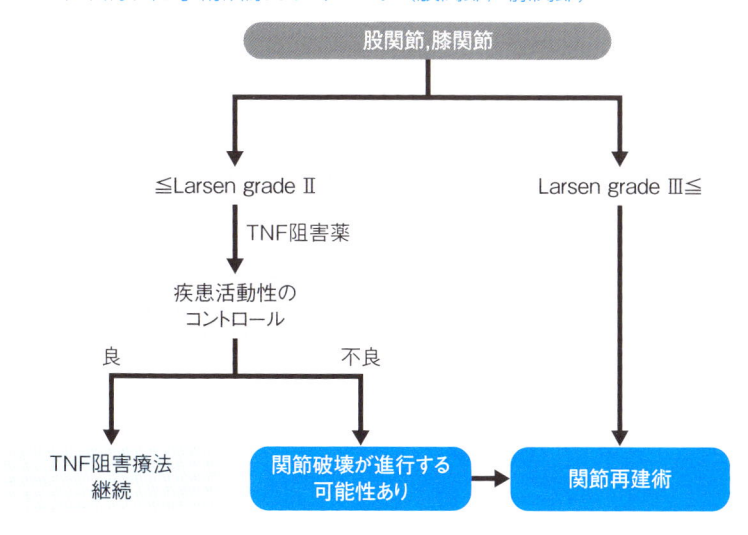

```
              股関節，膝関節
           ┌──────┴──────┐
      ≦Larsen grade Ⅱ     Larsen grade Ⅲ≦
           │ TNF阻害薬
      疾患活動性の
       コントロール
       ┌───┴───┐
      良      不良
       │       │
   TNF阻害療法  関節破壊が進行する  →  関節再建術
     継続       可能性あり
```

股関節と膝関節でLarsen gradeがⅡ以下の場合，TNF阻害薬を投与し，関節破壊進行阻止を目指す．疾患活動性は十分にコントロールしなければいけない．

Larsen gradeがⅢ以上の場合，人工関節置換術を行い，その後，TNF阻害薬を導入することが望ましい．

図8 TNF阻害療法と手術治療のタイミング（足関節，距骨下関節）

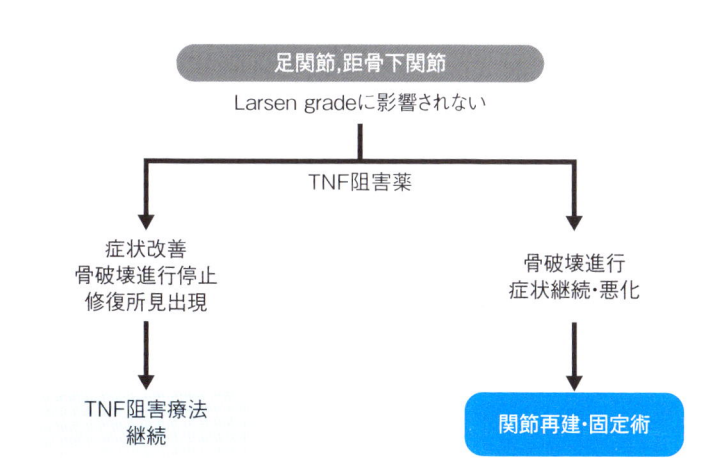

```
           足関節，距骨下関節
         Larsen gradeに影響されない
              │ TNF阻害薬
       ┌──────┴──────┐
    症状改善          骨破壊進行
   骨破壊進行停止      症状継続・悪化
    修復所見出現           │
       │                   ↓
   TNF阻害療法           関節再建・固定術
     継続
```

足関節と距骨下関節ではLarsen gradeにかかわらずTNF阻害薬を導入する．

治療後に，関節破壊が進行した場合には，関節再建術もしくは固定術を検討する．

　なお，Larsen grade Ⅲ以上の股関節，膝関節を有するRA患者に対して，人工関節置換術を優先させた方がよいと述べたが，TNF阻害薬を優先させ，その後に手術を実施しても間違いではない．しかし，TNF阻害療法導入早期には肺炎などの全身的な合併症の頻度が高いことが報告されており[20]，TNF阻害薬を開始した場合，少なくとも3ヵ月以上待機してから手術治療を導入することが望ましいと考えられる．

　以下，TNF阻害療法を優先し手術のタイミングが遅れた症例（**症例5**）を提示する．

症例5　61歳，女性，stageⅡ，class 3，罹病期間2年

- TNF阻害療法を優先し手術のタイミングが遅れた症例．
- 左股関節にLarsen gradeⅢの骨破壊を有していたが（図A），本人の希望でインフリキシマブを開始した．
- 治療開始後moderate responseではあったが，左股関節の破壊が進行し4ヵ月目に歩行不能となった（図B）．
- その後に人工股関節置換術を行ったが（図C），歩行不能期間に生じた廃用性筋萎縮のため術後のリハビリテーションに時間を要した．
- 本症例のように，股関節や膝関節に進行した関節破壊があり歩行障害が強く，数ヵ月間手術を待機させることが困難であると予測される症例には，手術を優先させる方がよいと考えられる．

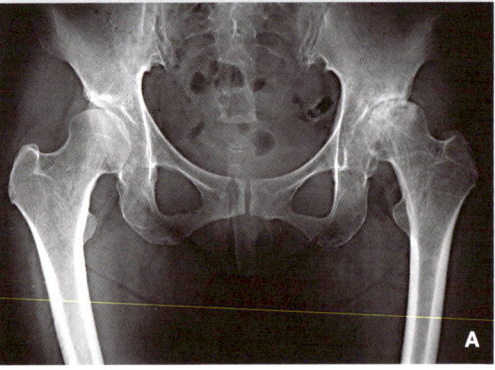

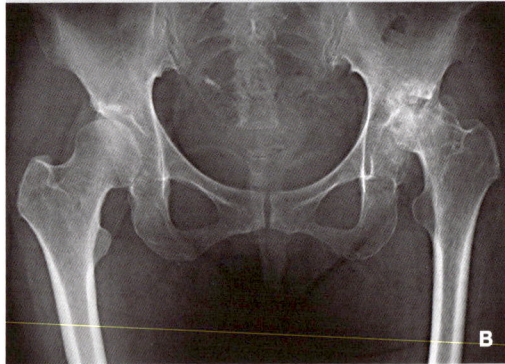

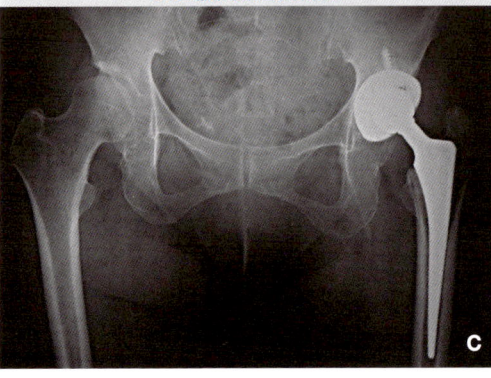

インフリキシマブ

A：投与前
B：投与4ヵ月後
C：人工股関節置換術後

おわりに

　自験例の解析結果より，TNF阻害薬の下肢荷重関節に対する効果について解説し，荷重関節を温存するための治療戦略について考えてみた．

　TNF阻害薬は骨びらんを抑制するポテンシャルを有していることは事実であるが，下肢荷重関節に対する効果は，手指，足趾の小関節と同様ではない．荷重関節の骨破壊を阻止しRA患者のADL，QOLを維持するという観点からTNF阻害薬を開始するタイミングを考えると，Larsen gradeが早期の段階に治療を開始し，疾患活動性をタイトコントロールすることが必要である．日常診療において下肢荷重関節の状態にも気を配り，適切なタイミングでTNF阻害薬を導入し，疾患活動性を十分に抑制することが望まれる．

　一方，関節破壊の進行した症例ではTNF阻害薬と手術のどちらを優先させるか迷うところではあるが，手術のタイミングを遅らせることはRA患者の機能障害を増大させる危険性もある．生物学的製剤時代においても手術療法をタイミングよく導入していくことが，RA患者の良好な機能回復のためには重要である．

■参考文献

1) Fuchs HA, Kaye JJ, Callahan LF, et al: Evidence of significant radiographic damage in rheumatoid arthritis within the first 2 years of disease. J Rheumatol 1989; 16: 585-91.
2) McQueen FM, Stewart N, Crabbe J, et al: Magnetic resonance imaging of the wrist in early rheumatoid arthritis reveals a high prevalence of erosions at four months after symptom onset. Ann Rheum Dis 1998; 57: 350-6.
3) Kirwan JR. Links between radiological change, disability and pathology in rheumatoid arthritis. J Rheumatol 2001; 28: 881-6
4) Sokka T, Kautiainen H, Möttönen T, et al: Work disability in rheumatoid arthritis 10 years after the diagnosis. J Rheumatol 1999; 26: 1681-5.
5) Wolfe F, Michaud K, Gefeller O, et al: Predicting mortality in patients with rheumatoid arthritis. Arthritis Rheum 2003; 48: 1530-42.
6) Lipsky PE, van der Heijde D, St. Claris EW, et al: Infliximab and methotrexate in the treatmentof rheumatoid arthritis. Anti-Tumor Necrosis Factor Trial in Rheumatoid Arthritis with Concomitant Therapy Study Group. N Engl J Med 2000; 343: 1594-1602.
7) St. Claris EW, van der Heijde D, Smolen JS, et al: Combination of infliximab and methotrexate therapy for early rheumatoid arthritis: A randomized, controlled trial. Arthritis Rheum 2004; 50: 3432-43.
8) Smolen JS, Han C, Bala M, et al: Evidence of radiographic benefit of treatment with infliximab plus methotrexate in rheumatoid arthritis patients who had no clinical improvement: a detailed subanalysis of data from the anti-tumor necrosis factor trial in rheumatoid arthritis with concomitant therapy study. Arthritis Rheum 2005; 52: 1020-30.
9) Smolen JS, van der Heijde D, St. Claris EW, et al: Predictors of joint damege in patients with early rheumatoid arthritis treated with high-dose methotrexate with or without concomitant infliximab. Arthritis Rheum 2006; 54: 702-10.
10) Klareskog L, van der Heijde D, de Jager JP, et al: Therapeutic effect of the combination of etanercept and methotrexate compared with each treatment alone in patients with rheumatoid arthritis: double-blind randomised controlled trial. Lancet 2004; 363: 675-81.
11) Emery P, Breedveld FC, Hall S, et al: Comparison of methotrexate monotherapy with a combination of methotrexate and etanercept in active, early, moderate to severe rheumatoid arthritis (COMET) : a randomised, double-blind, parallel treatment trial. Lancet 2008; 372: 375-82.
12) Breedveld FC, Weisman MH, Kavanaugh AF, et al: The PREMIER study: A multicenter, randomized, double-blind clinical trial of combination therapy with adalimumab plus methotrexate versus methotrexate alone or adalimumab alone in patients with early, aggressive rheumatoid arthritis who had not had previous methotrexate treatment. Arthritis Rheum 2006; 54: 26-37.
13) van der Heijde D. Plain X-rays in rheumatoid arthritis: overview of scoring methods, their reliability and applicability. Baillieres Clin Rheumatol 1996; 10: 435-53.

14) 松下　功, 小坂英子, 木村友厚. 下肢荷重関節破壊からみた生物学的製剤の効果と限界. 骨・関節・靭帯 2007; 20: 663-71.
15) 松下　功, 小坂英子, 木村友厚. 生物学的製剤による関節破壊抑制効果〜荷重関節に対する効果と限界〜. 臨床リウマチ 2008; 20: 245-9.
16) 松下　功, 関　英子, 木村友厚. 生物学的製剤による荷重関節破壊制御〜生物学的製剤導入と手術介入のタイミングはいつか〜. 分子リウマチ 2008; 1(3): 20-4.
17) Seki E, Matsushita I, Sugiyama E, et al: Radiographic progression in weight-bearing joints of patients with rheumatoid arthritis after TNF-blocking therapies. Clin Rheumatol 2009; 28(4): 453-60.
18) 松下　功, 関　英子, 元村　拓, ほか. リウマチ治療における整形外科の役目〜下肢荷重関節を守るためのTNF阻害療法〜. MB Orthop 2009; 22(9): 1-7.
19) 松下功, 木村友厚. 生物学的製剤による骨破壊抑制効果. 関節外科 2011; 30 (5): 565-73.
20) Rau R, Wassenberg S, Herborn G, et al: Identification of radiologic healing phenomena in patients with rheumatoid arthritis. J Rheumatol 2001; 28: 2608.
21) Takeuchi T, Tatsuki Y, Nogami Y, et al: Postmarketing surveillance of the safety profile of infliximab in 5000 Japanese patients with rheumatoid arthritis. Ann Rheum Dis 2008; 67: 189-194 .

第3章　関連知識　〜病理組織・荷重関節・手術・病診連携〜

3 生物学的製剤使用時における整形外科手術の周術期合併症

岡山大学大学院医歯薬総合研究科 機能制御学講座
橋詰謙三, 中原龍一, 西田圭一郎

はじめに

　生物学的製剤の登場により，関節リウマチ（以下，RA）の治療体系は大きく変化した．メトトレキサート（以下，MTX）を代表とする従来の疾患修飾性抗リウマチ薬（以下，DMARDs）では，コントロール困難な症例に対して高い有効性が報告され，さらに小関節に対する関節破壊抑制効果，一部には破壊された関節の修復が認められることが報告されている．

　一方で，すでに関節破壊が進行した段階で生物学的製剤が導入されるケースや，生物学的製剤を使用していても単関節の関節破壊が進行するケースが少なからず存在することもよく知られており，大関節の関節破壊抑制効果については明らかではない．関節破壊や変形，強直などのため日常生活動作（ADL）障害，生活の質（QOL）の低下を生じた場合には，生物学的製剤投与中に外科的治療を要することとなる．

　当院では近年，生物学的製剤使用患者の整形外科手術件数が増加している（**図1**）．外科的治療は炎症性滑膜の除去，関節再建などによって関節の破壊や変形を劇的に改善することが可能であるが，生物学的製剤使用下においてはTNF-αやIL-6などの免疫機能や創傷治癒に重要な作用をもつサイトカインが抑制されているため，感染症，創傷治癒遅延，さらには休薬によるRA疾患活動性の再燃といった問題を生じる可能性が指摘されている．また，これらの薬剤はMTXを併用して使用されることが多いため，感染症を発症するリスクがさらに高まることが懸念されるが，いまだ十分なエビデンスはない．

　本項では，現在までに報告されている生物学的製剤使用下の周術期合併症について概説し，各薬剤に対する周術期の対処法について具体的に説明する．

図1 当院の整形外科RA手術における生物学的製剤使用率

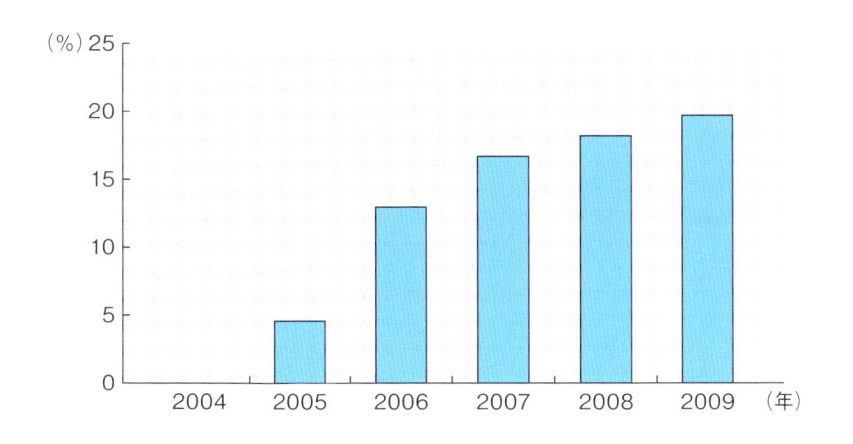

2005年以降次第に増加し，2009年にはほぼ20%に達している．

1. 生物学的製剤使用時に危惧される合併症

1）感染症

　生物学的製剤を使用するうえで最も問題となる合併症はいうまでもなく感染症である．一般にRA患者の感染症発症率は一般健常人よりも高いことが知られているが，MTXなどの免疫抑制剤や生物学的製剤を併用している場合は，感染に対する免疫も抑制されるため，さらに注意が必要となる．

　生物学的製剤の感染症リスクについてはさまざまな報告がある．過去の報告では，生物学的製剤の使用により術後感染症リスクが増加するもの，リスクが増加しないとするもの，休薬をしなくても感染症発生頻度は変わらないとするものなど，報告によって頻度，結果とも異なっており，現在のところ一定の見解は得られていない．

　他の疾患においては，Marchalらがクローン病患者を対象に（インフリキシマブ投与患者40人と非投与患者39人）調査を行い，インフリキシマブ投与患者と非投与患者の間で，感染症発症率に統計学的有意差は認めなかったと報告しており[1]，Colombelらも同様に感染症発症率に有意差はなかったと報告している[2]．

　整形外科手術においては，BibboらがRA患者における足部・足関節手術において，TNF阻害療法は感染症および創傷治癒遅延のリスクを上昇させないと報告しており[3]，den Broederらは，RA患者に対する整形外科手術をretrospectiveに調査し，TNF阻害薬非投与群，休薬群（半減期の4倍の期間を休薬），継続群の3群で比較したところ，感染症発症頻度に有意差はなかったと報

告している[4]．

一方Gilesらは，RA患者に対する整形外科手術の手術部位感染症について調査を行い，TNF阻害薬によって周術期の感染リスクは上昇し，年齢，性別，罹病期間，ステロイド使用，糖尿病，リウマチ因子を調整した場合のオッズ比は5.3（1.1～24.9）であったと報告している[5]．また，KawakamiらはTNF阻害薬によって術後感染症発生頻度は上昇し，その他に罹病期間，ステロイド投与量が関与していたことを報告している[6]．

これらの報告は，術後感染症という発生頻度の少ない病態を評価するには症例数が十分でないため，現時点で結論を得るのは困難と思われるが，TNF阻害薬が（感染症全体の発生頻度には影響を与えないが）皮膚や皮下組織の感染症発症リスクを増大するとの報告（**表1**）がみられるため，外科的治療時にも同様のリスクが増大する可能性は否定できない[7]．

表1 TNF阻害薬による感染症の部位別発生頻度

感染症発生部位	DMARDs使用群		TNF阻害薬使用群		調整相対リスク(95%信頼区間)
	症例数	発生率(1000人-年)	症例数	発生率(1000人-年)	
下部気道	36	26.6 (18.7-36.7)	203	20.6 (17.9-23.6)	0.77 (0.46-1.31)
皮膚・軟部組織	4	3.0 (0.8-7.6)	118	12.0 (9.9-14.3)	4.28 (1.06-17.17)
骨・関節	4	3.0 (0.8-7.6)	68	6.9 (5.4-8.7)	1.12 (0.32-3.88)
尿路	3	2.2 (0.5-6.5)	45	4.6 (3.3-6.1)	1.70 (0.32-9.03)

出典：Dixon WG, Watson K, Lunt M, et al: British Society for Rheumatology Biologics Register. Rates of serious infection, including site-specific and bacterial intracellular infection, in rheumatoid arthritis patients receiving anti-tumor necrosis factor therapy: results from the British Society for Rheumatology Biologics Register. Arthritis Rheum 2006; 54: 2368-76.

また，足部・足関節手術，肘関節手術，および皮膚・創感染の既往は感染症のリスクファクターであるとの報告があり[4]，これらの手術の際には特に注意が必要である．

一方，IL-6阻害薬の使用が，手術部位感染リスクを高めるかどうかについての報告も少ない．Hiraoらはトシリズマブを継続したままで手術を施行した22例と，生物学的製剤非使用の22例を比較し，いずれも手術部位感染を認めなかったと報告しているが[8]，TNF阻害薬と同様に症例数が限定的であり，感染リスクを高めるのかどうかについては明らかではない．

また，周術期に使用する抗菌剤使用期間についての検討はみられないが，我々は生物学的製剤非使用の手術と同様の使用期間で手術を行っている．

2）創傷治癒遅延

　皮膚が損傷を受けると多くの場合出血を伴い，血餅形成や血小板凝集をきっかけとして，さまざまなサイトカインや増殖因子が放出される．皮膚から放出されるIL-1，IL-6，IL-8，TNF-αは創傷治癒の主役とされる線維芽細胞，血管内皮細胞，角化細胞，表皮細胞の増殖と機能を発現させるため[9]，TNF阻害薬やIL-6阻害薬が創傷治癒遅延を生じる可能性が指摘されている．

　TNF阻害薬，IL-6阻害薬について，RA患者における創傷治癒遅延のリスクを上昇させないと報告があるが[3,8]，一方で，TNF阻害薬使用下の外科手術50例中3例に創傷治癒遅延を生じたとする報告もみられ[10]，感染症と同様に創傷治癒についても，その影響はいまだ明らかにはなっていない．

3）深部静脈血栓症（deep venous thrombosis：DVT）

　周術期には，静脈血栓形成の三大成因（①血管内皮損傷，②血流うっ滞，③凝固能亢進）が複数そろっているために発生しやすいといわれているが[11]，生物学的製剤の使用がDVTの発生頻度をさらに高めるとの報告がある．

　Kawakamiらは，TNF阻害薬を使用している患者と生物学的製剤を使用していない患者の下肢整形外科手術各45例に対して，超音波検査によって下肢の深部静脈血栓症を調査し，TNF阻害薬非使用例（45例中12例）と比較して，TNF阻害薬使用例（45例中23例：51％）では有意にDVT発生頻度が高かったと報告している[6]．

　TNF-αは血小板の活性を低下させ，血栓の形成を抑制するとされており[12]，TNF阻害薬の使用は血栓症発生リスクを高める可能性がある．現在，生物学的製剤の使用はDVTの付加的危険因子となっておらず（**表2**）[13]，我々も特別な処置は講じていないが，DVTに対しては通常の手術時よりも注意深い観察が必要である．

表2 深部静脈血栓症（DVT）の付加的危険因子と強度

危険因子の強度	危険因子
弱い	・肥満 ・エストロゲン治療 ・下肢静脈瘤
中等度	・高齢 ・長期臥床 ・うっ血性心不全 ・呼吸不全 ・悪性疾患 ・中心静脈カテーテル留置 ・癌化学療法 ・重症感染症
強い	・静脈血栓塞栓症の既往 ・血栓性素因 ・下肢麻痺 ・下肢ギプス包帯固定

生物製剤使用時に危惧される合併症

- 生物学的製剤使用例において，感染，創傷治癒遅延，深部静脈血栓症のリスクが上昇するかどうかについて一定の見解は得られていないが，感染については非手術症例においても，皮膚や軟部組織の感染症発生率が増加することは十分考えられる．
- 現時点においては，これらのリスクに対して可能な限り減少させる対策を講じておくとともに，注意深く術後経過を観察し，異常の早期発見に努める必要がある．

2. 周術期の休薬期間

1）ガイドライン上の対処法（表3）

　日本リウマチ学会の『関節リウマチ（RA）に対するTNF阻害療法施行ガイドライン（2010年改訂版）』では，手術時の休薬について**表3**のように記載されているが，これらは臨床試験に基づいて設定されたものではない．適切な休薬期間の設定においては，疾患コントロールの維持と周術期合併症の回避を両立することが重要であるが，現在のガイドラインがこの点を満足するものかどうかについては，各薬剤で今後さらなる調査・検討が必要である．

表3 周術期の休薬期間

インフリキシマブ および エタネルセプト	手術後の創傷治癒，感染防御に影響がある可能性があり，外科手術はTNF阻害薬の最終投与より2～4週間（インフリキシマブでは半減期が長いため4週間）の間隔の後に行うことが望ましい．手術後は創がほぼ完全に治癒し，感染の合併がないことを確認できれば再投与が可能である．
アダリムマブ	手術後の創傷治癒，感染防御に影響がある可能性があり，外科手術はアダリムマブの最終投与より少なくとも2週間以上の間隔を空けた後に行うことが望ましい．手術後は創がほぼ完全に治癒し，感染の合併がないことを確認できれば再投与が可能である．
トシリズマブ	手術後の創傷治癒に関しては例数が少なく確定はしていないが，創傷治癒が遅延する可能性がある．本剤の血中濃度が残っている間に手術が施行されると，感染があってもCRPが上昇しない可能性がある．したがって，本剤投与中に手術を施行する場合にはCRPに依存せず，白血球などの推移に注意して感染症をチェックする．

	インフリキシマブ	エタネルセプト	アダリムマブ	トシリズマブ
術前休薬期間	最終投与後4週	休薬後2週	最終投与後2週	ガイドライン上で明確な指針なし
術後休薬期間	創治癒後ならば再開可能（ただし通常ならば術後4週）	創治癒後に再開	創治癒後に再開	ガイドライン上で明確な指針なし

出典：日本リウマチ学会，関節リウマチ（RA）に対するTNF阻害療法施行ガイドライン（改訂版），2010．

2）当院での周術期投与の対処法（図2）

①周術期におけるインフリキシマブの投与法

当院ではインフリキシマブ（商品名：レミケード／田辺三菱製薬）投与後4週で手術を行い，術後4週でインフリキシマブを投与することを基本とし，その投与間隔は変更することなく手術を行っている．現在までに感染，創傷治癒遅延，RAの再燃などの合併症を生じることなく安全に手術を施行している．

図2 周術期におけるインフリキシマブの投与法

- 術前インフリキシマブ最終投与の4週間後に手術を施行
- 術後は創傷治癒と感染がないことを確認したあとに投与
- 実際には投与間隔が8週間であるため手術後4週間の時点で，つまり通常通りの投与間隔でインフリキシマブ投与が可能
- 現在のところ，当院で投与間隔を変更することなく手術を行うことができるのはインフリキシマブのみ

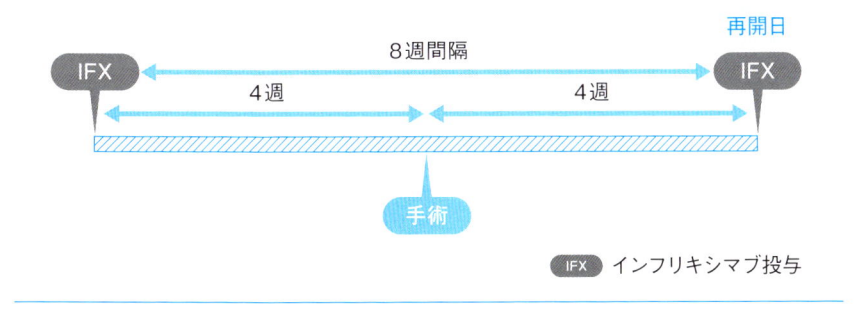

IFX インフリキシマブ投与

②周術期におけるエタネルセプトの投与法（図3）

　日本リウマチ学会のガイドラインでは，外科手術後の抜糸が約10〜14日であったとすると休薬期間は4〜6週に及ぶこととなる．我々はエタネルセプト（商品名：エンブレル／ファイザー，武田薬品）休薬後の血中濃度について調査を行い，休薬後7〜11日の間でエタネルセプト血中濃度は1,000mg以下となり，エタネルセプトは術後約21日で血中から消失すること，この結果よりflare-upを起こさないためには，手術前の休薬期間を10日程度にすべきであると報告している[14]．

　実際エタネルセプト休薬によるflare-upの報告が散見されており，エタネルセプトについては休薬期間をできるだけ短期間にとどめるように注意するべきであると考えている．

　当院においても以前は術前休薬期間を最終投与後14日間以上としていたが，4例中2例においてflare-upを認めたため，そのあと徐々に短縮を試みている．

　現在では手術予定日の7日前から休薬しており，休薬期間は平均9.2日で手術を施行し，術後は抜糸（平均11.1日）の翌日に投与再開しており，現在までに手術部位の縫合糸膿瘍（術後30日目）を1例認めたのみで，深部感染，創傷治癒遅延，RAの再燃を認めていない．

図3　周術期におけるエタネルセプトの投与法

- 術前1週間前よりエタネルセプトを中止した後に手術を施行
- 術後は抜糸が済んで創傷治癒と感染がないことを確認したあとに投与
- 実際には術前は手術日の8〜11日前を最終投与としており，術後は約1日前後で抜糸して翌日から投与再開を行っている
- このスケジュールで休薬期間は約3週間

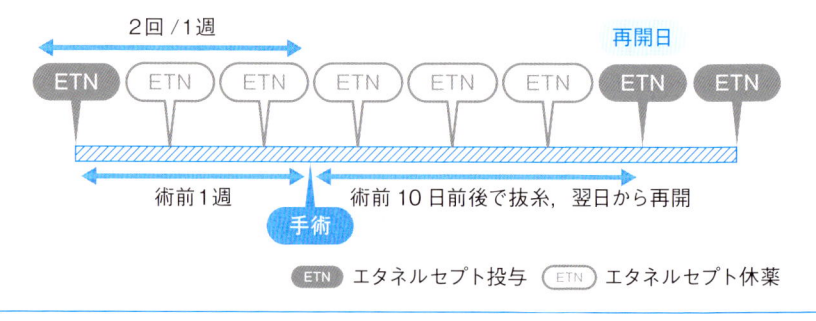

ETN　エタネルセプト投与　　ETN　エタネルセプト休薬

③周術期におけるアダリムマブの投与法（図4）

　当院での休薬期間は日本リウマチ学会のガイドラインと同様であり，最終投与の2週間後に手術を行い，アダリムマブ（商品名：ヒュミラ／エーザイ，アボット・ジャパン）の投与を1回スキップ，術後は抜糸の翌日から再投与を再開している．

図4　周術期におけるアダリムマブの投与法

- アダリムマブ最終投与の2週間後に手術を施行
- アダリムマブ投与を1回スキップ
- 抜糸・創傷治療確認後にアダリムマブ再開可能であるが，10〜14日で抜糸となるため，通常は手術の2週間後，つまり最終投与の4週間後に再開

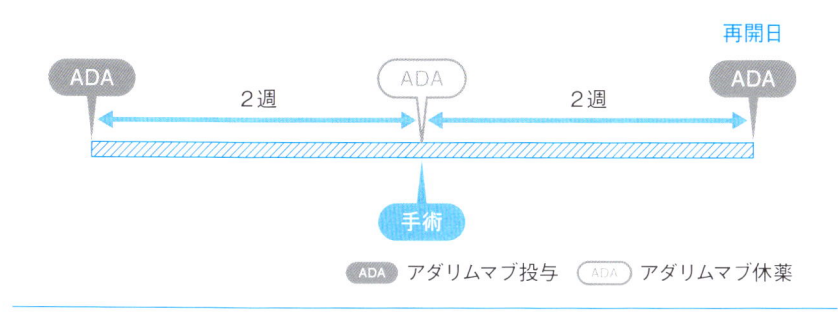

ADA　2週　ADA　2週　ADA（再開日）
手術
ADA アダリムマブ投与　　ADA アダリムマブ休薬

④周術期におけるトシリズマブの投与法（図5）

　トシリズマブ（商品名：アクテムラ／中外製薬）についてはガイドラインにおいて明確な記載がないため，周術期の術前休薬期間，術後休薬期間については各施設，場合によってはそれぞれの医師の判断で設定しているのが現状である．

　当施設においては，現在のところ術前休薬期間4週間，術後は抜糸後に再開とし，トシリズマブの投与を1回スキップしているが，今後新たな知見が得られた場合には，休薬期間の短縮を図っていくことも必要と考えている．

図5　周術期におけるトシリズマブの投与法

- トシリズマブ最終投与の2週間後に手術を施行
- トシリズマブ投与を1回スキップ
- 抜糸・創傷治療確認後にアダリムマブ再開としており，通常は手術からおよそ2週間後，つまり最終投与の6週間後に再開

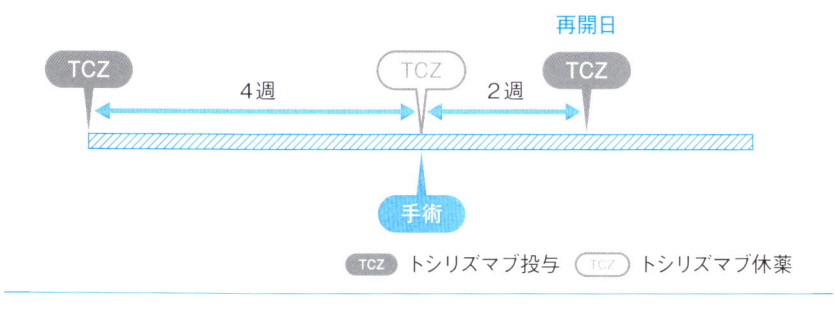

TCZ　4週　TCZ　2週　TCZ（再開日）
手術
TCZ トシリズマブ投与　　TCZ トシリズマブ休薬

周術期の休薬期間
・適切な休薬期間の設定においては，疾患コントロールの維持と周術期合併症の回避を両立することが重要．

3. 自己血貯血

　我が国では，股関節，膝関節などの人工関節置換術に対して，術前に自己血貯血を行うことも多い．生物学的製剤使用患者においては，貯血された自己血内に薬物がある程度含まれており，自己血輸血を行うことで周術期に薬物の血中濃度が大きく上昇し，感染症などの合併症リスクが高まることが懸念される．

1) インフリキシマブ使用患者の自己血貯血

　インフリキシマブについての報告では，自己血バッグ内のインフリキシマブ濃度は採取後4週の時点までほぼ一定に保たれること，インフリキシマブ投与直後，2週後，4週後では血中濃度の低下に伴ってバッグ内のインフリキシマブ濃度は低下すると報告されている[15]．
　また，Mochizukiらはインフリキシマブ投与2週間後に400mlの自己血貯血を行い，その2週間後の手術施行直後に自己血輸血を行った場合，手術1日後のインフリキシマブ血中濃度は手術直前の血中濃度よりも低下していたと報告しており[16]，このスケジュールに従って自己血輸血を行うことについては安全に施行できるものと考えられる．
　しかし，自己血貯血がより多く必要なため，インフリキシマブ投与と自己血貯血の時期がより短縮された場合，400mlよりも多量の自己血輸血を行う場合など，異なった自己血貯血を行った場合の血中濃度は明らかになっていない．また，インフリキシマブ以外の生物学的製剤における自己血貯血については現在のところ報告がない．

2) 当院での自己血貯血の対処法

　上述のように，インフリキシマブ使用患者の自己血貯血においては，その時期がバッグ内のインフリキシマブ濃度に影響を与えるため，インフリキシマブ投与から貯血日までの間隔に注意が必要である．
　当院では，400ml貯血時にはインフリキシマブ投与の2週間後

（手術の2週間前）に自己血貯血を行っている．800ml貯血時には，インフリキシマブ投与直前に1回目の400ml貯血を行い，残りの1回は400ml貯血時と同様にインフリキシマブ投与の2週間後に400ml貯血を行っている．

一方エタネルセプトやアダリムマブについては，その投与日，間隔とは関係なく，通常の場合と同じ貯血プロトコルにて自己血貯血を行っている．

自己血貯血

- 生物学的製剤使用患者で自己血輸血を行うと，薬物の血中濃度が上昇するため合併症のリスクを高める可能性がある．
- インフリキシマブの自己血貯血では，投与から貯血日までの間隔に注意が必要である．

4. 創傷治癒遅延例

症例 62歳，女性，stage Ⅳ，class 3，罹病期間31年

- 31歳でRAを発症．サラゾスルファピリジン（SASP）やステロイドにて加療されていたが関節炎コントロール不良のため，1999年3月14日よりMTX開始．
- 2005年　　：インフリキシマブ導入．その後エタネルセプトを経てタクロリムスへ変更（**図A**）．
  2005年6月：左足趾形成術施行したが，左足の創傷治癒には問題なかった．
  2008年9月：タクロリムス併用下にトシリズマブ導入．その後，右足趾変形による足底胼胝，外反母趾の疼痛などに対する外科的治療を希望し，当科受診．
  2009年9月：右足趾形成術施行（**図B**）．創治癒は順調に経過していたため術後14日で全抜糸したが母趾内側の創が離開した．術後16日で創のデブリドマンと塗抹・培養テストを行った（**図C**）．塗抹・培養結果は陰性．血液検査所見では白血球数やCRPの上昇は認めず，創部に感染徴候はなかった．術後12週で創治癒し，トシリズマブを再開した（**図A**）．
- 術後20ヵ月の現在，創治癒しており，再発傾向も認めていない（**図D**）．
- 本症例は創傷治癒遅延を生じたため生物学的製剤の再投与を延期し，創治癒が得られたあとに再投与を行った．本症例では幸い休薬期間中のflare-upは認めず，治療に時間は要したが，植皮術などの再手術をすることなく創治癒を得ることができた．
- 本症例の創傷治癒遅延と生物学的製剤投与の関係は必ずしも明らかではないが，生物学的製剤投与下においては常に創傷治癒遅延に注意するとともに，術前に創傷治癒遅延のリスクについて患者へ説明しておく必要がある．

図A 臨床経過

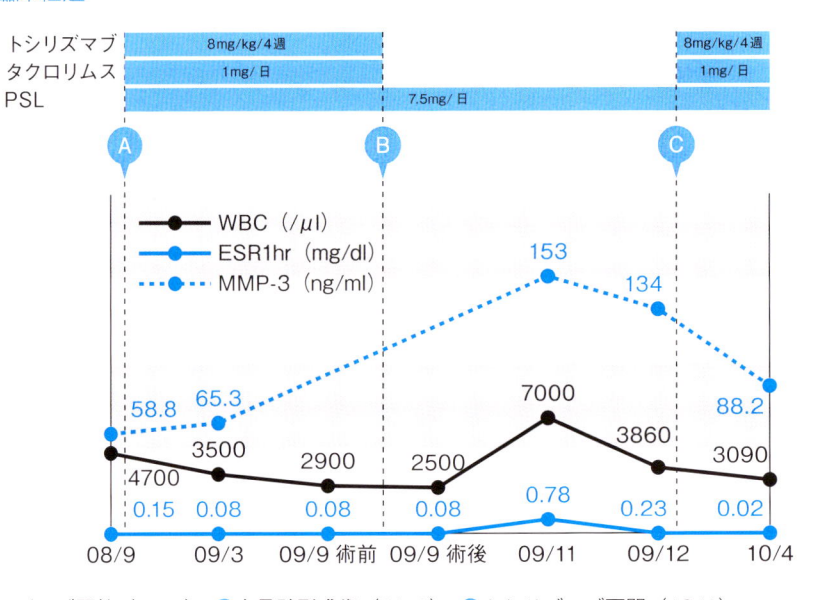

Ⓐ トシリズマブ開始（08/9）．Ⓑ 右足趾形成術（09/9）．Ⓒ トシリズマブ再開（10/1）．

図B　右足趾形成術

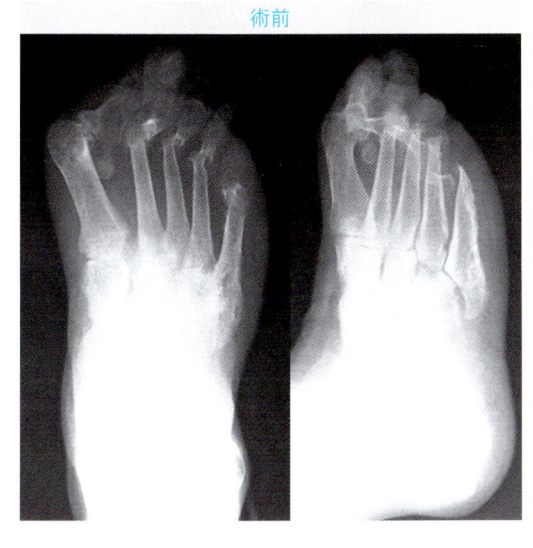

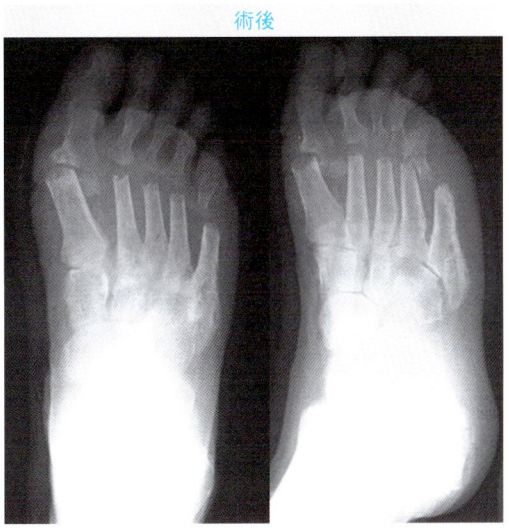

術前　　　　　　　　　　　　　　　術後

図C　手術創の肉眼所見：デブリドマンと塗抹・培養テスト

創離開　　　　　　　　デブリドマン施行　　　　　　肉芽組織の増殖

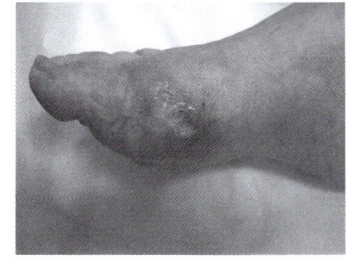

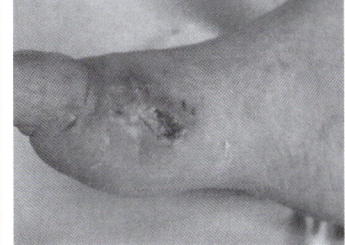

図D　最終経過観察時（術後20ヵ月）

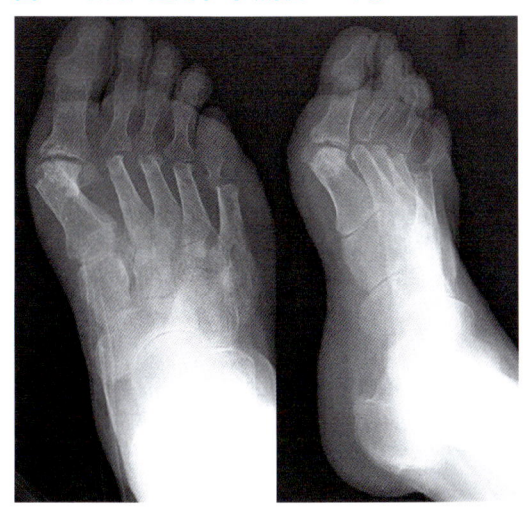

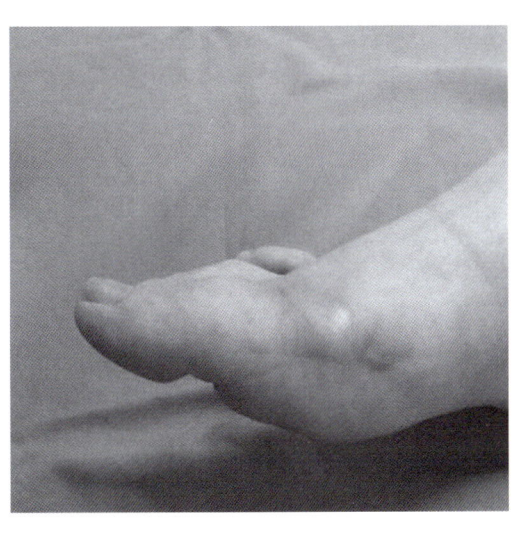

■参考文献

1) Marchal L, D'Haens G, Van Assche G, et al: The risk of post-operative complications associated with infliximab therapy for Crohn's disease: a controlled cohort study. Aliment Pharmacol Ther 2004; 19: 749-54.
2) Colombel JF, Loftus EV Jr, Tremaine WJ, et al: Early postoperative complications are not increased in patients with Crohn's disease treated perioperatively with infliximab or immunosuppressive therapy. Am J Gastroenterol 2004; 99: 878-83.
3) Bibbo C, Goldberg JW. Infectious and healing complications after elective orthopaedic foot and ankle surgery during tumor necrosis factor-alpha inhibition therapy. Foot Ankle Int 2004; 25: 331-5.
4) den Broeder AA, Creemers MC, Fransen J, et al: Risk factors for surgical site infections and other complications in elective surgery in patients with rheumatoid arthritis with special attention for anti-tumor necrosis factor: a large retrospective study. J Rheumatol 2007; 34: 689-95.
5) Giles JT, Bartlett SJ, Gelber AC, et al: Tumor necrosis factor inhibitor therapy and risk of serious postoperative orthopedic infection in rheumatoid arthritis. Arthritis Rheum 2006; 55: 333-7.
6) Kawakami K, Ikari K, Kawamura K, et al: Complications and features after joint surgery in rheumatoid arthritis patients treated with tumour necrosis factor-alpha blockers: perioperative interruption of tumour necrosis factor-alpha blockers decreases complications? Rheumatology (Oxford) 2010; 49: 341-7.
7) Dixon WG, Watson K, Lunt M, et al: British Society for Rheumatology Biologics Register. Rates of serious infection, including site-specific and bacterial intracellular infection, in rheumatoid arthritis patients receiving anti-tumor necrosis factor therapy: results from the British Society for Rheumatology Biologics Register. Arthritis Rheum 2006; 54: 2368-76.
8) Hirao M, Hashimoto J, Tsuboi H, et al: Laboratory and febrile features after joint surgery in patients with rheumatoid arthritis treated with tocilizumab. Ann Rheum Dis 2009; 68: 654-7.
9) 高野邦夫, 毛利成昭, 荒井洋志, ほか. 創傷治癒における細胞増殖因子の働き. 小児外科 2000; 32: 577-83.
10) Wendling D, Balblanc JC, Brousse A, et al: Surgery in patients receiving anti-tumour necrosis factor alpha treatment in rheumatoid arthritis: an observational study on 50 surgical procedures. Ann Rheum Dis 2005; 64: 1378-9.
11) 望月猛, 桃原茂樹. 深部静脈血栓症の発症メカニズムについて. Monthly Book Orthopaedics 2010; 23: 1-6.
12) Cambien B, Bergmeier W, Saffaripour S, et al: Antithrombotic activity of TNF-alpha. J Clin Invest 2003; 112: 1589-96.
13) 肺血栓塞栓症／深部静脈血栓症（静脈血栓塞栓症）予防ガイドライン作成委員会, 肺血栓塞栓症／深部静脈血栓症（静脈血栓塞栓症）予防ガイドライン, 第1版, メディカルフロントインターナショナルリミテッド, 1-96, 2004.
14) Nishida K, Hashizume K, Kadota Y, et al: Time-concentration profile of serum etanercept in Japanese patients with rheumatoid arthritis after

treatment discontinuation before orthopedic surgery. Mod Rheumatol published online 12 Jun 2010.
15) Nishimura K, Wakimoto N, Sasahara J, et al: No changes in infliximab levels in blood stored for preoperative autologous blood donation. Mod Rheumatol 2008; 18: 29-33.
16) Mochizuki T, Momohara S, Ikari K, et al: The serum concentration of infliximab in cases of autologous blood donation for patients with rheumatoid arthritis. Mod Rheumatol 2007; 17: 24-7.

第3章 関連知識 ～病理組織・荷重関節・手術・病診連携～

4 生物学的製剤効果減弱に対する滑膜切除術

東京女子医科大学東医療センター 整形外科・リウマチ科 准教授
神戸克明

はじめに

臨床的寛解は生物学的製剤を使用しても高々約40%であり、残りの60%以上は寛解に到達していない。この寛解に到達しない症例をいかに治療して寛解を導くかがリウマチ医の腕の見せ所である。

我々は生物学的製剤効果不十分例において、関節鏡視下滑膜切除術を施行して生物学的製剤の効果を再現できることを報告した[2]。こうした薬物治療だけでない治療が我が国のリウマチ治療の特徴であり、世界に向けた新しい治療戦略である。

1. 滑膜切除術の意義

1) 治療法

生物学的製剤を使用している患者で効果が減弱して膝の腫脹がある場合や、ほぼ寛解であっても1ヵ所だけ腫脹、疼痛が続いていてこれを何とかしたいという患者に滑膜切除術は有効である。

最近、関節リウマチ（以下、RA）では"Treat to target"[1]といって、主に寛解を目標とした治療戦略が中心であるが、より具体的な治療目標が依然はっきりとしない。DAS28を中心とする指標からCDAI、SDAI[4]へと移行する中で、やはり患者のVASが重要視されている。すなわち同じDAS28の点数でも、外来において個々に違う症状の訴えを経験する。

例えば、DAS28を2.6未満あるいはCDAIを2.8以下にしても、それぞれの患者で"寛解の質"が違うことを経験するのである。いうなれば、すごくすっきりした寛解と、何かいまひとつという寛解がある。このいまひとつという寛解は関節エコーあるいはMRI上で滑膜炎が存在している画像的非寛解である（**図1**、**症例1**参照）。

これはすでに臨床的には寛解であるので、薬剤を切り替えても

生物学的製剤の濃度を上げてもなかなか解決できない．薬物濃度を上げたり投与間隔を短くしたりすると，寛解を達成しても肝機能障害や薬剤性の間質性肺炎となる症例を経験する．

　滑膜切除はこうした1つの関節だけでも治りきらない残存する滑膜を，生物学的製剤併用下に使用して痛みの原因を取り除く治療方であり，いわば"滑膜治療"であると考えている．

図1　エタネルセプトによる寛解症例の左手関節エコー像

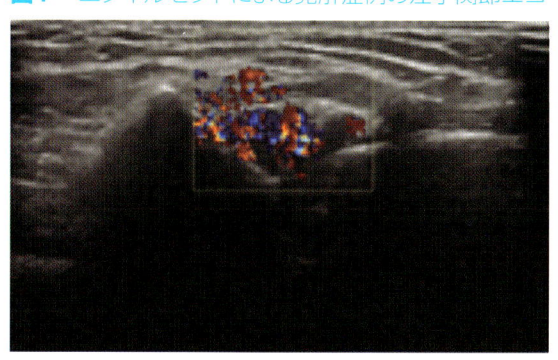

カラードプラ法にて関節滑膜の血流増加を認める．

症例1　48歳，女性，stageⅣ，class 2，罹病期間33年

- DAS28が2.4であっても，CDAI3.5，SDAI3.6と寛解になっていない症例．
- MTX 6mg/週，PSL2.5mg/週，アバタセプト5ヵ月使用．

図A　単純X線写真とMRI画像

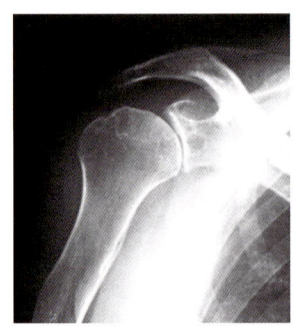

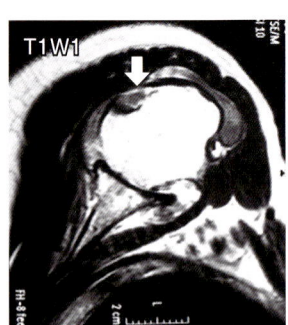

滑膜増殖を認める（⇨）．

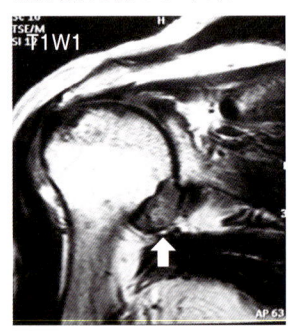

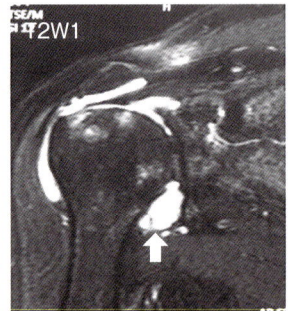

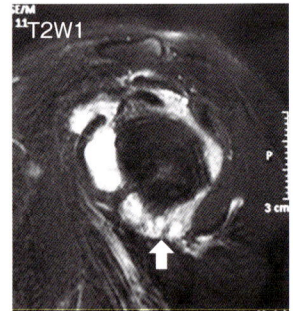

図B　関節エコー

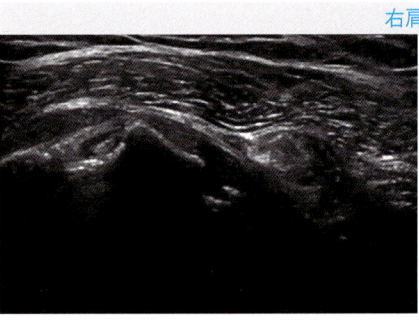

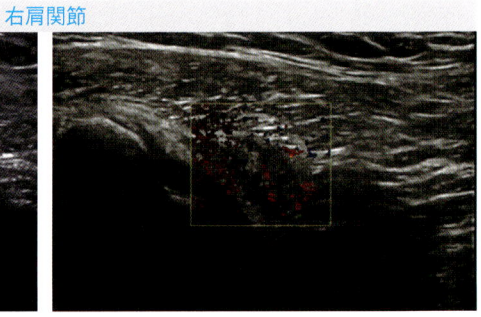

右肩関節

右第2指MP関節

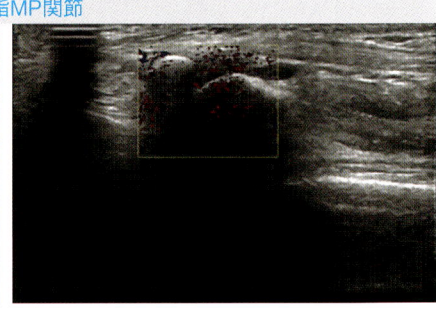

図C 寛解症例の鏡視下肩関節滑膜切除術

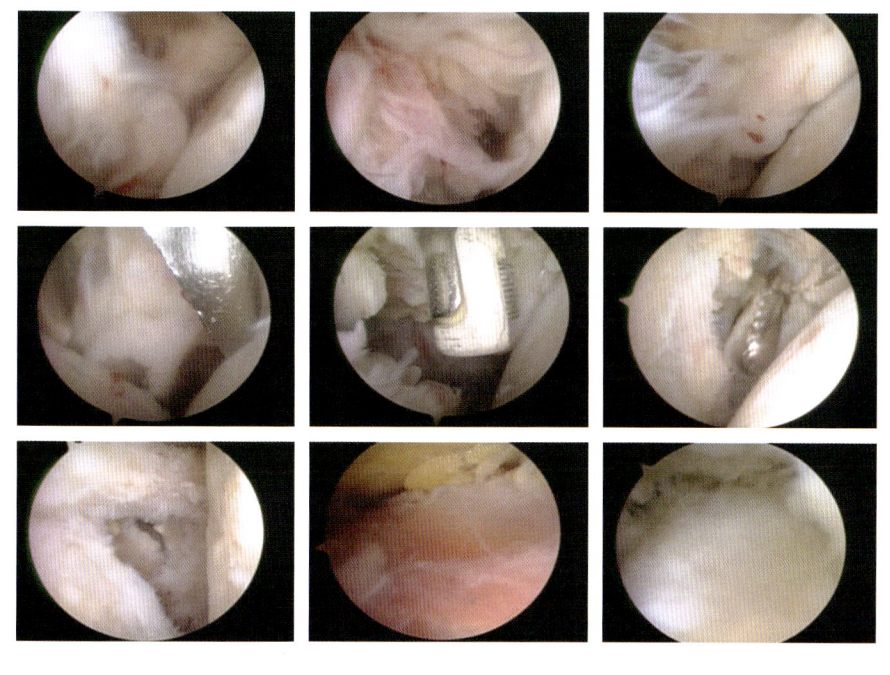

2) 診断法

　一方，滑膜切除術は診断と治療を兼ね備えており，滑膜組織のデータの構築とそこから導き出される治療方針の決定へと進められる方法である．そして治療目標はサイトカインの発現を組織学的に変形性関節症（OA）レベルやそれ以上まで改善させる，すなわち組織学的寛解にある（**症例2**参照）．RA病態の場においてBiopsyとして調べることは真の意味で治療効果を判定することにつながる．

滑膜切除術の意義
- 生物学的製剤使用患者で効果減弱したり，寛解であっても腫脹や疼痛が続いている場合に，痛みの原因（病的滑膜）を取り除くことができる．
- また，手術をすることで組織学的診断が可能になり，より真の意味で治療効果の判定ができる．

症例2　71歳，女性，stageⅡ，class 2，罹病期間8年

- MTX 8mg，PSL 5mg，インフリキシマブ4回，CRP0.06mg/dl．
- H.E.では膠原線維が疎となり細胞数も少ない．TNF-α，IL-6，MMP-3の発現はOAと同レベルであり，これを組織学的寛解という．

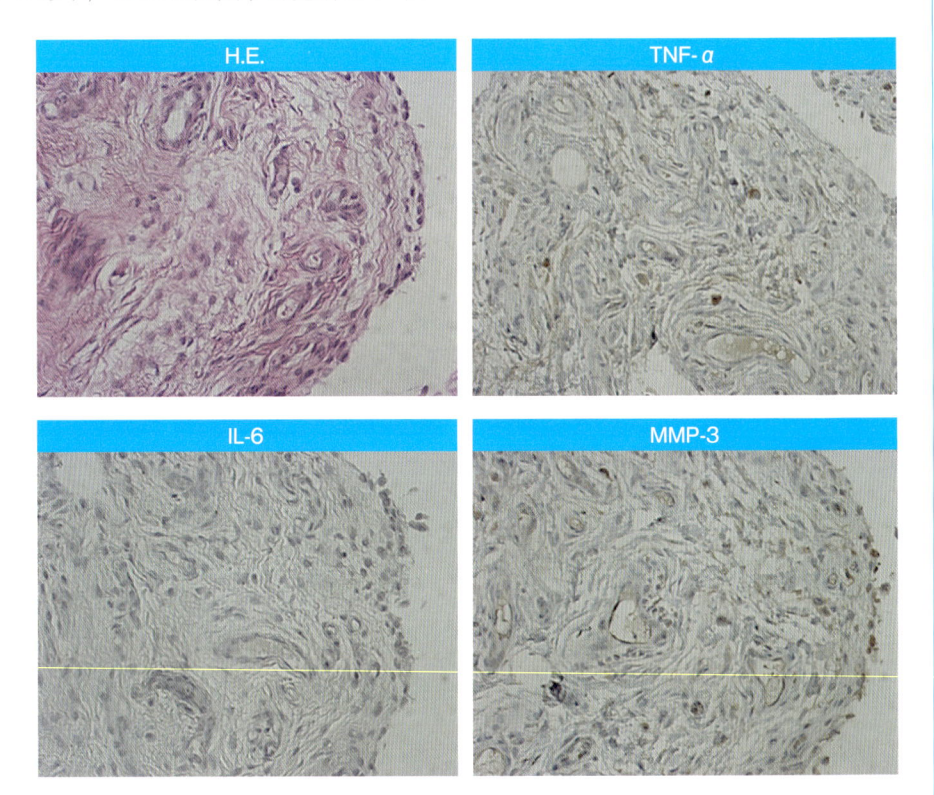

H.E.	TNF-α
IL-6	MMP-3

2．滑膜切除術の適応と有効性

1）適応（表1）

　表1に滑膜切除術の適応を示す．すなわち滑膜切除術を施行することで，生物学的製剤を使用しても効果減弱が起こり関節痛が残存する場合に，関節鏡視下によく観察して病的滑膜を除去したり，固くなった関節の関節包を切離することで，可動域の改善を図りADLを向上させることができる．

　例えばMMP-3が300ng/ml以上と高値であれば，まず膝関節腫脹を疑い，膝関節腫脹があれば期を逃さず滑膜切除術について患者に説明している．

表1 生物学的製剤効果減弱例に対する滑膜切除術の適応

1. MMP-3高値で膝腫脹を認める
2. 生物学的製剤増量・MTX増量無効
3. DAS28 3.2以上の大関節腫脹疼痛
4. 生物学的製剤治療後の少数関節腫脹残存
5. 大関節（肩，膝）初発RA
6. 生物学的製剤有効症例で関節痛残存

2）有効性

　滑膜切除術は，軟骨破壊の少ない早期の方が生物学的製剤併用下に有効性を引き出せる．よってその相乗効果でより質の高い寛解，患者のいう"すっきりとした寛解"を導けるといえる．

　滑膜切除術は術中十分に関節内を観察し，どの場所にどの程度どんな風に滑膜増殖があるかを確認する．効果減弱だと赤色乳頭状，有効例では赤白色繊毛状の滑膜である．

　有効性を引き出すコツは，膝関節であれば内側外側谷部を大きなパンチで骨に沿って十分採ることである．また，軟骨面に付着している柔らかい滑膜もシェーバーで，いわゆるブラッシングをかけるように軟骨を磨き（**症例1**参照），微小に軟骨表面に付着しているパンヌスも磨いて落とすようにきれいにする．こうした処理を施すことは軟骨破壊を予防する効果としても重要である．

　また生物学的製剤有効症例においても，手指PIP関節の1ヵ所だけ腫脹残存する場合は，小切開にて滑膜切除やボタンホール変形の矯正を行う（**症例3**参照）．

滑膜切除術の有効性を引き出す方法
・軟骨破壊の少ない早期の方が，有効性を引き出せる．
・有効性を引き出すコツは，膝関節であれば内側外側谷部を大きなパンチで骨に沿って十分採ること．

症例3　47歳，女性，stage Ⅱ，class 2，罹病期間7年

- CRP0.02mg/dl，DAS28 2.18．エタネルセプト2年使用．
- 右第4指PIP関節腫脹疼痛のみ認める．

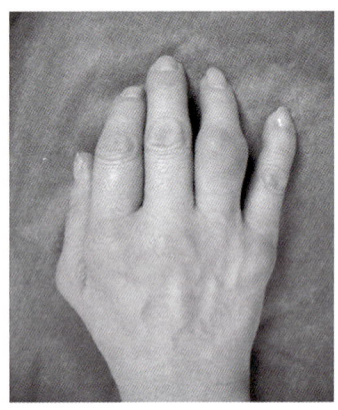

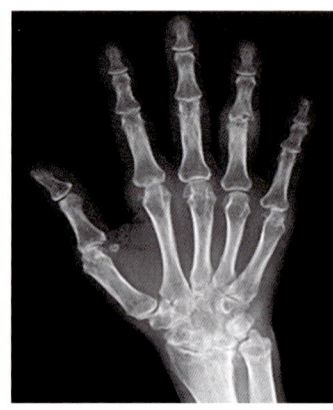

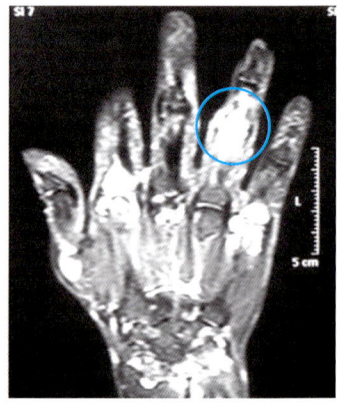

MRIにて滑膜増殖を認める（○）．

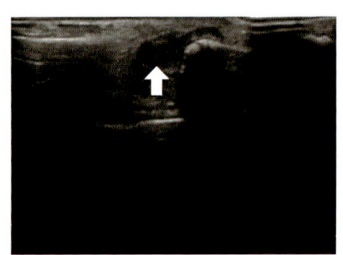

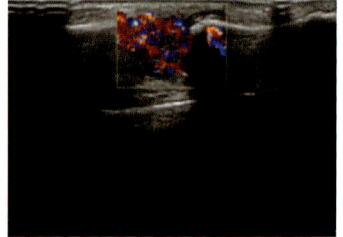

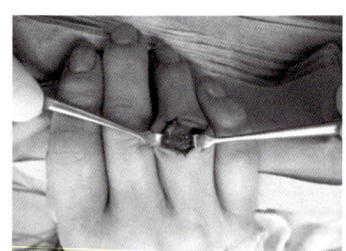

カラードプラ法にて滑膜肥厚（⇨）と血流増加を認める．

小切開にて滑膜切除術を施行．

3）当科の長期治療成績[3]

　生物学的製剤を使用して効果減弱であったRAは，17例，30関節，男性3例，女性14例，平均年齢54.8（40〜71）歳，平均罹病期間9.9（1〜36）年，平均経過観察期間36.7（12〜60）ヵ月，平均MTX使用量6.2（4〜8）mg/週，平均プレドニゾロン使用量4.3（0〜7.5）mg/日であった．

　手術部位は，膝17関節，肩7関節，肘3関節，手3関節であった．使用した生物学的製剤はインフリキシマブ11例，エタネルセプト4例，トシリズマブ2例であった．

　術前と最終経過観察時のDAS28（CRP），HAQを比較し，膝関節の滑膜切除術と肩・肘関節の滑膜切除術の各HAQ項目（衣服の着脱と身支度，起立，食事，歩行，衛生，伸展，握力，活動の8項目）の変化についてWillcoxon検定を用いて比較検討した．

さらに術前HAQと術後平均3年でのHAQの相関をPearson 相関係数を用いて解析した．

その結果，術前DAS28（CRP）は平均5.17±0.56から術後平均3年にて平均3.14±0.44と有意に低下した（P=0.001）．術前HAQは平均1.63±0.79から術後平均3年にて平均0.79±0.69と有意に低下した（P=0.001）．膝関節鏡視下滑膜切除術と肩・肘節鏡視下滑膜切除術の術前術後のHAQを比較すると，膝関節において術前1.53±0.79から術後平均3年にて平均0.58±0.53と有意に低下した（P=0.002）．肩・肘節では，術前1.85±0.81から術後平均3年にて平均1.3±0.8と有意に低下した（P=0.041）．しかし術後の膝関節と肩・肘関節滑膜切除術においてHAQの有意差は認めなかった（P=0.087）．

各項目別にみたHAQの改善では，肩，肘において起立（P=0.046），伸展（P=0.046）が有意に改善を示した．一方，膝関節においては起立（P=0.009），食事（P=0.015），歩行（P=0.002），衛生（P=0.004），握力（P=0.016），活動（P=0.004）に有意な改善を認めた．術前HAQと術後3年でのHAQは有意な相関を示した（Pearson相関係数0.659，P=0.004）．

以上より，生物学的製剤効果減弱例における関節鏡視下滑膜切除術の治療効果ではHAQの有意な改善を認め，特に膝関節鏡視下滑膜切除術においてはHAQの各項目全体にわたり改善を認め，疾患活動性だけでなく機能的改善も認められた．

このように，長期に渡って滑膜切除のHAQおよびDAS28の有効性は認められており，いかにタイミングを逃さず**表1**で示したような適応を選ぶかが治療のカギとなる．

滑膜切除術の治療効果

- 3年後のHAQに優位な改善を認めた（特に膝関節）．
- 疾患活動性だけでなく機能的改善も認められた．
- HAQおよびDAS28の有効性は長期に渡って認められている．

症例4　25歳，女性，stageⅢ，class 2，罹病期間3年

- 2007年3月にMTX 6 mg/週を開始するも改善せず，4月にMTX 8 mg，5月にMTX 10 mg/週，7月アダリムマブ40 mg/2週を開始し臨床的寛解（図A）となる．
- しかし，11月右肩痛にてMTX 12 mg/週へ増量するも改善せず，挙上困難で仕事ができない状態となり，DAS28 2.95，CRP 0.07 mg/dl，MMP-3 104 ng/mlであった．
- X線写真やCTの画像上（図B）では，右肩関節破壊が強くLarsen gradeⅣであり，人工肩関節の適応だが，25歳と若く再置換の必要もある．本症例に対して右肩関節鏡視下滑膜切除術を行った（図C）．
- 術後1年で右肩はほぼ健側と同様に挙上できるようになり（図D），外旋も可能．手術創はわずか1 cm以下が4ヵ所だけでほとんど目立たず，患者の満足度も高かった．

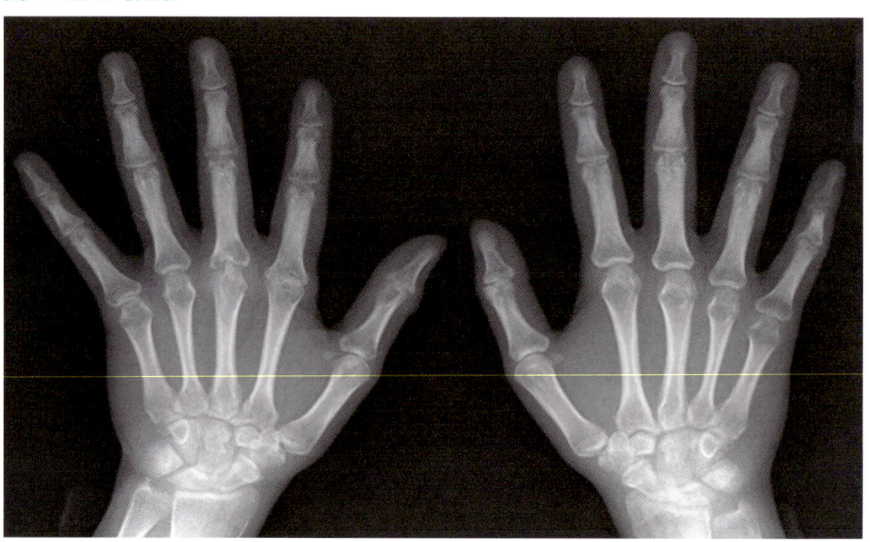

図A 臨床的寛解

図B 右肩関節破壊

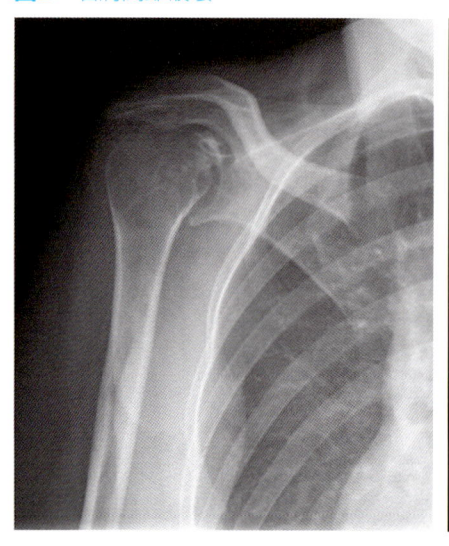

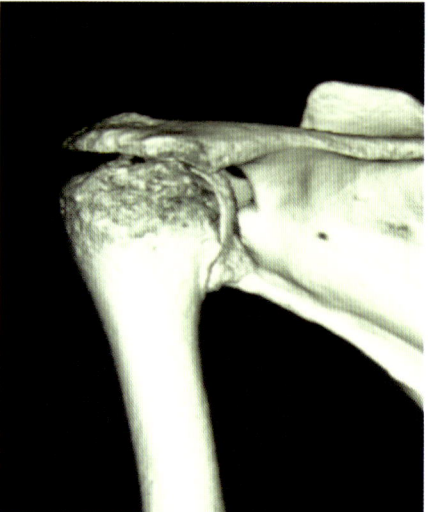

図C　術中の右肩関節鏡視所見

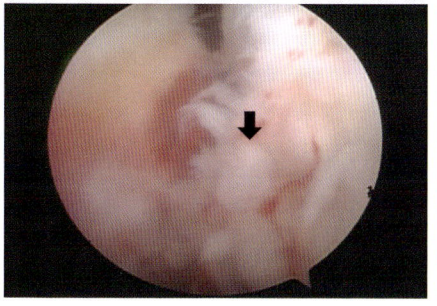

滑膜切除前

赤白色の線維性滑膜増殖（➡）を切除し，関節腔を形成する．

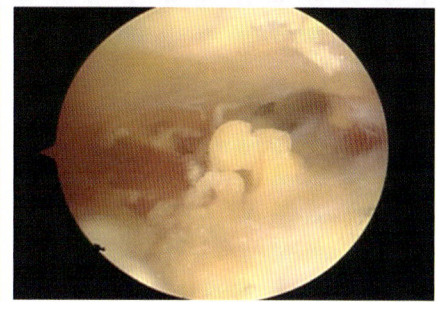

腱板は脂肪に覆われている．

滑膜切除後

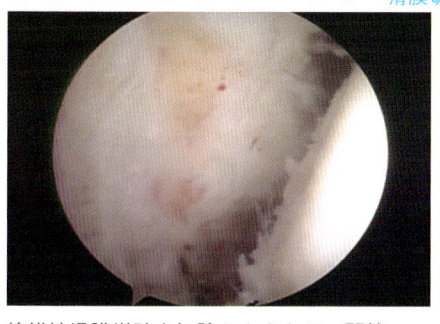

線維性滑膜増殖を切除したあとに，関節包を部分切離する．

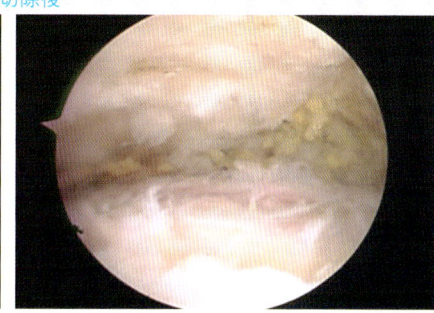

腱板周囲を郭清する．

図D　術前・術後にみる右肩の挙上

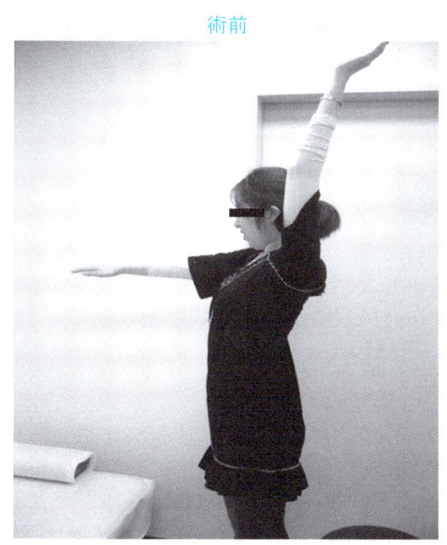

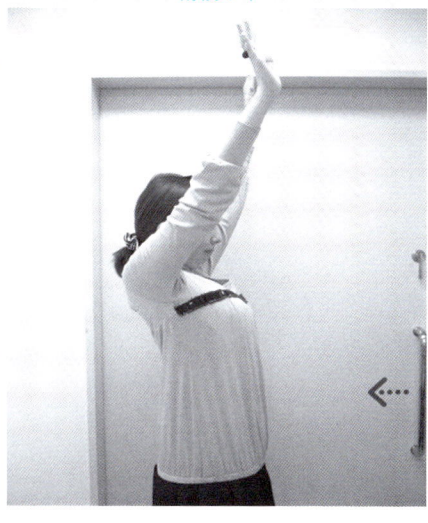

術前

術後1年

3. 滑膜切除術の問題点

滑膜切除術の欠点は**表2**の通りである．

表2 滑膜切除術の欠点

1. 手術治療のため，麻酔が必要であり，入院が必要であること
2. 生物学的製剤併用でないと再発率が高いこと
3. 技術的な問題があること

表2の**1**に関しては低侵襲である関節鏡視下滑膜切除術であり，創も小さく膝であれば腰椎麻酔で入院も4〜5日と短い．

2に関しては滑膜切除術の適応を考え，生物学的製剤併用のみ有効性は高い．したがってMTXのみ治療下において滑膜切除術の適応は滑膜組織をみて，生物学的製剤を選択するためのBiopcyとして用いる以外，治療的意義は低い．

3の技術的問題は肩関節，肘関節などの上肢関節には鏡視下の技術が必要である．今後，整形外科医としてRAを治療する場合，鏡視下手術は非常に役立つ治療手段であり，習熟すべき技術といえる．

こうした中で最も重要な滑膜切除術の問題点は，"期を逃すな"ということである．生物学的製剤が効果減弱して関節が脹れていて痛いと訴えているときがよいタイミングである．その場しのぎで同じ薬剤を増量しても，時間ばかり経過して救いきれない効果減弱例となってしまう．つまり医師側の滑膜切除のやる気の問題が重要である．脹れている関節を仕方ないととるか，積極的に治しにかかるかが滑膜切除術の問題点である．

滑膜切除術の問題点
・効果減弱して生物学的製剤使用患者が痛みを訴えているときに，滑膜切除術を念頭に期を逃さないよう積極的に治療していくことが大切である．

おわりに

以上，生物学的製剤時代における滑膜切除術の意義を一口にいえば，生物学的製剤併用下の効果減弱あるいは残存する関節腫脹に有効であり，脹れている"大関節"に一度手を触れて，関節破壊が来る前にこれを治すということである．

■参考文献
1) Smolen JS, Aletaha D, Bijlsma JWJ et al: Treating rheumatoid arthritis to target: recommendation of an international task force. Ann Rheum 2010; 69: 631-7.
2) Kanbe K, Inoue K. Efficacy of arthroscopic synovectomy for the effect attenuation cases of infliximab in rheumatoid arthritis. Clin Rheumatol 2006; 25: 877-81.
3) 神戸克明ほか. 関節リウマチの生物学的製剤効果不十分例に対する関節鏡視下滑膜切除術後の機能評価. 臨床リウマチ 2010; 22: 199-203.
4) Felson DT, Smolen JS, Wells G, et al: American College of Rheumatology/European League Against Rheumatism provisional definiton of remission in rheumatoid arthritis for clinical trials. Arthritis Rheum 2011; 63: 573-86.

第3章 関連知識 ～病理組織・荷重関節・手術・病診連携～

5 生物学的製剤と病診連携

甲南加古川病院 診療部長（整形外科）
同リウマチ膠原病センター 副センター長
中川夏子

はじめに

　関節リウマチ（以下，RA）に対する治療は，生物学的製剤の出現により大きな変貌をとげようとしている．もはや生物学的製剤を抜きにしてRA治療を語ることはできないといっても過言ではない．当院でも生物学的製剤の使用頻度は年ごとに増加傾向にある（**図1**）．

　しかし生物学的製剤の導入や使用に関しては，重篤な副作用の発現の可能性があり，時には入院加療の必要性もあり得ることから，専門病院以外では対応が困難なこともある．このため，生物学的製剤のための病診連携が必要不可欠となってくる．

　従来RA治療においては，かかりつけ医と専門病院との連携が重要であった[1]が，近年の生物学的製剤の台頭により，さらに重要性が増すと考えられる．

　本項では生物学的製剤と病診連携について述べる．

図1 当院で生物学的製剤を継続して使用している患者数の推移

すべての生物学的製剤で年々増加傾向が認められている．

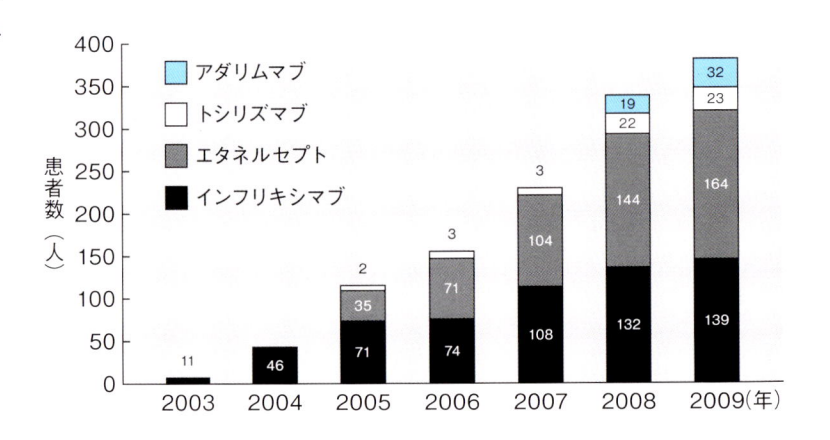

1. リウマチ医療提供体制

　1997年8月に，旧厚生省の公衆衛生審議会のリウマチ対策専門委員会より，今後のリウマチ対策についての中間報告がなされたことから，1998年4月にリウマチ医療提供体制の改革案が提言された（**図2**）．これはすなわち，かかりつけ医を中心とした地域医療を基本とするシステムであり，その遂行のために地域医療連携が重要になってくる[2]．薬物治療のみならず，在宅医療などの普及を考えても，連携は欠かせないものとなっていくことが予想される．

図2 リウマチ医療提供体制の改革案（1998年）

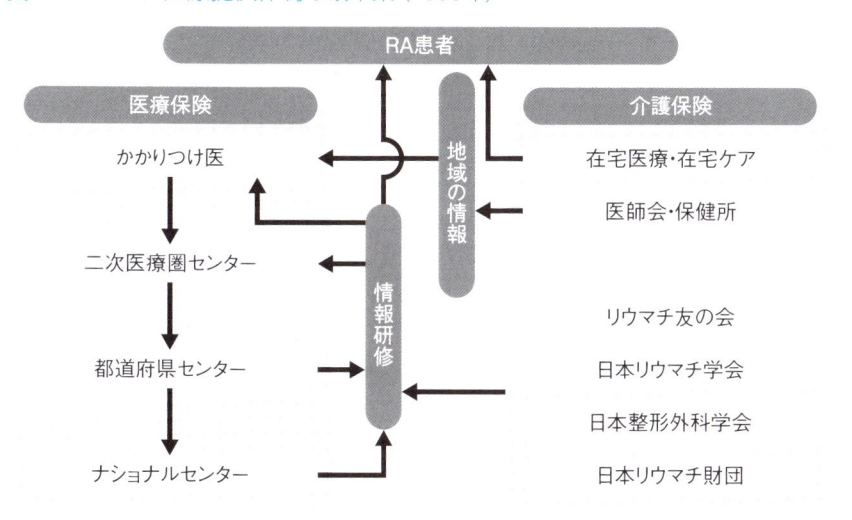

出典：村澤章．地域におけるRA医療連携．関節外科 2008; 27: 98-104.

なぜRA治療に病診連携は必要か
- 専門病院への集中を解消させることで患者の負担を減少させ，かつ在宅医療を推進させるため．
- 慢性期の経過観察はかかりつけ医で行うなど，専門病院とかかりつけ医の役割分担を行うため．
- 生物学的製剤の出現により，専門病院でなければ対応が困難な状況が存在するため．

2. 生物学的製剤時代の病診連携の必要性

1）生物学的製剤の種類と連携のあり方

　1980年代から開発された抗リウマチ薬（以下，DMARDs），特にメトトレキサート（以下，MTX）により，RA治療は大きな変

革をとげたことは周知の事実である．しかしMTXの存在をもってしても，コントロール不良なRA患者はまだ半数以上にものぼる状況であった．このような一種の停滞・閉塞感を打ち破ったのが生物学的製剤の出現である．特にWindow of opportunity（治療の機会）の概念が提唱され広まっていく中で，その重要性がさらに高まることとなった．また，関節破壊を抑制できる可能性について強い期待が寄せられている．

現在使用されているインフリキシマブ（商品名：レミケード／田辺三菱製薬）およびトシリズマブ（商品名：アクテムラ／中外製薬）アバタセプト（商品名：オレンシア／ブリストル・マイヤーズ）は点滴製剤であり，エタネルセプト（商品名：エンブレル／ファイザー，武田薬品），アダリムマブ（商品名：ヒュミラ／エーザイ，アボット・ジャパン）は皮下注射にて使用する．現時点における病診連携の実績は，先行して使用可能となったインフリキシマブとエタネルセプトに顕著であるが，今後，他の薬剤も数多く連携の対象となるであろう．そして各薬剤の特徴により，病診連携のあり方も変化することが予想される．

2010年9月から使用可能となったアバタセプトは点滴製剤ではあるが，その所用時間が30分と短時間であることから，病診連携を考える意味で今後の活用に期待が寄せられている．また，トシリズマブの点滴所要時間も1時間と短く，アダリムマブの皮下注射の頻度も2週に1度と簡便であるなど，各薬剤の長所を生かした連携が望まれる．

生物学的製剤の種類と連携のあり方
・各々の生物学的製剤の特徴を熟知したうえで病診連携の計画を立てることが今後ますます重要となってくる．

2）知識の共有

生物学的製剤はリウマチ専門病院においては，もはや特別な薬剤という位置づけではなくなってきつつあるが，クリニックを含め専門病院以外の施設ではまだまだ使用が困難であり，身近には感じられない薬剤であると思われる．

その理由として知識の浸透の遅延と経験数不足の問題があげられる．生物学的製剤に対する理解が十分であれば受け入れも比較的容易になり，その結果，使用経験が増加すると思われる．知識の共有のためには，まず地域で説明会や研究会・勉強会などを共同で開催し，さまざまな疑問や問題点について解決していくようにすることが重要である．このような活動によって，さらに良質

なRA治療の発展や拡大が可能となるであろう.

3）専門病院での初期導入

生物学的製剤の導入については，初期には市販後全例調査の問題や限定された施設・医師によって使用される状況も存在したため，特に専門病院以外では困難と思われがちである．また，副作用の発現に対する不安の存在も大きな問題となる．したがって，生物学的製剤の専門病院での初期導入が重要となる．

導入に伴う諸検査（CT検査やツベルクリン反応検査など）を行い，生物学的製剤が使用可能かを決定する．その後，現在使用されている薬剤のうち，点滴製剤においては初期の1～2回程度を専門病院で実施し，特に問題なく施行できるようであれば，紹介元の施設で実施していただくようにする．皮下注製剤では，初期の使用に加え，自己注射への移行まで専門病院で行っていれば，紹介元での引き続きの使用がスムーズである．

どこまでを専門病院で行うか
- 諸検査を含む初期導入．
- 点滴製剤では初期の1～2回程度．
- 皮下注射製剤では自己注射移行まで．

4）副作用の管理

生物学的製剤使用の初期段階において，専門病院での導入時に何らかの副作用が発現した場合，現段階での知識の蓄積により，高い確率で的確に対応することが可能であるといえる．例えばアレルギー反応様の症状であれば，抗アレルギー薬やステロイドの使用などの一定の対処法が存在する．このような症例では，一般的な症例よりも少し時間をかけて紹介元にもどす必要がある．

また，導入時の検査などで抗結核薬の内服が必要となる症例でも専門病院であらかじめ処方しておき，慣れてもらっておく方がよいと思われる．

5）緊急時の対応

紹介元病院の最も大きな懸念のひとつが緊急時の対応であろう．生物学的製剤による免疫抑制が，時として患者の予想外の重症化を招く可能性があるので，このような懸念は当然である．

専門病院としては，病院の置かれた環境や規模，マンパワーに

もよるが，生物学的製剤使用の有無に限らず，紹介元病院からの緊急時の対応に対する希望には，可能な限り応えていく姿勢が必要である．病院の性格もあるので，24時間365日の完全対応は困難な場合もあり得るが，地域の他の病院にも協力をあおぐなど，ネットワーク作りも含めて考えていく必要がある．

また知識の共有の項でも述べた，研究会・勉強会などに普段から積極的に参加し意見交換することで，互いの信頼関係を構築しておくことも重要である．

緊急時の対応
- 緊急時の対応で重要な点として，ネットワークづくりと信頼関係の構築があげられる．

3. かかりつけ医と専門病院の関係

生物学的製剤の使用をめぐっては，すでに述べてきたようにかかりつけ医と専門病院の関係が欠かせない．この点についてさらに詳述する．

1）かかりつけ医からの紹介（導入目的）

専門病院以外ではRAのコントロールに難渋し，生物学的製剤の導入を考える場合でも前述したように副作用に対する不安や緊急時対応の問題など多くの問題が存在する．また専門病院側にとっても，例えば点滴に4〜5時間を要するインフリキシマブでは，入院管理を行うにしても外来で施行するにしても，病院の体制によっては，枠やマンパワーの問題からある程度制限が生じてくる．したがって前項でも述べたように，かかりつけ医から専門病院への生物学的製剤導入目的での紹介，特に逆紹介を踏まえた紹介は重要である．

当院リウマチ膠原病センター地域医療連携室では，関節リウマチ連携シート（図3）を使用して円滑な受診ができるように工夫している．あらかじめシートに記入していただいて，紹介状とともに受診していただくことで情報を各部署で共有し，スムーズな導入を図ることが可能となっている．

かかりつけ医からの紹介
- 生物学的製剤導入目的の紹介は，専門病院とかかりつけ医の両者にとって重要．連携シートを活用するなどして，円滑に受診できる工夫が望まれる．

図3 関節リウマチ連携シート

```
              関節リウマチ 連携シート

    依頼日：   年   月   日    受診予定日：   年   月   日

    ┌─────────┬──────┬──────────────────┐
    │ 患者御氏名 │ 性別  │     生年月日       │
    │          ├──────┼──────────────────┤
    │          │ 男・女 │ 大・昭・平  年  月  日 │
    └─────────┴──────┴──────────────────┘

    ┌──────────────────────────────────┐
    │ 発症時期      年     月    ・ 不明    │
    │ 特記事項                           │
    │                                  │
    │                                  │
    └──────────────────────────────────┘

    ☆ 生物学的製剤施行を希望
           （ □ 患者様 ・ □ 医師 ）

       □ 初回投与まで
       □ 自己注射移行まで
       □ その他 （                         ）

    ☆ 患者様に当てはまるものに、チェックを記入ください。
       □ MTXを使用してもコントロール不十分
            投与量         mg
       □ MTXを服用できない（理由：              ）
       □ DMARDsを使用してもコントロール不十分
            使用薬剤              mg
                               mg
       □ ステロイドを使用している
            投与量      mg
       □ 現役で働いている
       □ 比較的若い （60歳未満）
       □ 罹病期間が短い
       □ CRPが高値
       □ 過去,生物学的製剤の使用で効果が減弱した、または投与できなくなった。


    御施設名　　　　　　　　　　
    医師名　　　　　　　　　　
```

あらかじめ必要事項をチェックシートに記入していただき，円滑な生物学的製剤導入を図る．

2）インフォームド・コンセント

　専門病院では，すでに生物学的製剤導入を終了し継続できている患者が多く，そのデータが蓄積されている．生物学的製剤が非常に有効であり，継続して使用されている症例も数多い一方で，効果に制限がある症例が存在することや，いわゆる二次無効の状況，副作用やその経過などについても経験値が高い．

　このような知識や経験をふまえた生物学的製剤についての説明を，かかりつけ医に代わって行えるところが連携の長所としてあげられる．

インフォームド・コンセント
・専門病院では高い経験値をふまえたインフォームド・コンセントが可能.

3) 導入前検査

　当院では生物学的製剤導入時セットを作成しており，これに従って検査を進めていく．問診，血液検査，ツベルクリン反応検査，胸部単純X線写真，CT検査，骨塩定量などが主体となる．これらの検査より他の疾患の合併の検索，臓器障害や感染症の有無を評価する．時に肺病変の有無や肝炎ウイルスの存在などに注意する．同意が得られれば，全身の関節のX線写真を撮影しておくこともある．

　当院では血液検査でも生物学的製剤初回導入時セットが組まれており，検査結果によってまた別の検査も必要となる場合がある．このような導入時の検査のみをかかりつけ医に代わって行うことも，連携のあり方として重要である．

4) 専門病院での導入

　導入前検査を終了し導入可能と決定されれば，専門病院で生物学的製剤を開始する．どの製剤を使用するにしても初期での副作用の発現が多いため注意が必要であり，専門病院の重要性が問われる．副作用などの状況により，的確な対応が求められることは当然であるが，症例によっては薬剤の使用を続行することが不可能であるという苦渋の決断をすることもあり得る．このような点をふまえて，専門病院は責任をもって導入し観察していかなければならない．

　当院では，点滴製剤であるインフリキシマブなどは原則として入院で施行している．後述するが2回程度までは専門病院で点滴を行うことが推奨される．皮下注射であるエタネルセプトなどは数回使用後に，できれば自己注射指導まで行うことが望ましいと思われる．当院では，エタネルセプトの自己注射導入に際して可能であれば1泊入院していただき，ビデオ学習や皮下注射デモ用キットを用いた練習を行っていただくようにしている．

5) 導入後のかかりつけ医への逆紹介

　点滴製剤であるインフリキシマブでは，初回と2回目の点滴の

間隔が2週間，2回目と3回目の間隔が1ヵ月，それ以降は2ヵ月となるところから，専門病院での点滴は初回および2回目までとして，それ以降は紹介元の病院で施行するようにすることが多い．他の生物学的製剤も同様に，2回程度は専門医で行うようにする．副作用も重篤な症状などは導入早期に生じることが多いため，2回を問題なく使用できたことは逆紹介を容易にする．点滴製剤については，点滴日のみ専門病院で加療し，処方その他を含めた日常診療はすべてかかりつけ医で施行，という連携も可能である．

皮下注射製剤は前述したように，自己注射導入までを専門病院で行い紹介元で継続することが，引き続いてのスムーズな治療につながる．また患者本人やクリニック側の希望にもよるが，専門病院での定期的なチェック（3ヵ月，6ヵ月，1年など）を行い治療効果を判定していくと，より安定した病診連携となるであろう．

以上のような連携の方法は，専門病院とかかりつけ医の間で十分話し合い，意思の疎通を図ることが最も重要である．

かかりつけ医への逆紹介
- 導入前検査　→　専門病院での導入　→　導入後の逆紹介．
- 導入および逆紹介では，専門病院の重要性が問われる（かかりつけ医との意思の疎通を大切に）．

6）手術時期の相談

生物学的製剤使用中の症例で手術の必要性が生じてくることがある．手術を計画・実施するにあたり生物学的製剤の投与時期と手術時期との関係に留意しなければならない．このため専門病院への相談は必要不可欠である．状況によっては，かかりつけ医とRA専門病院，手術を行う病院の3者間での連携が必要とされる．

日本リウマチ学会のガイドライン[3]では，半減期の約2～3倍間隔を空けることが推奨されている．このため一般的に投与からインフリキシマブで1ヵ月，エタネルセプトとアダリムマブで2週間の間隔を置いて手術を行うことが多いが，施設または手術内容により微調整が行われている場合もある．手術創の状態を確認して再投与を考慮する．術後の創傷治癒遅延や感染症，そして薬剤中止によるRAの急性増悪に注意する．

今日では生物学的製剤使用下の手術は増加してきており，抵抗感が少なくなってきつつあるが，連携を図ることにより問題を共有し注意を喚起していくことが肝要である．

手術を行ううえで専門医との連携が必要な点

・手術時期の決定.
・手術前の生物学的製剤中止間隔の決定.
・生物学的製剤再開時期の決定.
・手術後のRA急性増悪時の対応.

7）クリニカルパスの活用

当院での生物学的製剤使用に際して，各薬剤ごとに医療者用・患者用クリニカルパスが導入されており，情報共有や円滑な運用に欠かせない存在となっている．医療者用では，なるべくチェック項目を簡便にして，一見して問題点が理解され共有できるよう工夫されている．一方，患者用においては，治療に関する不安を取り除くための細やかな配慮がなされている（**図4**）．

図4　インフリキシマブ（レミケード）の患者用・医療者用クリニカルパス

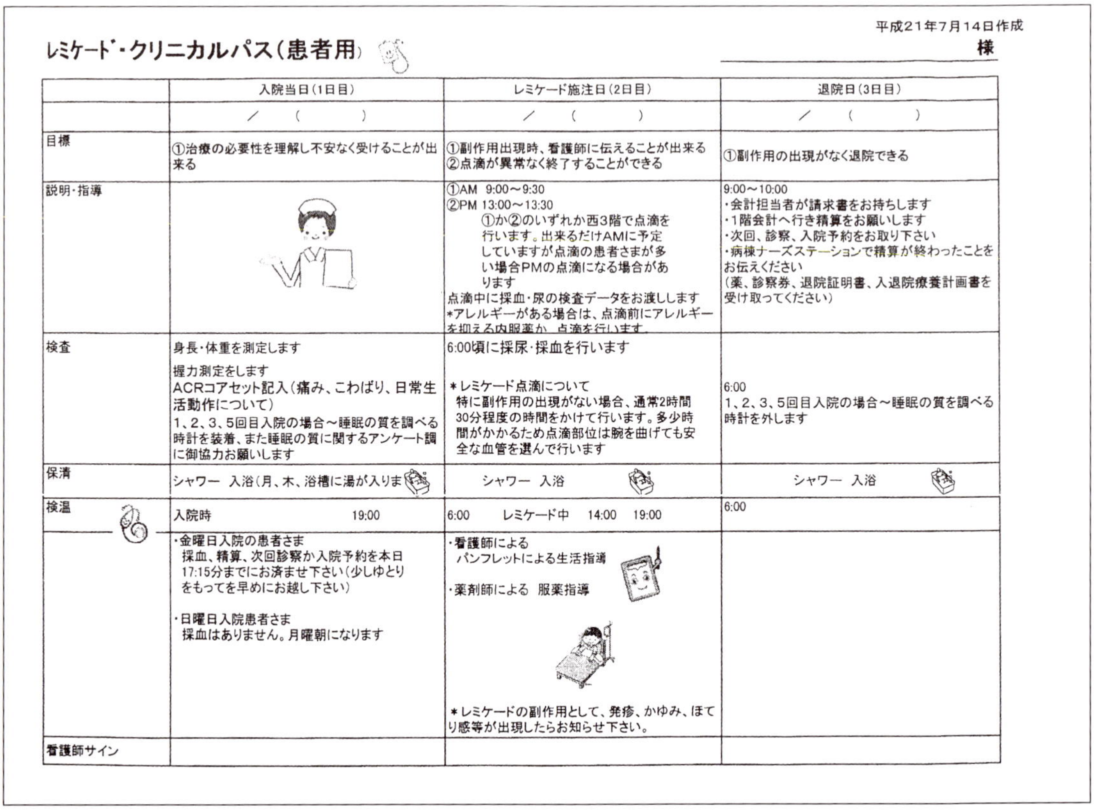

平成21年7月14日作成

レミケード・クリニカルパス（患者用）

様

	入院当日（1日目）	レミケード施注日（2日目）	退院日（3日目）
	／　（　　）	／　（　　）	／　（　　）
目標	①治療の必要性を理解し不安なく受けることが出来る	①副作用出現時、看護師に伝えることが出来る ②点滴が異常なく終了することができる	①副作用の出現がなく退院できる
説明・指導		①AM 9:00～9:30 ②PM 13:00～13:30 ①か②のいずれか西3階で点滴を行います。出来るだけAMに予定していますが点滴の患者さまが多い場合PMの点滴になる場合があります 点滴中に採血・尿の検査データをお渡しします *アレルギーがある場合は、点滴前にアレルギーを抑える内服薬か、点滴を行います。	9:00～10:00 ・会計担当者が請求書をお持ちします ・1階会計へ行き精算をお願いします ・次回、診察、入院予約をお取り下さい ・病棟ナーズステーションで精算が終わったことをお伝えください （薬、診察券、退院証明書、入退院療養計画書を受け取ってください）
検査	身長・体重を測定します 握力測定をします ACRコアセット記入（痛み、こわばり、日常生活動作について） 1、2、3、5回目入院の場合～睡眠の質を調べる時計を装着、また睡眠の質に関するアンケート調に御協力お願いします	6:00頃に採尿・採血を行います ＊レミケード点滴について 特に副作用の出現がない場合、通常2時間30分程度の時間をかけて行います。多少時間がかかるため点滴部位は腕を曲げても安全な血管を選んで行います	6:00 1、2、3、5回目入院の場合～睡眠の質を調べる時計を外します
保清	シャワー　入浴（月、木、浴槽に湯が入りま	シャワー　入浴	シャワー　入浴
検温	入院時　19:00	6:00　レミケード中　14:00　19:00	6:00
	・金曜日入院の患者さま 採血、精算、次回診察か入院予約を本日17:15分までにお済ませ下さい（少しゆとりをもってを早めにお越し下さい） ・日曜日入院患者さま 採血はありません。月曜朝になります	・看護師による パンフレットによる生活指導 ・薬剤師による　服薬指導 ＊レミケードの副作用として、発疹、かゆみ、ほてり感等が出現したらお知らせ下さい。	
看護師サイン			

患者用クリニカルパス：イラストを多用して受け入れやすさを重視．また，全体の流れを簡潔に説明して，患者の不安を取り除くよう配慮している．

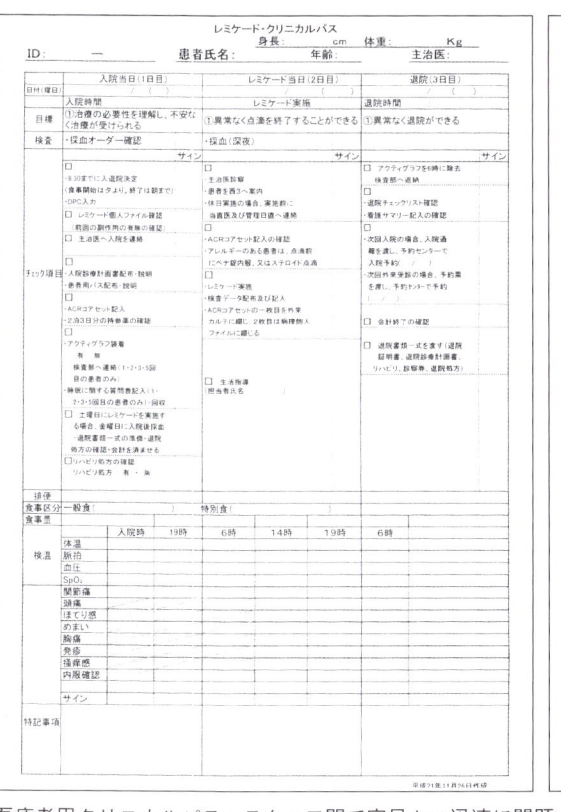

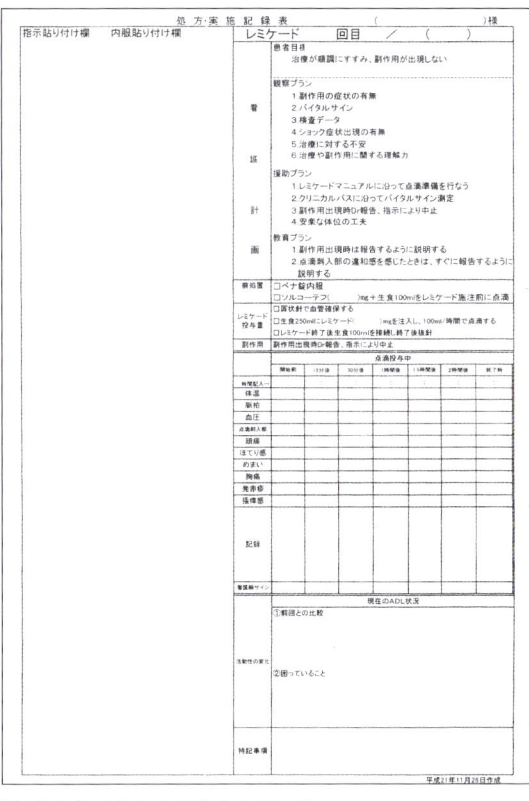

医療者用クリニカルパス：スタッフ間で容易かつ迅速に問題点を共有できるよう作られている．

4. 症例にみる連携の実際

当院での生物学的製剤使用における連携の実際について症例を提示する．

・症例1：インフリキシマブ導入症例
・症例2：エタネルセプト導入症例（手術目的紹介からの導入）
・症例3：エタネルセプト導入症例（ハイリスク症例）
・症例4：インフリキシマブ導入症例（母指の手術施行後紹介元で継続使用
　　　　となった症例）

症例1　68歳，女性，stageⅡ，class 1，罹病期間4ヵ月

- 2008年発症のRA.
- 肩関節痛や下肢痛が増強し，近隣の公立病院を受診，検査値はCRP6.2mg/dl，抗CCP抗体8.2であり，プレドニゾロン（PSL）で経過をみていたが，両手関節・両膝関節などに症状が広がり，2009年2月に当院リウマチ膠原病センターを紹介され受診．RAコントロールを目的に入院となる．
- MTXを開始するも症状軽快せず，4月にインフリキシマブを導入，2回目まで使用して関節炎は徐々に軽減，退院となり以後は紹介元の公立病院にて治療を継続，現在もインフリキシマブ点滴治療中である（図A）．
- 両手・足部X線写真では明らかな関節破壊の進行は認められていない．

図A　臨床経過

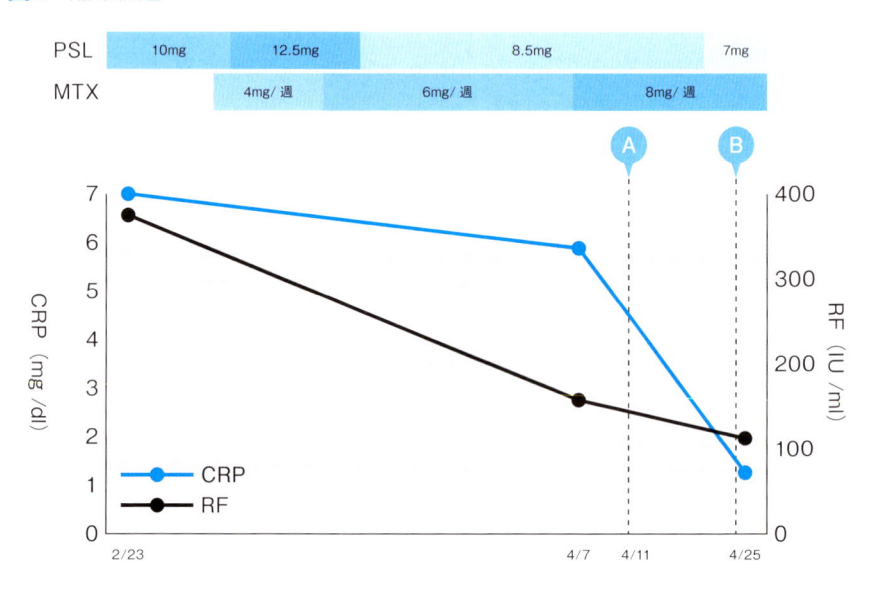

Ⓐインフリキシマブ1回目（4/11），Ⓑ2回目（4/25）．

症例2　68歳，男性，stageⅢ，class 2，罹病期間13年

- 1994年頃発症のRA．
- 数ヵ所の病院を受診した後，2007年1月から近隣の整形外科・リウマチクリニックに通院し加療されていた．同年7月に右小指伸展不能となり，当院に手術目的にて紹介される．同年9月に当院にて右手関節形成術・腱移行術を施行した．母指の変形も認められ，同時に母指CM関節形成術を施行した（図A）．
- 以前よりクリニックの主治医から生物学的製剤を勧められており，手術および術後リハビリテーション目的で入院生活を続けながら，エタネルセプト導入を同年10月施行．自己注射の指導も受け，退院となった（図B）．
- 現在もクリニックにて継続してエタネルセプト使用中である．生物学的製剤開始後1年の両足X線写真では明らかな関節破壊の進行は認められなかった．

図A　術前・術後のX線写真（左手）

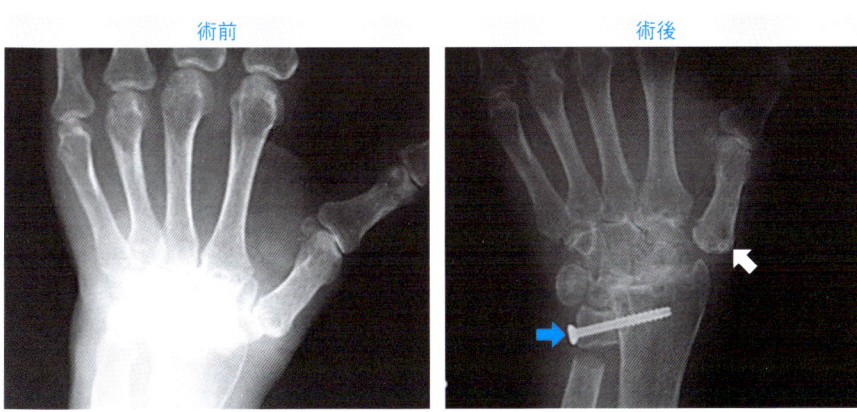

手関節形成術（➡，Sauve-Kapandji法），母指CM関節形成術（⇨，Thompson法）を施行．

図B　臨床経過

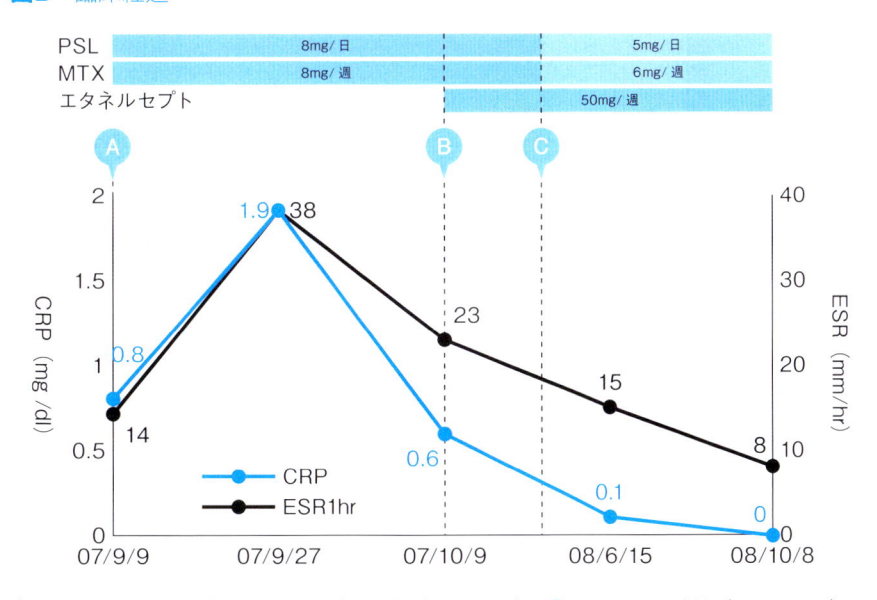

Ⓐ手術（07/9/9）．Ⓑエタネルセプト開始（07/10/9）．ⒸMTXとPSL減量（08/05/14）．

症例3　54歳，女性，stageⅣ，class 2，罹病期間19年

- 1989年頃発症のRA．
- 近医のクリニックにて加療されていたが，2008年9月左小指の伸展が不能となり，手術目的にて当科紹介される．
- 本人の都合にて，翌年の2009年4月に左手関節形成術・腱移行術，母指MP関節人工関節置換術，母指IP関節固定術を施行した（**図A**）．
- 以前からクリニックで生物学的製剤について説明を受けていたため，今回の当院入院をきっかけとして導入を希望され諸検査を行った．その結果，ツベルクリン反応中等度陽性であること，胸部CT写真にて気管支拡張症，気管支壁肥厚，慢性気管支炎の粒状影がみられ（**図B**），放射線科医から非結核性抗酸菌症の可能性も示唆されたことから，ハイリスク症例と考えられた．
- 患者にリスクについて説明を行い，同意が得られたため，イソニアジド（INH）の内服を開始したうえ，エタネルセプトを5月末から開始した（**図C**）．7月に当院退院となり，現在は紹介元のクリニックにてエタネルセプト継続使用中である．今後も注意深い経過観察が必要と考えられる．

図A　術前・術後のX線写真（左手）

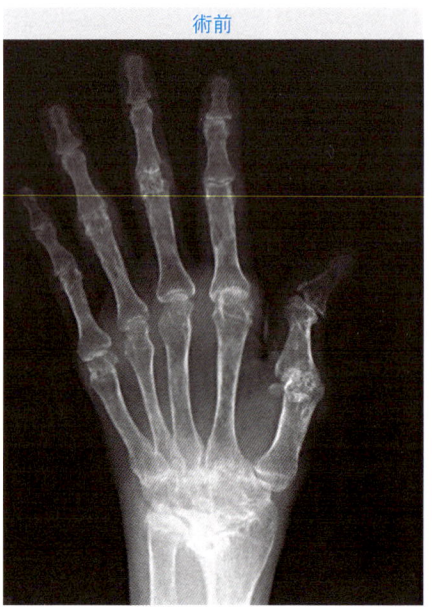

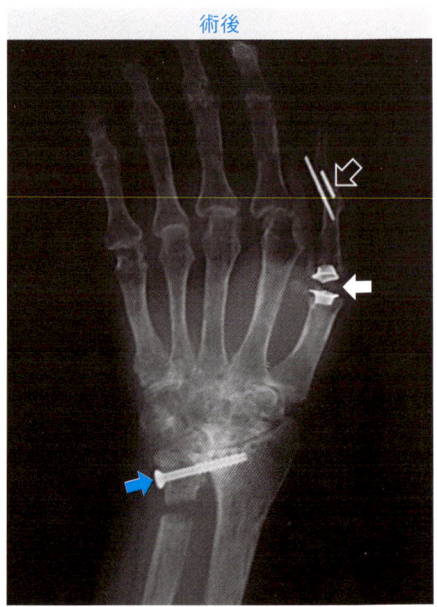

左手関節形成術・腱移行術（➡，Sauve-Kapandji法）
母指MP関節人工関節置換術（⇨）
母指IP関節固定術（➡）

図B エタネルセプト導入時の胸部CT像

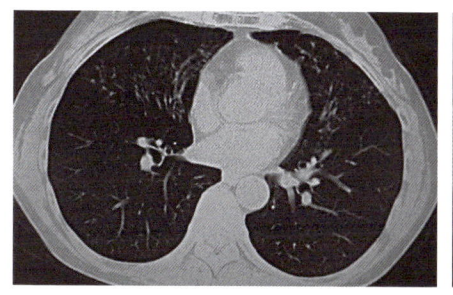

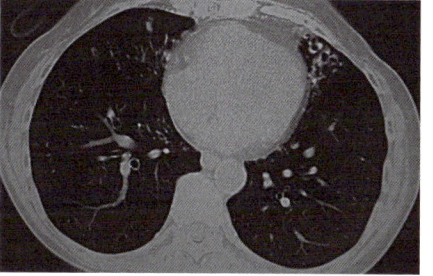

気管支拡張症，気管支壁肥厚，慢性気管支炎の粒状影がみられる．

図C 臨床経過

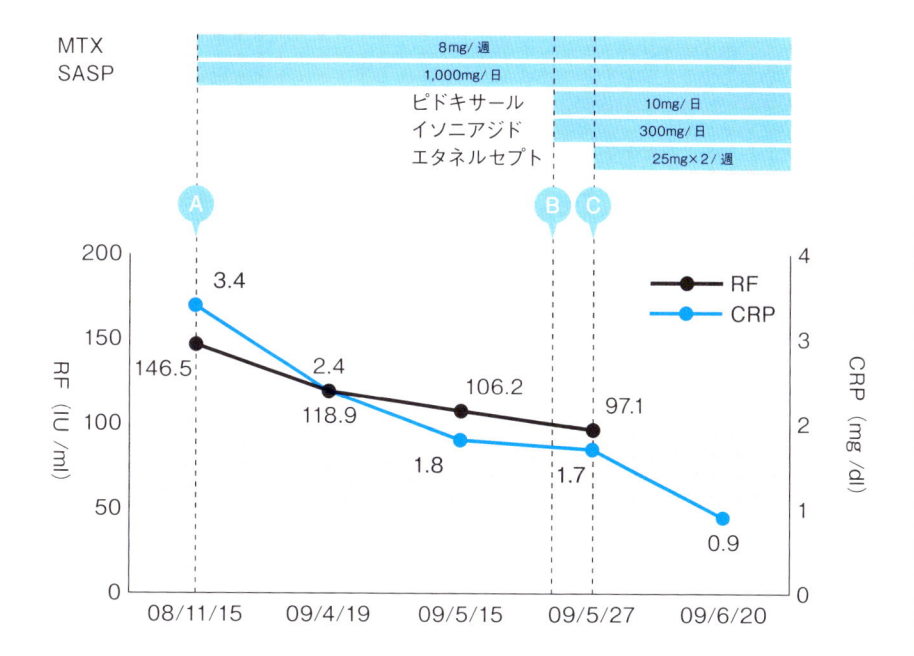

Ⓐ近医より処方：MTX（08/11/15）
Ⓑサラゾスルファピリジン（SASP），ピドキサール，イソニアジド（09/5/24）
Ⓒエタネルセプト（09/05/27）

症例4　74歳，女性，stageⅣ，class 2，罹病期間27年

- 1977年発症のRA.
- 近隣の公立病院やクリニックにて加療されていた．多関節痛強くRAコントロール不良のため，近隣の公立病院より当院紹介となった．
- 当院にてインフリキシマブの導入を行い著効（図A）．3回目終了後，以前から悩んでいたが全身の関節痛が強く，考える余裕のなかった母指IP関節の不安定性の解決を希望されたため，3回目と4回目の中間にて母指IP関節固定術を行った（図B）．
- 特に問題なく手術および4回目のインフリキシマブを終了．その後は紹介元の病院にて継続治療されている．

図A　臨床経過

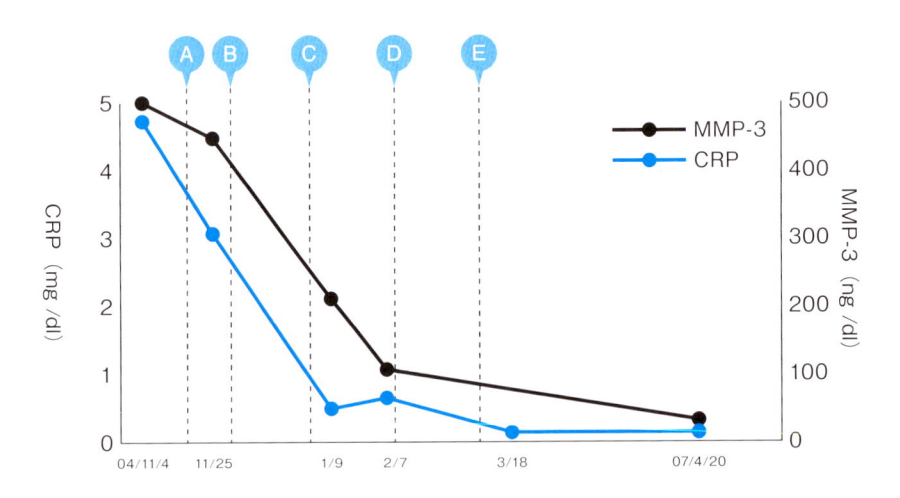

Ⓐインフリキシマブ1回目（04/11/21），Ⓑ2回目（12/5），Ⓒ3回目（1/8），Ⓓ手術（2/8），Ⓔ4回目（3/6）．
インフリキシマブ継続投与04/11〜07/4（18回）．紹介元病院でインフリキシマブを継続．生物学的製剤著効が認められる．

図B　術前・術後にみるX線写真（右母指）

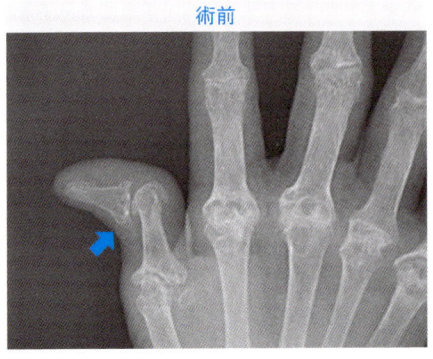

術前：母指IP関節の脱臼が認められる（➡）．

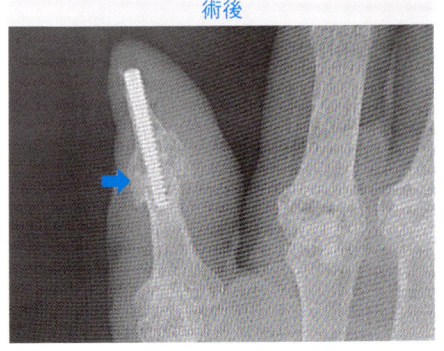

術後：母指IP関節固定術を施行（➡）．

おわりに

生物学的製剤と病診連携について述べてきた．生物学的製剤の多様化とともに，今後さらにその使用頻度は増加していくと思われる．将来的にも病診連携を円滑に進めていくことが，すなわちRA治療の向上にも好影響を与えると思われる．

各々の地域で病院，かかりつけ医，患者がよく話し合い，コミュニケーションを取り合って，最も適した病診連携診療を模索し，その結果として少しでも多くの患者が最新の，しかも適切な医療を享受できるようになることが望ましい．このように今後ともさらに理想的なRA治療を追求するために，積極的に病診連携を進めていくことが必要となるであろう．

■参考文献
1) 近藤正一．リウマチ治療と病診連携（かかりつけ医の立場から）．リウマチ 2000; 40: 221.
2) 村澤章．地域におけるRA医療連携．関節外科 2008; 27: 98-104.
3) 日本リウマチ学会：関節リウマチ（RA）に対するTNF阻害薬療法施行ガイドライン．2010.

第3章 関連知識 〜病理組織・荷重関節・手術・病診連携〜

6 今後の生物学的製剤の展望

東京女子医科大学東医療センター 整形外科・リウマチ科 准教授
神戸克明

はじめに

多くの生物学的製剤が出てきた中で，そのつど寛解率や骨関節破壊進行抑制効果，副作用について述べられ，どれを使うべきか混乱した状態となっている．実際の臨床の場で一番大切なのは，どの薬剤で治療するかではなく，どのように治療すれば目の前の患者が幸せになれるかを考えることである．

寛解の基準がVASを中心にシフトしていることは，関節腫脹数や圧痛関節数の不明確さも考慮される．見るべきものは同じDAS28であっても寛解の違いである．例えばDAS28が2.6であっても，インフリキシマブとトシリズマブでは違うことは患者から得られる重要なポイントである．また，トシリブマブやアバタセプトにおいて十分寛解であるけれども，いまひとつスッキリしない寛解であることも経験される．

すなわち治療目標は，DAS28にしてもCDAI，SDAIにしても実臨床において不明瞭であることは否めない．本当に目指す寛解は，CRP（-），MMP-3（-），RF（-），抗CCP抗体（-）である．治療目標は主観が入らず客観的，普遍的でなければならない．その客観的な判断のもと，寛解達成後に生物学的製剤を切るのである．こうした，より実践的目標が現場では役に立つといえる．

より実践的な治療目標とは
- 臨床の場で一番大切なのは，薬剤の選択以前に患者本位の治療を行うこと．そのために，客観的かつ普遍的な判断に基づいて寛解を導くことが求められる．
- 本当に目指す寛解は，CRP（-），MMP-3（-），RF（-），抗CCP抗体（-）である．

1. 骨関節破壊進行と生物学的製剤

　現在使用できる生物学的製剤では，骨びらんは必ずしも修復できない．X線写真上では修復と見られても，実際手術で開けてみると線維性の組織であったり，骨軟骨修復は完全ではないことを経験する．

　しかし，まだびらんができていない骨に，これからびらんができるのを抑制することは可能である．これが骨関節破壊進行抑制効果である．進行性の骨びらん即生物学的製剤のよい適応というわけではない．骨びらんができている時点では，もはや遅いと考えられる．

　将来的には骨びらんができていても，いくつ改善できたか，すなわち再生医療としての新しい生物学的製剤の登場が待たれる．

1) ゴリムマブとセルトリズマブ ペゴル

　ヒト抗TNF-αモノクローナル抗体としてゴリムマブ（Golimumab）とセルトリズマブ ペゴル（Certolizumab pegol）がある．ゴリムマブはヒト抗TNF-αモノクローナル抗体であり GO-FORWARD（Golimumab for Subjects with Active RA Despite methotrexate）試験において52週時点でのACR20達成率は，MTX単独，ゴリムマブ100mg単独，MTX＋ゴリムマブ50mgあるいはゴリムマブ100mg併用がそれぞれ34％，31％，42％，53％であった[1]．ゴリムマブ100mg併用は感染リスクを有意に増加していた．

　一方，セルトリズマブ ペゴルはヒト抗TNF-αモノクローナル抗体であるが，Fc部位を持たない抗体である．抗体のFc部の代わりにポリエチレングリコールを結合させ，血中半減期の延長をさせている．また，Fc領域を含まないことでFc誘発性の細胞毒性の危険性を低下させている．大規模試験[2]では24週後のMTX単独，MTX＋セルトリズマブ ペゴル200mg併用，MTX＋セルトリズマブ ペゴル400mg併用におけるACR50達成率は8％，37％，40％で，52週後の骨破壊進行（mTSS）の治療開始時からの平均変化量はそれぞれ2.8％，0.4％，0.2％で，骨破壊の進行を十分に抑制していた．

　このように今後近い将来新たなTNF阻害薬により，ますます治療が簡便化してくると思われるが，患者にとって重要な医療費についても，その負担が十分軽減されることを望む．

2）デノスマブ

RAの骨関節破壊進行抑制効果を狙った治療として、RANK-RANKL系をブロックする生物学的製剤の開発が進行している．

抗RANKL抗体デノスマブ（denosumab）は、IgG2アイソタイプの完全ヒト型抗RANKLモノクローナル抗体であり、骨粗鬆症においてアレンドロネートに比べて骨密度の増加がよく、骨代謝回転を抑制することが報告されている[3]．

臨床的にはデノスマブは、メトトレキサート（MTX）併用で、プラセボ、デノスマブ60mg、デノスマブ180mgの半年に1回の皮下注射で比較した臨床試験では、6ヵ月においてMRI上、手の骨びらんスコアがデノスマブ群で有意に進行抑制がみられた．投与後1年でのSharpスコアでもデノスマブ60mg、デノスマブ180mgともに有意に抑制していた．しかし関節裂隙の進行には影響を示さなかった[4]．

> **骨関節破壊進行と生物学的製剤**
> ・現在の生物学的製剤では骨破壊発生後では十分な修復はできない．
> ・骨破壊後においても進行を抑制し、かつ修復のみられる新しい生物学的製剤の開発が期待される．

2．B細胞を標的とした生物学的製剤

B細胞を標的とした生物学的製剤は、ベリムマブ、アタシセプト、リツキシマブ（キメラ型抗CD20モノクローナル抗体）、オクレリズマブ（ヒト化抗CD20抗体）、エプラツズマブ（完全ヒト型抗CD22抗体）が開発中である．

1）ベリムマブ

ベリムマブは、BLyS（B lymphocyte stimulator）に対する完全ヒト型モノクローナル抗体（IgG1）であり、BLysがB細胞表面のTACI（transmembrane activator and calcium modulator and cyclophilin ligand interactor）、BR3（BLyS receptor）[5]、BCMA（B cell maturation antigen）に結合するのを阻害する生物学的製剤である．

ベリムマブはSLEで臨床試験が進行しており、その有効性が示されているが[5]、まだRAにおいての報告はない．

2）アタシセプト

アタシセプトは，TACIの細胞外領域とヒトIgG-Fcドメインとの融合タンパク製剤であり，BLySとAPRIL（a proliferation-inducing ligand）の活性を阻害する．これもSLEではアメリカ第Ⅰ相臨床試験で，B細胞の減少と自己抗体や補体の改善が認められた[6]．RAにおいても滑膜細胞からBCMAが発現されており，APRIL刺激で活性化されることより，アタシセプトの有効性も可能性がある[7]．

3）エプラツズマブ

エプラツズマブは，SLEとシェーグレン症候群で有効性が認められている．SLEでは抹消血B細胞数の減少[8]と，シェーグレン症候群では眼乾燥，口腔乾燥，倦怠感，血液検査（IgG, ESR）2つにおいて32週後67%の改善がみられたが，抗SS-A，SS-B抗体には有意差を認めなかった[9]．

B細胞を標的とした生物学的製剤
- ベリムマブ：SLEの有効性は示されているが，RAについては不明．
- アタシセプト：SLEの有効性は示されており，RAの有効性も可能性がある．
- エプラツズマブ：SLEとシェーグレン症候群で有効性が示されているが，RAについては不明である．

3．T細胞を標的とした生物学的製剤

T細胞を標的とした生物学的製剤は，CD28とCD80/CD86の結合を阻害するアバタセプト，CD11aを標的としたエファリズマブ，CD2とLFA-3（lymphocyte function-associated antigen：CD58）との結合を阻害するアレファセプトがある．

1）エファリズマブ

エファリズマブ（Efalizumab）は，Tリンパ球に発現しているβ2インテグリンである白血球機能関連抗原LFA-1（CD11a/CD18）のαサブユニットであるCD11aを標的とした，遺伝子組み換えヒト型モノクローナル抗体である．尋常性乾癬に対して有効であり週1回の皮下注投与である[12]．

2）アレファセプト

アレファセプトは，乾癬性関節炎に対して臨床試験で有効性が認められており，12例中9例でDAS28の改善がみられた[10]．その中で滑膜中のT細胞およびCD68陽性マクロファージの有意な減少を報告している[10]．

T細胞を標的とした生物学的製剤
・現在使用が可能となっているアバタセプトの他，まだRAでは使用されていないエファリズマブ，アレファセプトの2製剤がある．

おわりに

以上，今後あらゆる分子標的を考えた生物学的製剤が開発されると思われるが，いずれも免疫学的，骨代謝的な基礎研究をベースにしている．

この中で，例えばp38MAPK阻害の生物学的製剤であるpamapimodなどは，基礎研究では理論的にTNF-αやIL-6を抑制しても，実際の臨床研究では効果が現れなかった[11]．

このように，必ずしも基礎的データだけではRAの治療に実践的でないことは，RAの病態がまだまだ解明できていないことに起因する．一番大事なのは次に出てくる生物学的製剤に期待するのではなく，既存の生物学的製剤をいかに使いこなすかである．例えば，インフリキシマブにおいてのバイオフリーへの使い方など習熟すべき点は大きい．そして1例1例の患者でなぜ効くのか，なぜ効かないのか，臨床症状，血液検査だけでなく超音波検査や手術時所見など多角的にアプローチして，その中から得られるアイデアやヒントを基礎研究へ戻して立証していくのである．

今後，臨床データはエビデンスだけでなく，個々の細かい臨床生データが実践で本当に役に立つであろう．

■参考文献

1) Keystone E, Genovese MC, Klareskog L, et al: Golimumab in patients with active rheumatoid arthritis despite methotrexate therapy: 52-week results of the GO-FORWARD study. Ann Rheum Dis 2010; 69(6): 1129-35.

2) Keystone E, Heijde D, Mason D Jr, et al: Certolizumab pegol plus methotrexate is significantly more effective than placebo plus methotrexate in active rheumatoid arthritis: findings of a fifty-two-week, phase III, multicenter, randomized, double-blind, placebo-controlled, parallel-group study. Arthritis Rheum 2008; 58(11): 3319-29.

3) Brown JP, Prince RL, Deal C, et al: Comparison of the effect of denosumab and alendronate on bone mineral density and biochemical markers of bone turnover in postmenopausal women with low bone mass: a randomized, blinded, phase 3 trial. J Bone Miner Res 2009; 24: 153-61.

4) Cohen SB, Dore RK, Lane NE, et al: Denosumab treatment effects on structural damage, bone mineral density, and bone turnover in rheumatoid arthritis: a twelve-month, multicenter, randomized, double-blind, placebo-controlled, phase II clinical trial. Arthritis Rheum 2008; 58: 1299-309.

5) Chatham W, Furie R, Petri M, et al: Belimumab (fully human monoclonal antibody to BLyS) improved or stabilized systemic lupus erythematosus (SLE) disease activity over 3 years of therapy. In: 72nd Annual Scientific Meeting of the Americn College of Rheumatology 2008; 573-4.

6) Dall'Era M, Chakravarty E, Wallace D, et al: Reduced B lymphocyte and immunoglobulin levels after atacicept treatment in patients with systemic lupus erythematosus: results of a multicenter, phase Ib, double-blind, placebo-controlled, dose-escalating trial. Arthritis Rheum 2007; 56: 4142-50.

7) Nagatani K, Itoh K, Nakajima K, et al: Rheumatoid arthritis fibroblast-like synoviocytes express BCMA and are stimulated by APRIL. Arthritis Rheum 2007; 56: 3554-63.

8) Dörner T, Kaufmann J, Wegener WA, et al: Initial clinical trial of epratuzumab (humanized anti-CD22 antibody) for immunotherapy of systemic lupus erythematosus. Arthritis Res Ther 2006 8(3): R74. Epub.

9) Steinfeld SD, Tant L, Burmester GR. Epratuzumab (humanized anti-CD22 antibody) in primary Sjögren's syndrome: an open-label phase I/II study. Arthritis Res Ther 2006; 8: 129.

10) Kraan MC, van Kuijk AW, Dinant HJ, et al: Alefacept treatment in psoriatic arthritis: reduction of the effector T cell population in peripheral blood and synovial tissue is associated with improvement of clinical signs of arthritis. Arthritis Rheum 2002; 46: 2776-84.

11) Cohen SB, Cheng TT, Chindalore V, et al: Evaluation of the efficacy and safety of pamapimod, a p38 MAP kinase inhibitor, in a double-blind, methotrexate-controlled study of patients with active rheumatoid arthritis. Arthritis Rheum 2009; 60: 335-44.

12) Lotti T, Chimenti S, Katsambas A, et al: Efficacy and Safety of Efalizumab in Patients with Moderate-to-Severe Plaque Psoriasis Resistant to Previous Anti-Psoriatic Treatment: Results of a Multicentre, Open-lavel, Phase IIIb/IV Trial. Arch Drug Inf 2010; 3: 9-18.

索引

●和文

あ

アタシセプト　267
アダリムマブ　7, 132, 194, 196, 229
アバタセプト　7, 156, 238, 250
アライメント　106
アレファセプト　268
アレルギー　60, 152, 174, 251
悪性腫瘍　90
足関節　207～209, 214
安定的寛解　77

い

イスコチン　67
イソニアジド　89, 260
インディアンヘッジホッグ　13
インフォームド・コンセント　59, 145, 253
インフリキシマブ　6, 44, 58, 141, 161～163, 193, 195, 207, 209, 218, 223, 227, 230, 232, 240, 258, 262
異所性骨化　8
一次無効　102, 141, 145, 149～152

え

エタネルセプト　7, 82, 141, 162～163, 193, 197, 212, 228, 232, 237, 242, 259～260
エファリズマブ　267
エプラツズマブ　267

お

オクレリズマブ　266

か

カテプシンK　16～18
ガスター　60, 174
かかりつけ医　252, 254～255
荷重関節（下肢荷重関節）　178, 202
画像的寛解　45, 68
滑液貯留　47
滑膜炎　36～37
滑膜関節　17, 19
滑膜切除術　105, 123～124, 236, 239
滑膜増殖　77, 124, 241～242
滑膜組織　184, 198, 239
滑膜体積　41, 44
滑膜肥厚　48
合併症　85, 119, 222
肝機能障害　175
乾癬　133
乾癬性関節炎　133, 268
間質性肺炎（肺病変）　89, 142
間充織凝縮　17, 19
間葉系幹細胞　8
感染症　3, 85, 87, 119, 122, 142, 223
感染性関節炎　121
寛解　68, 177, 264
　——バイオフリー（生物学的製剤中止寛解）59, 68, 72, 161, 167
　——ドラッグフリー（薬剤不要寛解）　68～73
　——安定的寛解　77
　——画像的寛解　45, 68
　——構造的寛解　94, 96, 145, 202
　——臨床的寛解　45, 68, 70～71, 137, 145, 213, 236, 244

寛解持続率　72,78
関節エコー　237〜238
関節強直　20
関節形成術　17,105,259〜260
関節固定術　216,260,262
関節再建術　216
関節腫脹　240,242
関節周囲骨委縮　27〜28
関節周囲軟部組織腫脹　27
関節痛　240,262
関節包　240
関節裂隙狭小化　20,28,31〜32,125

き

気管支拡張症　261
気管支壁肥厚　261
器質化肺炎　142
偽神経膠腫症候群　11
距骨下関節　207〜208,214
共受容体　157
強直性脊椎炎　133
休薬期間　226

く

クォンティフェロン検査　60,85,119,136,158
クリティカルパス　154
クリニカルパス　62,256
クローン病　133,223

け

ケナコルトA　151
継続率　107,126,143,170

血管新生　113,198
血管内皮増殖因子　189
血管誘導　188〜189
血清サイトカイン濃度　194
血中半減期　115,157
結核　84,89,174,260
腱鞘滑膜炎　39,49

こ

ゴリムマブ　134,265
コントロール　118,126,167,215
コンパクトMRI　33,41
呼吸器感染症　85,119
股関節　205〜206,209,213,217〜218
抗アダリムマブ抗体　146
抗サイトカイン抗体　6
抗サイトカイン療法　156
抗リウマチ薬　83,114,202,222
抗CCP抗体　60
抗TNF-α抗体　58,189
抗原提示細胞　156
効果減弱　77,90,122,158,170,180,236
　——一次無効　102,141,145,149〜152
　——二次無効　141,150〜152
高齢者　122,125,179
硬化性骨症　11
構造的寛解　94,96,145,202
膠原線維　186,240
骨芽細胞　8
骨吸収　18
骨棘形成　99
骨形成　8,23

骨髄浮腫　20, 38, 44
骨組織　184, 193
骨粗鬆　19, 20, 266
骨代謝　8, 24
骨洞　28
骨病変　8
骨びらん　3, 20, 27〜28, 31〜32, 37〜38, 47, 99〜
　　102, 106, 169, 207
骨膜襟　10〜11

さ
サイトカイン　4〜8, 191, 225, 239
サラゾスルファピリジン　232
再燃　69〜72, 78, 123, 167
最大値投影法　35〜36

し
シェーグレン症候群　267
脂肪抑制　34
自己血貯血　230
自己注射　177, 254
疾患活動性　167, 210, 215
疾患感受性遺伝子　4
若年性特発性関節炎　82, 133
周術期　222
重篤感染症　88
消化管穿孔　119
心筋梗塞　175
人工関節置換術　104, 207, 212, 216, 218, 260
進行性骨化性線維異形成症　8
深部静脈血栓症　225

す
スクリーニング検査　60, 84, 153, 158
ステロイド　88, 103, 122, 150, 175, 180
スルファサラゾピリジン　145

せ
セルトリズマブ ペゴル　134, 265
整形外科手術　222
　——滑膜切除術　105, 123〜124, 236, 239
　——関節形成術　17, 105, 233, 259〜260
　——関節固定術　216, 260, 262
　——関節再建術　216
　——腱移行術　259
　——人工関節置換術　104, 207, 212, 216, 218,
　　260
石灰化　8, 10, 12
前肥大軟骨細胞　12
専門病院　251〜254
全血インターフェロンγ応答測定法　60

そ
ソルコーテフ　60, 63, 159
爪周囲炎　121
早期診断　42, 50
創傷治癒遅延　225, 232
造影MRI　34, 36
増量　63, 65
足趾形成術　233
組織学的寛解　240
組織学的診断　184

た

タイトコントロール　103, 114, 121, 125, 216
タクロリムス　180, 232
タリオン　60, 63, 159, 174
帯状疱疹　87, 120
大関節　178, 202, 222
　　——足関節　207～209, 214
　　——股関節　205～206, 209, 213, 217, 218
　　——膝関節　205～207, 209, 212～213, 217
大理石骨病　14, 16, 22
胼胝　106, 119, 121, 232
脱落　140, 149
単純X線写真　26

ち

治癒　2, 25, 69
治療効果判定　29～30, 44, 49, 239
中和抗体　146
注射製剤（皮下注射製剤）　135, 152, 173, 176～179, 255
注射部位反応　87, 142, 152
超音波検査（関節エコー）　45, 237～238

つ

ツベルクリン反応検査　60, 67, 85, 119, 136, 158, 174, 254, 260

て

デノスマブ　266
デブリドマン　233
転写因子　16
点滴製剤　159, 173, 176, 251, 255

と

トシリズマブ　7, 104, 110, 163, 191～192, 195, 224, 229, 250
ドラッグフリー（レミッション）　68, 75
トリアムシノロンアセトニド注射液　151
塗抹・培養テスト　233
投与時反応　59～63, 66, 159～160
動物モデル　4

な

内軟骨性骨化　8, 11～13
軟骨細胞　11, 22
軟骨破壊　20～22, 187, 189, 241
軟骨膜　11～12

に

ニューモシスチス肺炎　87, 89, 158
二次無効　141, 150～152
二量体　9, 82, 157
日常生活動作　105, 202, 222
認知症　179

の

濃縮性骨異形成症　16

は

バイオスケール　172
バイオフリー（生物学的製剤中止寛解）　59, 68, 72, 161, 167
パンヌス　241
破骨細胞　14, 18, 24
破骨細胞前駆細胞　14, 22, 24

破骨細胞分化誘導因子　14〜15
敗血症　87, 89
肺炎　87, 89, 120, 174
廃用性筋萎縮　218
白血球除去療法　180

ひ
皮疹　63, 66
皮膚アレルギー　142
非ホジキンリンパ腫　153
肥大軟骨細胞　12
鼻咽頭炎　87
膝関節　205〜207, 209, 212〜213, 217
病診連携　134, 154, 248

ふ
プレドニゾロン　99, 145, 151, 258
プレフィルドシリンジ　83, 136
副作用　65, 86〜87, 122, 251
副腎皮質ステロイド　88, 122

へ
ベアエリア　19, 20, 188
ベリムマブ　266
変形性関節症　18, 185

ほ
ボタンホール変形　241
蜂巣織炎　120〜121
発疹　87

ま
マクロファージ　194
マクロファージ仮説　188
マイコプラズマ肺炎　67
膜性骨化　8
慢性気管支炎　261

む
ムチランス　21, 175

め
メトトレキサート(MTX)　65, 90, 160, 165, 175, 193
免疫抑制剤　150, 223

や
薬剤不要寛解　68〜73
薬疹　152
薬物動態　115
薬効判定　44, 51

ゆ
有害事象　86〜88, 122, 142, 148, 152〜153

よ
予後不良因子　43, 50

り
リツキシマブ　7
リハビリテーション　218
リンパ球　158
罹病期間　71, 73, 173

臨床的寛解　45, 68, 70〜71, 137, 145, 213, 236, 244

ろ

肋膜炎　67, 174

●欧文

A

AAA　146
advancement　105
ACR分類基準　26, 42, 145, 184
ADL　2, 105, 202, 219, 222, 240
AIM試験 (Abatacept in inadequate responders to methotrexate)　160
ARRIVE試験 (Abatacept researched in RA patients with an inadequate anti-TNF response to validate effictiveness)　161
ASSURE試験 (Abatacept study of safety in use with other RA therapies)　161
ATTAIN試験 (Abatacept trial in treatment of anti-TNF inadequate responders)　160, 214
ATTEST試験 (Abatacept or infliximab vs placebo, a trial for tolerability, efficacy and safety in treatting rheumatoid arthritis)　161

B

BMP (bone morphogenetic protein)　8
Biopsy　184〜185, 191, 239
bone collar　10
Boolean寛解　145
B型肝炎ウイルス　175
B細胞　266
Bリンパ球 (CD20)　189〜191

C

CDAI (clinical disease activity index)　114, 125, 236

CR (computed radiology) 27
CRP 72, 112, 120, 164, 167
Cbfb 9
C型肝炎ウイルス 175
CHANGE試験 146, 147
COMET試験 94

D

DAS28 65, 73, 91〜92, 160〜163, 165, 238
DAS28-CRP 114, 168
DAS28-ESR 90〜93, 118, 137〜139, 145, 151, 203
DMARDs 83, 114, 202, 222
DKK (Dickkopf) 11
DKK-1 10, 23〜24
DVT (deep venous thrombosis) 225
diarthrodial joint 17
direct-switch 161
drug free remission 68
dynamic study (E-rate) 35, 37, 41, 44

E

endochondral ossification 8
EMPO試験 96
EULAR改善基準 92, 137, 145, 209

F

FGF (fibroblast growth factor) 8
FOP (fibrodysplasia ossificans progressive) 8
flare-up 228, 232

G

GOT 174

GPT 174
geode 28
growth plate 12

H

HAQ 168, 242〜243
hypertrophic chondrocyte 11〜12
H1H2ブロッカー 60, 152, 174

I

IL-1RA (anakinRA) 7
IL-6 23, 112, 120, 158, 187
INH 89, 260
Ihh (indian hedgehog) 13

J

JIA (juvenile idiopathic arthritis) 82
juxtaarticular osteopenia 27

L

LCAP 180
Larsen score 30
Loading dose 150
Larsen分類 29, 203

M

M-CSF 14
MIP 35〜36, 39, 43
MMP-3 164, 189〜190
MRI 33〜34, 36, 41, 101, 105
MSC (mesenchymal stem cell) 8
MTX 65, 90, 160, 165, 175, 193

MHC (major histocompatibility complex)　4
Macrophage hypothesis　188
mTSS (modified Sharp score)　30〜32, 94〜98, 202, 214, 265
marginal erosion　20
massive bone destruction　21
membranous ossification　8
mesenchymal chondensation　17

O

OA (osteoarthritis)　18
ODF (osteoclast differentiation factor)　15
OPPG (osteoporosis-pseudoglioma syndrome)　11
OPG (osteoprotegerin)　15, 22
Osterix (Osx)　10
osteoblast　8
OMERACTグループ (outcome measures in rheumatoid arthritis clinical trials)　35, 40, 49
Oc/ocマウス (osteosclerosis)　16
Op/opマウス (osteopetrosis)　14

P

PDO (pycnodysostosis)　16
PTHrP (parathyroid hormone-related protein)　12
PTPN22　4
PSL　75, 145, 258
partial volume effect　37
perichondrium　11
periosteum　11
prehypertrophic chondrocyte　12
PTH/PTHrP受容体　12

Q

QOL　2, 178, 202, 219, 222

R

RANK-RANKL系　266
RANKL-RANK-OPG系　14
RAMRIS (rheumatoid arthritis MRI scoring system)　40
RANKL　22, 113
Runx2　9

S

SDAI　236, 238
SFRP (secreted frizzled related protein)　11
SLE　266〜267
STAT4　4
sclerostin (Scl)　10
sclerostosis　11
stable remission　77
SAMURAI試験　125
ST合剤　89
Swanson人工関節　105

T

TKA　104
TNF-α　5, 23, 158, 186
TNF-β　150
TRAF (TNF receptor associated factor)　16
Treat to target　78, 178, 194, 236
T細胞　156, 267
TEMPO試験　214
TNF阻害薬　103, 203, 205, 215, 224

TNF阻害療法　86, 160～161, 204, 214, 216

V
VAS　236, 264
VEGF　113, 189～190

W
WBC　121
Window of opportunity　68, 250
washout　161
Wntシグナル　10, 23

【編著者紹介】

神戸克明（かんべ・かつあき）

1991年3月	群馬大学医学部卒業
2000年3月	群馬大学医学部大学院修了，医学博士
2000年4月	米国ペンシルバニア州立大学整形外科留学（～2002年7月）
2003年6月	東京女子医科大学東医療センター整形外科　助手
2004年1月	同　講師
2006年8月	同　准教授

学会賞
- 第36回 日本関節病学会優秀論文賞受賞（2008年，神戸）
- 第16回 日本軟骨代謝学会賞受賞（2003年，岡山）
- New Investigator Recognition Award (NIRA) 48th ORS, Dallas, Texas on February 10-13, 2002
- Young Investigator Award The 2001 World Congress on Osteoarthritis, OARSI, Washington D.C. on September 30-October 3, 2001

学会役員および資格
- 日本リウマチ学会評議員
- 日本整形外科学会リウマチ委員会委員
- 日本リウマチ学会MTX診療ガイドライン策定小委員会委員
- 日本関節病学会評議員
- リウマチの外科研究会評議員
- Journal of Orthopaedic Science Editorial Board Member
- 東京抗サイトカイン研究会世話人
- 東京新都心上肢の外科研究会世話人
- 荒川整形外科フォーラム21世話人
- 城東リウマチカンファレンス世話人
- 東京リウマチトータルマネジメント研究会世話人
- 日本整形外科学会専門医
- 日本リウマチ学会専門医，指導医
- 日本リハビリテーション医学会専門医
- 日本リウマチ財団登録医
- 日本整形外科学会認定脊椎脊髄病医

手にとるようにわかる
関節リウマチにおける生物学的製剤の実際　5剤の臨床データによる治療最前線

2011年7月28日　第1版第1刷発行©
〈検印省略〉

編　著　神戸克明
発行者　中山穂積
発行所　株式会社ベクトル・コア
〒112-0004
東京都文京区後楽2-20-16
TEL：03-3813-3351
FAX：03-3813-3353
URL：http://www.v-core.co.jp
e-mail：info@v-core.co.jp
印刷所　三報社印刷株式会社

本書を無断で複製する行為（コピー，スキャン，デジタルデータ化など）は，「私的使用のための複製」など著作権法上の限られた例外を除き禁じられています．大学，病院，企業などにおいて，業務上使用する目的（診療，研究活動を含む）で上記の行為を行うことは，その使用範囲が内部的であっても，私的使用には該当せず，違法です．また私的使用に該当する場合であっても，代行業者等の第三者に依頼して上記の行為を行うことは違法となります．

ISBN978-4-902380-85-9
乱丁・落丁本はお取り替えいたします．

JCOPY ＜（社）出版者著作権管理機構　委託出版物＞
本書の無断複写は著作権法上での例外を除き禁じられています．複写される場合は，そのつど事前に，（社）出版者著作権管理機構（電話 03-3513-6969，FAX 03-3513-6979，e-mail：info@jcopy.or.jp）の許諾を得てください．